Sören Friedrich • Tobias Teismann

Therapie-Tools

Suizidalität und Krisenintervention bei Kindern und Jugendlichen

Mit E-Book inside und Arbeitsmaterial

2., neu ausgestattete Auflage

BELTZ

Sören Friedrich, M.A.
Ruhr-Universität Bochum
Fakultät für Psychologie
Massenbergstr. 9–13
44787 Bochum

PD Dr. Tobias Teismann
Ruhr-Universität Bochum
Fakultät für Psychologie
Massenbergstr. 9–13
44787 Bochum

FSC www.fsc.org MIX Papier | Fördert gute Waldnutzung FSC® C089473

Dieses Buch ist erhältlich als:
ISBN 978-3-621-29222-1 Print
ISBN 978-3-621-29223-8 E-Book (PDF)

2., neu ausgestattete Auflage 2024

Lektorat: Andrea Glomb
Umschlagbild: Lina Marie Oberdorfer
Illustratorin: Elisa Schallau, Gelsenkirchen

Herstellung: Lelia Rehm
Satz: Markus Schmitz, Altenberge
Druck und Bindung: Beltz Grafische Betriebe, Bad Langensalza
Beltz Grafische Betriebe ist ein Unternehmen mit finanziellem Klimabeitrag (ID 15985-2104-1001).
Printed in Germany

Weitere Informationen zu unseren Autor_innen und Titeln finden Sie unter: www.beltz.de

Inhalt

Verzeichnis der Arbeits- und Informationsblätter

Vorwort

In Deutschland haben sich im Jahr 2019 insgesamt 185 Kinder und Jugendliche das Leben genommen, davon 22 Kinder im Alter zwischen 10 und 15 Jahren und 163 Jugendliche bzw. junge Erwachsene im Alter zwischen 15 und 20 Jahren. In der Altersgruppe der 15- bis 20-Jährigen sind Suizide damit die zweithäufigste Todesursache nach Verkehrsunfällen. Suizide werden im Jugendalter häufiger von Jungen als von Mädchen vollzogen; kein Geschlechterunterschied findet sich hingegen im Kindesalter. Der vergleichsweise geringen absoluten Anzahl an Suiziden steht dabei eine große Häufigkeit an Suizidversuchen im Jugendalter gegenüber: 6,5 bis 9 Prozent der deutschen und 10,5 Prozent der europäischen Neuntklässler*innen berichten von lebenszeitlichen Suizidversuchen (Plener et al., 2009; Donath et al., 2014; Kokkevi et al., 2012); Suizidgedanken werden sogar von 30,8 Prozent der europäischen Jugendlichen berichtet. Ein steiler Anstieg der Häufigkeit suizidalen Erlebens und Verhaltens setzt dabei mit dem Erreichen des 12. Lebensjahres ein (Nock et al., 2013), während suizidales Erleben und Verhalten im Kindesalter sehr selten sind. Die stark divergierenden Prävalenzangaben von Suizidgedanken, Suizidversuchen und vollendeten Suiziden machen jedoch deutlich, dass die wenigsten Jugendlichen, die einen Suizid erwägen, tatsächlich durch einen Suizid sterben.

Dennoch sind Suizidgedanken und Suizidversuche immer absolut ernst zu nehmen. Bis zu 85 Prozent der Jugendlichen, die durch einen Suizid sterben, kündigen diesen vorher an (Pompili et al., 2016) und geben ihrer Umwelt damit die Chance, helfend einzugreifen. Gleichzeitig gibt es keine Möglichkeit, sicher zu differenzieren, welche Jugendlichen eine Transition von suizidalem Erleben zu suizidalem Verhalten zeigen werden. Dementsprechend gehören die Beurteilung des aktuellen Suizidrisikos und die Behandlung suizidalen Erlebens und Verhaltens bei Kindern und Jugendlichen sicher zu den schwersten und gleichzeitig verantwortungsvollsten Aufgaben und Herausforderungen für professionelle Helfer*innen.

Mit dem Ziel, diese Arbeit zu erleichtern und zu unterstützen, stellt das vorliegende Buch Materialien zur diagnostischen und therapeutischen Arbeit im Umgang mit Selbsttötungsabsichten bereit. Vor dem Hintergrund, dass suizidales Erleben und Verhalten im Jugendalter prävalent werden, dienen die meisten Materialien weniger der Behandlung von Kindern als der von Jugendlichen. Nichtsdestotrotz werden durchgängig auch Hinweise zur Arbeit mit suizidalen Kindern gegeben und die Materialien können immer auch individuell angepasst werden. Materialien für die Arbeit mit suizidalen Erwachsenen finden sich in einem gesonderten Therapie-Tools-Band (Teismann & Friedrich, 2022).

Grundsätzlich setzt die Nutzung der hier zusammengestellten Therapiematerialien sowohl kognitiv-verhaltenstherapeutische Grundkenntnisse als auch eine vorangegangene Schulung im Umgang mit suizidalen Patient*innen voraus. Neben der Lektüre einschlägiger Literatur (Berk, 2019; Plener, 2014; King et al., 2013; Miller et al., 2017; Teismann et al., 2016; Wenzel et al., 2009) sollten unbedingt auch Praxisseminare zum Thema besucht worden sein.

Auf den folgenden Seiten finden Sie Arbeits- und Informationsblätter zu den Themen Beziehungsgestaltung, Risikoabschätzung, Krisenintervention und Psychotherapie suizidaler Patient*innen. Zu jedem Thema wird zunächst eine kurze Einführung gegeben, die den Umgang mit den dann folgenden Materialien erläutern soll. Es folgen Informationsblätter (INFO), die entweder Sie oder Ihre Patient*innen bzw. deren Eltern dabei unterstützen sollen, in aller Kürze und verdichtet, wichtige Informationen zu den jeweiligen Themen aufzunehmen. Arbeitsblätter (AB) können entweder in der Therapie genutzt oder Patient*innen bzw. deren Eltern mitgegeben werden. Verschiedene Arbeitsblätter sind zudem für die therapeutische Vor- und Nachbereitung einer Sitzung gedacht.

Teilen Sie bitte nie Informations- oder Arbeitsblätter an die Patient*innen aus, die Sie nicht vorher selbst gelesen haben und besprechen Sie alle ausgegebenen Materialien im Anschluss mit Ihren Patient*innen. Nutzen Sie sämtliche Materialien stets unter aufmerksamer Betrachtung der Aufnahmebereitschaft Ihrer Patient*innen. Manche Patient*innen finden »vorgefertigte« Arbeitsblätter ihrer Krisensituation nicht angemessen (orientieren Sie sich in solchen Fällen an den Vordrucken, aber fertigen Sie individuelle Materialien an), andere profitieren hingegen gerade in der Krisensituation von viel Struktur.

Der Umgang mit suizidalen Patient*innen gründet auf einer individuellen Fallkonzeption und folgt keinem strikten Manual. In diesem Sinne können die Materialien nicht sukzessive durchgearbeitet werden, vielmehr müssen Sie eine Auswahl solcher Arbeits- und Informationsblätter treffen, die im individuellen Fall passend sind. Dies gilt umso mehr, da die hier getroffene Untergliederung in Risikoabschätzung, Krisenintervention und Psychotherapie nur heuristisch zu verstehen und keineswegs trennscharf ist: Die Risikoabschätzung ist integraler Teil der Krisenintervention und die Krisenintervention ist Teil der Psychotherapie. In diesem Sinne lassen sich diverse Materialien, die im Abschnitt zur Psychotherapie platziert sind, auch im Rahmen der Krisenintervention nutzen und andersherum.

Damit Sie die Arbeitsmaterialien gut zuordnen können, sind alle mit verschiedenen Icons ausgestattet. An diesen können Sie sehen, für wen das Blatt bestimmt ist und wie die Handhabung erfolgen sollte. Folgende Icons werden Ihnen begegnen:

T **Therapeut*in**: Dieses Icon kennzeichnet Arbeits- und Informationsblätter, die nur für die Therapeut*innen selbst gedacht sind.

P Patient*in: Mit diesem Icon gekennzeichnete Arbeits- und Informationsblätter werden Patient*innen zur Bearbeitung ausgehändigt.

E Eltern: Mit diesem Icon gekennzeichnete Arbeits- und Informationsblätter werden den Eltern der Patient*innen zur Bearbeitung ausgehändigt.

T P Therapeut*in und Patient*in: Mit diesem Icon gekennzeichnete Arbeits- und Informationsblätter werden von Therapeut*innen und Patient*innen gemeinsam in einer Sitzung bearbeitet.

T E Therapeut*in und Eltern: Mit diesem Icon gekennzeichnete Arbeitsblätter werden von Therapeut*innen und Eltern gemeinsam in einer Sitzung bearbeitet.

Ran an den Stift: Dieses Icon fordert dazu auf, einen Stift zur Hand zu nehmen und Antworten und Überlegungen direkt auf dem Arbeitsblatt oder auch separat zu notieren.

Input für's Köpfchen: Auf diese Weise markierte Abschnitte beinhalten Hintergrundinformationen für eine vertiefte Auseinandersetzung mit den Inhalten der Therapie.

Hier passiert etwas: An dieser Stelle werden Handlungsanweisungen für Therapeut*innen oder Patient*innen gegeben.

Wie sag ich's? Dieses Icon kennzeichnet Beispiele in wörtlicher Rede als Beispielformulierungen für Therapeut*innen.

Wir hoffen, dass Ihnen die bereitgestellten Materialien bei der Arbeit mit suizidalen Patient*innen helfen.

Dortmund und Bochum, im Herbst 2021

Sören Friedrich
Tobias Teismann

1 Einstellungen und Ängste in Bezug auf suizidale Patient*innen

Zusammenfassung

In diesem Kapitel geht es zunächst darum, die eigene Haltung zu Suiziden sowie den persönlichen Umgang mit Krisen und Ängsten in der Arbeit mit suizidalen Patient*innen zu reflektieren. Ergänzend werden Definitionen suizidaler Verhaltensweisen aufgeführt.

Typische Ängste im Umgang mit suizidalen Patient*innen beziehen sich auf die Angst vor Schuldgefühlen oder Selbstvorwürfen, vor Fehleinschätzungen, vor juristischen Konsequenzen sowie auf die Angst vor Vorwürfen durch andere (Eltern, Kolleg*innen; Conrad et al., 2021). Nun müssen entsprechende Ängste nicht zwangsläufig ungünstig sein – problematisch wird es dann, wenn uneingestandene Befürchtungen dazu beitragen, dass das Thema Suizidalität im Patient*innenkontakt vermieden wird bzw. eine unvollständige Risikoabschätzung und/oder unzureichende Implementierung von Therapiemethoden und Schutzmaßnahmen durch entsprechende Befürchtungen begünstigt werden. Vor diesem Hintergrund sollten sich Therapeut*innen ihrer Einstellung zu suizidalen Patient*innen, negativer Gegenübertragungsreaktionen und ihrer Ängste bewusst sein. So kann einem unkritischen Reagieren auf suizidale Patient*innen zuvorgekommen und Schwierigkeiten durch Infragestellung und Problemlösen – im Rahmen von Supervision/Intervision – vorab begegnet werden. Grundsätzlich geht ein häufigerer Umgang mit suizidalen Patient*innen mit reduzierten Ängsten einher (Conrad et al., 2021).

Vor dem Hintergrund, dass bei der Klassifikation suizidaler Erlebens- und Verhaltensweisen eine erhebliche Uneinigkeit besteht (Cwik & Teismann, 2017; Hom et al., 2019), werden ergänzend Definitionen verschiedener Arten suizidaler Handlungen gegeben.

Arbeitsmaterial

AB 1 Persönliche Haltung

Das Arbeitsblatt dient dazu, die eigene Haltung zum Thema Suizid zu explorieren. Es ist nicht möglich, einem Suizid neutral gegenüberzustehen. Umso wichtiger ist es, eigene Einstellungen, eigene Reaktionen und Ängste in Bezug auf suizidale Jugendliche (und deren Eltern) zu reflektieren und einen Umgang zu finden, der es erlaubt, suizidale Patient*innen auf professionelle Art und Weise zu unterstützen.

INFO 1 Klassifikation suizidaler Handlungen

Im Rahmen des Klassifikationssystems von Posner et al. (2007) werden unter dem Oberbegriff »Selbstverletzendes Verhalten« drei Klassen von Verhaltensmustern differenziert: (1) nicht-suizidales selbstverletzendes Verhalten, (2) unbestimmtes selbstverletzendes Verhalten und (3) suizidales Verhalten. Die Differenzierung der drei Verhaltensklassen erfolgt auf Basis der dem Verhalten zugrundeliegenden Intention: Um von einer suizidalen Handlung sprechen zu können, muss ein gewisses Ausmaß an Absicht, durch die Handlung zu sterben, eruierbar sein – andernfalls handelt es sich um nicht-suizidales oder unbestimmtes selbstverletzendes Verhalten. Unter dem Oberbegriff des suizidalen Verhaltens wird des Weiteren differenziert zwischen einem Suizid, einem Suizidversuch, einem abgebrochenen Suizidversuch, einem unterbrochenen Suizidversuch und vorbereitenden Handlungen.

AB 1 • T

Persönliche Haltung

Beantworten Sie die folgenden Fragen nur für sich (und lassen Sie sich dabei Zeit).

(1) Einstellungen zu Suizid

Was denken Sie über Personen, die einen Suizidversuch unternehmen oder durch einen Suizid sterben?

Was denken Sie über (1) Kinder und (2) Jugendliche, die einen Suizidversuch unternehmen oder durch einen Suizid sterben?

Was denken Sie über die Eltern von (1) Kindern und (2) Jugendlichen, die einen Suizidversuch unternehmen oder durch einen Suizid sterben?

Persönliche Haltung

Denken Sie, dass ein Suizid immer verhindert werden sollte? Wenn ja, warum? Und wenn nein, unter welchen Bedingungen halten Sie einen Suizid für »statthaft«? Gilt dies auch für Kinder und Jugendliche?

....

....

....

....

Denken Sie, dass ein Suizid immer verhindert werden kann? Und wenn nein, warum nicht?

....

....

....

....

Unter welchen Bedingungen könnten Sie sich selbst vorstellen, Ihrem Leben ein Ende zu setzen? (Und wenn dies unvorstellbar für Sie sein sollte: Warum?)

....

....

....

....

Was könnte Sie daran hindern, sich selbst das Leben zu nehmen?

....

....

....

....

Persönliche Haltung

Was finden Sie heute am Leben wertvoll, schön, beglückend und erfüllend? Und wie war das in Ihrer Jugend?

....

....

....

....

....

....

(2) Eigene Erfahrungen mit Krisen und suizidalem Erleben

Denken Sie an eine eigene Krisensituation in Ihrem Leben (und insbesondere in Ihrer Jugend): Was an der Situation war besonders schwierig? Was hat Ihnen aus der Krise geholfen?

....

....

....

....

....

Wie sollte man heute mit Ihnen in einer Krise bestenfalls umgehen/reden? Und wie hätte man das in Ihrer Jugend machen sollen?

....

....

....

....

....

....

Persönliche Haltung

Wie sollte man in einer Krise auf gar keinen Fall mit Ihnen umgehen/reden? Und wie war das in Ihrer Jugend?

....

....

....

....

....

....

Haben Sie in der Zeit der Krise darüber nachgedacht, sich selbst zu töten? Was/Wer hat Ihnen geholfen, die Krise zu überleben?

....

....

....

....

....

(3) Ängste im Umgang mit suizidalen Patient*innen

Was macht Ihnen in der Arbeit mit suizidalen Jugendlichen Angst?

....

....

....

....

....

....

Persönliche Haltung

Was macht Ihnen in der Arbeit mit den Eltern von suizidalen Jugendlichen Angst?

....

....

....

....

....

Was würden Sie in der Arbeit mit suizidalen Jugendlichen und deren Eltern möglicherweise anders machen, wenn Sie weniger Angst hätten?

....

....

....

....

....

Welche Informationen müssen Sie einholen, welche Abläufe müssen Sie klären, welche Unterstützung müssen Sie organisieren, um weniger Angst im Umgang mit suizidalen Jugendlichen und deren Eltern zu haben?

....

....

....

....

....

Persönliche Haltung

(4) Emotionale Reaktionen auf suizidale Patient*innen

Welche negativen Reaktionen kennen Sie von sich aus der Arbeit mit suizidalen Jugendlichen (und deren Eltern)? Welche Aspekte der Situation und des Verhaltens einer suizidalen Person rufen bei Ihnen eine negative, abwertende Reaktion hervor?

....

....

....

....

....

Welche positiven Reaktionen kennen Sie von sich aus der Arbeit mit suizidalen Jugendlichen (und deren Eltern)? Welche Aspekte der Situation und des Verhaltens einer suizidalen Person rufen bei Ihnen eine positive, mitfühlende Reaktion hervor?

....

....

....

....

Welche Informationen brauchen Sie oder müssen Sie wieder mehr in den Blick nehmen, um negative Reaktionen zu überwinden?

....

....

....

....

....

Klassifikation suizidaler Handlungen

Suizid. Tod aufgrund eines intentionalen, selbstschädigenden Verhaltens, das mit einem gewissen Maß an Absicht zu sterben assoziiert war. Drei Bestimmungsmerkmale gelten als zentral:
(1) Die Person ist tot.
(2) Das Verhalten der Person selbst führte zum Tod. (Die Person muss die tödliche Handlung allerdings nicht selbst ausgeführt haben – sie muss sie lediglich selbst initiiert haben.)
(3) Die Person hatte (in gewissem Ausmaß) die Absicht, ihren eigenen Tod herbeizuführen. Eine entsprechende Intention wird entweder erschlossen oder wurde explizit zum Ausdruck gebracht.

Suizidversuch. Auf die eigene Person gerichtetes, potenziell selbstverletzendes Verhalten, das nicht zum Tod führte, aber mit einem gewissen Maß an Absicht zu sterben assoziiert war. Wiederum gelten drei Bestimmungsstücke als zentral:
(1) Die Person hatte (in gewissem Ausmaß) die Absicht, ihren eigenen Tod herbeizuführen. Diese Absicht wird entweder erschlossen oder wurde explizit zum Ausdruck gebracht.
(2) Es wurde ein Verhalten gezeigt, welches das Potenzial zur Selbstschädigung hatte bzw. von dem die Person dachte, dass es dieses Potenzial hat.
(3) Eine Verletzung oder Schädigung kann, aber muss nicht eingetreten sein.

Unterbrochener Suizidversuch. Die Ausführung eines auf die eigene Person gerichteten, potenziell selbstverletzenden Verhaltens, das mit einem gewissen Maß an Absicht zu sterben assoziiert ist, wird durch eine andere Person unterbrochen/verhindert, bevor es zu einer Schädigung oder einer potenziellen Schädigung gekommen ist. Zwei Merkmale sind entscheidend, um von einem unterbrochenen Suizidversuch zu sprechen:
(1) Ohne die Unterbrechung wäre es zum Suizid(versuch) gekommen.
(2) Es ist zu keiner Verletzung gekommen. (In dem Moment, in dem eine erste Tablette eingenommen/ein erster Schnitt gesetzt wurde, handelt es sich um einen Suizidversuch.)

Abgebrochener Suizidversuch. Die Ausführung eines auf die eigene Person gerichteten, potenziell selbstverletzenden Verhaltens, das mit einem gewissen Maß an Absicht zu sterben assoziiert ist, wird vorbereitet. Die Person selbst stoppt ihr Verhalten jedoch, bevor es zu einer Schädigung oder einer potenziellen Schädigung gekommen ist. Wie beim unterbrochenen Suizidversuch gilt auch hier:
(1) Ohne die Unterbrechung wäre es zum Suizid(versuch) gekommen.
(2) Es ist zu keiner Verletzung gekommen. (In dem Moment, in dem eine erste Tablette eingenommen/ein erster Schnitt gesetzt wurde, handelt es sich um einen Suizidversuch.)

Vorbereitende Handlungen bzw. vorbereitendes Verhalten. Vorbereitungen zur Durchführung eines Suizid(versuch)s. Hierzu zählt beispielsweise das Schreiben eines Abschiedsbriefs, das Verfassen eines Testaments, der Erwerb einer Waffe bzw. das Sammeln von Medikamenten. Suizidgedanken oder Verbalisierungen derselben gelten nicht als vorbereitendes Verhalten.

nach Posner et al., 2007, 2014

2 Beziehungsgestaltung und Risikoabschätzung

Zusammenfassung

In diesem Kapitel werden konkrete Hinweise zur Beziehungsgestaltung und zur Risikoabschätzung bei suizidalen Patient*innen gegeben. Es folgen Materialien zur Dokumentation der Risikoabschätzung und zur Fokussierung von Ressourcen.

Das wichtigste Ziel im Kontakt mit suizidalen Patient*innen ist es, eine therapeutische Beziehung herzustellen. Gleichzeitig wird unmittelbar mit der Risikoabschätzung des aktuellen Gefährdungsgrades begonnen. Die Vermutung, ein*e Patient*in könne sich in einer suizidalen Krise befinden, sollte ihm/ihr gegenüber direkt, offen und mit konkreten Worten angesprochen werden. Es ist ein empirisch gut widerlegter Mythos, dass man Patient*innen auf die Idee bringt, sich umzubringen, wenn man sie auf Suizidgedanken und -pläne anspricht (DeCou & Schuhmann, 2018). Es scheint auch keinen Unterschied zu machen, ob man früher oder später im therapeutischen Gespräch nach Suizidgedanken fragt (Chu et al., 2017); wichtig ist es allerdings, dass auf negativ formulierte Fragen (»Du denkst nicht an Suizid, oder?«) verzichtet wird (McCabe et al., 2017) und Suizidgedanken proaktiv von Therapeut*innen angesprochen werden, denn es vermeiden nicht wenige Patient*innen, im Gespräch von sich aus auf suizidales Erleben hinzuweisen (Vannoy & Robins, 2011).

Die Einschätzung des aktuellen Suizidrisikos ergibt sich schließlich aus der Gewichtung der vorliegenden Risiko- und Schutzfaktoren. Grundsätzlich muss man sich darüber im Klaren sein, dass eine sichere Risikoabschätzung nicht möglich ist: Weder ist es möglich, suizidales Verhalten vorherzusagen, noch ist es möglich – in ausreichendem Maße – zwischen Hochrisikopatient*innen und Niedrigrisikopatient*innen zu differenzieren (u. a. Large et al., 2016; Woodford et al., 2019). Dies bedeutet aber mitnichten, dass auf ein abklärendes Gespräch verzichtet werden könnte – insbesondere, da Patient*innen sich dies oft wünschen (Hom et al., 2020). Der Fokus sollte aber weniger auf der Idee liegen, am Ende des Gesprächs eine Kategorisierung vornehmen zu können, als eher auf dem Ziel herauszufinden, was der/die Patient*in in der Krisensituation benötigt (Teismann et al., 2019):

- Was wünscht sich der/die Patient*in von der Behandlung?
- Was gibt es für modifizierbare Risikofaktoren?
- Was braucht der/die Patient*in, um sich sicherer zu fühlen?
- Wie gefährdet schätzt sich der/die Patient*in selbst ein?

Komplementär zur Problembetrachtung sollten zudem durchgängig die Ressourcen der Patient*innen in den Blick genommen werden. Grundpostulat eines ressourcenorientierten Vorgehens ist die Vorstellung, dass jede – auch eine psychisch beeinträchtigte und lebensmüde – Person Ressourcen hat und damit Möglichkeiten, sich unter widrigsten Umständen für das Weiterleben zu entscheiden und dieses zu gestalten. Die besondere Bedeutung der Ressourcenaktivierung ergibt sich überdies aus der Feststellung, dass ein grundlegender Neuaufbau von Fertigkeiten innerhalb einer Krise weder möglich noch ökonomisch wäre (Teismann & Willutzki, 2020).

Schlussendlich sei hervorgehoben, dass der informierte Konsens auch im Umgang mit suizidalen Patient*innen gilt, d. h., dass die Ergebnisse der Risikoabschätzung, Diagnosen und andere behandlungsrelevante Aspekte nicht vor den Patient*innen und deren Eltern »geheim gehalten« werden (Rudd et al., 2009).

Arbeitsmaterial

INFO 2 Heuristisches Phasenmodell im Umgang mit suizidalen Jugendlichen

Das Krisengespräch lässt sich prototypisch in verschiedene Arbeitsschritte unterteilen: Zu Beginn des Kontakts geht es um die Bildung einer tragfähigen therapeutischen Beziehung und die Risikoabschätzung. In Abhängigkeit von der aktuellen Gefährdungslage geht es dann darum, die Patient*innen wieder mit Gründen, weiterzuleben, in Kontakt zu bringen und sie dafür zu gewinnen, ihren Entschluss, sich das Leben zu nehmen, aufzuschieben. Hierzu lassen sich motivationale Strategien (**INFO 12** »Ambivalenzklärung« und **AB 11** »Gründe für und gegen das Sterben«) nutzen. Im weiteren Verlauf werden Strategien zur Förderung der Selbstkontrolle eingesetzt. In Bezug auf all diese Aspekte bietet es sich an, die Eltern der suizidalen Jugendlichen einzubeziehen:

(1) Eltern können dazu beitragen, dass der/die Jugendliche die Behandlung tatsächlich wahrnimmt (nicht zuletzt auch dadurch, dass sie Termine mitabstimmen und den/die Jugendliche*n zu den Sitzungen bringen).
(2) Eltern können fremdanamnestische Informationen zum Verlauf suizidalen Erlebens und Verhaltens geben und auf diese Weise das Fallkonzept komplettieren.
(3) Eltern können die Umsetzung eines Notfallplans unterstützen, indem sie ein Auge auf Warnzeichen einer suizidalen Krise haben, ihr Kind in der Umsetzung von Bewältigungsstrategien unterstützen bzw. emotionale Unterstützung anbieten, in einer Krise den Kontakt zu Stellen des professionellen Hilfesystems herstellen und den Zugang zu letalen Mitteln begrenzen.
(4) Im Fall familiärer Konflikte bietet der Einbezug von Familienmitgliedern die Möglichkeit, an den familiären Kommunikations- und Problemlösefähigkeiten zu arbeiten.
(5) In enger Absprache mit Eltern muss schließlich (immer wieder) über das Behandlungssetting (ambulant/stationär) entschieden werden. Einbezogen werden entweder beide Eltern oder nur ein Elternteil. Ist es den Eltern nicht möglich, sich an der Therapie zu beteiligen, kann es hilfreich sein, andere Erwachsene (z. B. Großeltern, Onkel/Tante) als Unterstützer*innen in die Therapie einzubeziehen.

INFO 3 Allgemeine Facetten der Beziehungsgestaltung
INFO 4 Spezifische Facetten der Beziehungsgestaltung
INFO 5 FAQ zur Beziehungsgestaltung

Zu Beginn jeden Kontakts mit einem suizidalen Kind oder einem/einer suizidalen Jugendlichen geht es um die Bildung einer tragfähigen und vertrauensvollen therapeutischen Beziehung. Auch zu den Eltern der Betroffenen muss eine Beziehung etabliert werden. Allgemeine sowie spezifische Facetten der Beziehungsgestaltung mit (suizidalen) Patient*innen werden in diesen Informationsblättern für Therapeut*innen zusammengefasst. Zudem werden die rechtlichen Grundlagen mit Blick auf die Schweigepflicht im Umgang mit Kindern und Jugendlichen sowie deren Eltern dargelegt.

INFO 6 Risiko- und Schutzfaktoren

Das Informationsblatt gibt eine Übersicht über empirisch bestätigte Risikofaktoren, im Allgemeinen und in spezifischen Populationen (Becker & Correll, 2020; DGKJP, 2016; Franklin et al., 2017; Galynker, 2017; Mars et al., 2019a, b; O'Connor & Kirtley, 2018; WHO, 2014). Zudem werden Warnzeichen einer suizidalen Krise benannt und Faktoren, die den Übergang von Suizidgedanken zu Suizidhandlungen erleichtern. Schlussendlich werden Schutzfaktoren aufgelistet. Grundsätzlich muss man sich darüber im Klaren sein, dass einzelne Risikofaktoren keine nennenswerte Vorhersage von Suiziden erlauben (Franklin et al., 2017) und dass es keine Risikofaktoren gibt, die in jedem Fall vorhanden sein müssen, um ein erhöhtes Suizidrisiko anzunehmen (Huang et al., 2020). Das bedeutet, es gibt nicht *die eine* Konstellation an Risikofaktoren, die zu suizidalem Erleben und Verhalten führt. Das Vorliegen einzelner Risikofaktoren sollte jedoch immer als Anlass für eine Risikoabschätzung (s. **AB 2** »Leitfaden: Risikoabschätzung bei suizidalen Jugendlichen«) genommen werden.

INFO 7 Indikation für eine Risikoabschätzung
Das Informationsblatt erläutert die Situationen, in denen in jedem Fall eine Risikoabschätzung vorgenommen werden sollte (DGKJP, 2016; Jacobs & Brewer, 2004). Vor dem Hintergrund einer deutlich erhöhten Suizidrate nach Entlassung aus einer stationär-psychiatrischen Behandlung (Qin & Nordentorft, 2005) sei die Notwendigkeit einer Risikoabschätzung im Abschlussgespräch besonders hervorgehoben.

AB 2 Leitfaden: Risikoabschätzung bei suizidalen Jugendlichen
Der Aufbau der Exploration orientiert sich am Ansatz der »Chronologischen Erfassung suizidaler Ereignisse« von Shea (2011), innerhalb dessen die Risikoabschätzung dadurch strukturiert wird, dass die Art und das Ausmaß suizidaler Ideen und Handlungen in Bezug auf verschiedene Zeiträume erfragt werden. Das Gespräch untergliedert sich somit in eine Exploration (1) aktueller Suizidalität, (2) suizidalen Verhaltens in den vergangenen zwei Monaten, (3) vergangener Suizidhandlungen und (4) unmittelbar bevorstehendem suizidalen Erleben und Verhalten. Innerhalb jedes Zeitfensters richtet sich der Fokus der Fragen auf Art und Ausmaß von Suizidgedanken und suizidalen Verhaltensweisen, wie auch auf das Vorliegen von Faktoren, die einen Übergang von Suizidgedanken zu Suizidhandlungen begünstigen (O'Connor & Kirtley, 2018). Die Abklärung suizidalen Verhaltens in der jüngeren und früheren Vergangenheit verfolgt dabei das Ziel, eine Einschätzung der Stabilität, Fluktuation, Intensität und Dauer suizidaler Gedanken zu erhalten. Bei der Exploration länger zurückliegender Suizidversuche sollten sich Behandelnde aus Zeitgründen auf die Exploration des schwersten und des letzten Suizidversuchs beschränken. Es ist darauf zu achten, dass die Exploration im Rahmen eines »natürlichen Gesprächsverlaufs« umgesetzt wird.

AB 3 Leitfaden: Risikoabschätzung mit Eltern/Bezugspersonen
Ein Risikoabschätzungsgespräch mit den Eltern sollte das Risikoabschätzungsgespräch mit den suizidalen Jugendlichen ergänzen. Es sei allerdings darauf hingewiesen, dass die Eltern suizidaler Jugendlicher in 40 bis 90 Prozent der Fälle von den Suizidgedanken ihrer Kinder nichts wissen (u. a. Klaus et al., 2009). Entsprechend werden Suizidgedanken und Suizidpläne häufiger von den Jugendlichen als von deren Eltern berichtet. Eine etwas bessere Übereinstimmung zwischen den Aussagen der Jugendlichen und ihrer Eltern findet sich in Bezug auf vergangene Suizidversuche. Grundsätzlich besteht aber auch die Möglichkeit, dass Eltern von suizidalem Erleben und Verhalten berichten, das der/die Jugendliche im Risikogespräch verschwiegen hat. Die Multiinformantenperspektive ist daher immer relevant; essenziell ist aber insbesondere das Risikoabklärungsgespräch mit der/dem Jugendlichen selbst.

AB 4 Leitfaden: Exploration nach Suizidversuch
Im Fall, dass ein*e Patient*in unmittelbar nach einem Suizidversuch in Behandlung kommt (beispielsweise im Kontext einer stationären Aufnahme), nimmt das Gespräch zur Risikoabschätzung hier seinen Ausgangspunkt. Bei fortbestehender Suizidalität schließt sich die allgemeine Risikoabschätzung (s. **AB 2** »Leitfaden: Risikoabschätzung bei suizidalen Jugendlichen«) an.

AB 5 Ressourcen
Ressourcenorientierte Diagnostik ist als Ergänzung einer problembezogenen Analyse zu verstehen. Sie verfolgt komplementär zur Erfassung von Risikofaktoren und -befindlichkeiten das Ziel, die externen, intra- und interpersonellen Ressourcen einer suizidalen Person zu erschließen. Aufgrund der ausgeprägten Demoralisierung suizidaler Jugendlicher ist nicht zu erwarten, dass sie ohne Weiteres Zugang zu ihren Ressourcen haben oder global Auskunft über sie geben können. Vielmehr benötigen Patient*innen gezielte Anregungen, um etwaige Ressourcen benennen zu können. Als Einstieg kann dieses Arbeitsblatt genutzt werden.

INFO 8 Diagnostikinstrumente zur Erfassung suizidrelevanter Konstrukte
Suizidalität muss immer in einem individuellen diagnostischen Gespräch abgeklärt werden. Gleichwohl können Fragebögen und Interviews zur Erfassung des Schweregrads suizidaler Krisen, zur Dokumenta-

tion des Verlaufs bzw. der Veränderungen suizidalen Erlebens und Verhaltens und zur Diagnostik von relevanten Risikofaktoren genutzt werden (Forkmann et al., 2016). Dies gilt vor allem, da es insbesondere Jugendlichen leichter zu fallen scheint, bei einer Fragebogenerhebung suizidale Erlebensweisen zu offenbaren als im diagnostischen Gespräch (Kaplan et al., 1994; Velting et al., 1998). Bei allen Vorteilen eines routinemäßigen Einsatzes von Fragebögen in Forschung und Praxis muss man sich darüber im Klaren sein, dass Fragebögen keine sichere Risikoabschätzung ermöglichen (Carter et al., 2017). Fragebögen sollten – neben ihrer Nutzung in der Forschung – vor allem dazu verwendet werden, das therapeutische Gespräch zu ergänzen. Auf diesem Informationsblatt werden nur solche Instrumente dargestellt, die für den deutschsprachigen Raum validiert wurden. Bis auf das Self-Injurious Thoughts and Behaviors Interview (SITBI) erfolgten die jeweiligen Validierungen allerdings ausschließlich in Erwachsenenstichproben. Die amerikanischen Originalversionen des Depressive Symptom Index – Suicidality Subscale (DSI-SS) und des Interpersonal Needs Questionnaires (INQ) wurden jedoch bereits in Jugendstichproben validiert, vom Columbia Suicide Severity Rating (CSSR) existiert eine englischsprachige Version für Kinder und eine deutsche Validierungsstudie der Skala Suizidales Erleben und Verhalten (SSEV) erfolgt derzeit.

AB 6 Skala Suizidales Erleben und Verhalten (SSEV©)

Bei der Skala Suizidalen Erlebens und Verhaltens (SSEV) handelt es sich um einen eindimensionalen Fragebogen zur Erfassung von Suizidgedanken, Suizidabsichten, Suizidplänen und Suizidhandlungen während der vergangenen vier Wochen. Zusätzlich werden lebenszeitliche Suizidversuche erfasst. Es kann ein Summenscore über die ersten sechs Items gebildet werden; wichtiger ist aber die inhaltliche Betrachtung und Auswertung der Patient*innenantworten. Die Bearbeitungszeit der SSEV liegt bei etwa zwei Minuten, sodass die Skala gut zur Verlaufsbeobachtung eingesetzt werden kann. Der Fragebogen ist bisher nur in einer Erwachsenenstichprobe validiert worden (Teismann et al., 2021); eine Validierungsstudie für den Jugendbereich läuft derzeit.

INFO 9 Risikokategorien

Die Abschätzung des aktuellen Suizidrisikos ergibt sich aus der Gewichtung der vorliegenden Risiko- und Protektivfaktoren. Einen allgemeinen Orientierungsrahmen für die Risikoabschätzung bietet das auf diesem Informationsblatt dargestellte Schweregradskontinuum von Rudd und Kollegen (2001; Chu et al., 2015). Auch wenn die Übersicht den Eindruck vermittelt, eine zuverlässige Risikokategorisierung und -einschätzung wäre möglich, ist es eine bekannte Tatsache, dass vergleichsweise seltene Verhaltensweisen nicht sicher vorhergesagt werden können und dass eine valide und reliable Risikokategorisierung nicht möglich ist (Teismann & Friedrich, 2021). Der Fokus der Risikoabschätzung sollte daher weniger auf der Vorstellung liegen, am Ende des Gesprächs eine verlässliche Zuordnung vornehmen zu können, als vielmehr auf dem Ziel, herauszufinden, was die suizidale Person in der Krisensituation benötigt.

AB 7 Dokumentation: Risikoabschätzung (Erstabklärung)
AB 8 Dokumentation: Risikoabschätzung (Folgesitzungen)

Sämtliche Kontakte mit einer/einem suizidalen Patient*in müssen sorgfältig dokumentiert werden: *Was nicht dokumentiert wurde, hat im Zweifelsfall nicht stattgefunden.* Dokumentiert werden sollten für jede einzelne Sitzung die Maßnahmen und Ergebnisse der Risikoeinschätzung (inkl. der Risikoabschätzung mit den Eltern/Bezugspersonen), therapeutische Indikationsentscheidungen, angewendete Interventionen sowie Kontakte zu behandelnden Ärzt*innen und Supervisor*innen.

AB 9 Diary Card

Suizidale Krisen weisen einen stark fluktuierenden Verlauf auf (Hallensleben et al., 2018). Mit dem Ziel, die Dynamik einer suizidalen Krise im Blick zu behalten, lassen sich sogenannte Diary Cards, wie sie in der Dialektisch-Behavioralen Therapie genutzt werden (DBT-A, Fleischhaker et al., 2010), einsetzen. Bestenfalls werden diese Tagebuchkarten über den gesamten Verlauf der Krisenintervention genutzt und jeweils zu Beginn der Sitzung ausgewertet.

AB 10 Ressourcenpriming
Vor allem im Umgang mit chronisch suizidalen Patient*innen, pervasiv-hoffnungslosen Patient*innen und interaktionell herausfordernden Patient*innen ist es hilfreich, die Technik des Ressourcenprimings (Flückiger & Wüsten, 2012) zu nutzen. Die Technik hilft dabei, systematisch auf Ressourcen achtzugeben und diese in der Therapie zu nutzen. Bestenfalls verschafft man sich kurz vor Sitzungsbeginn immer wieder einen Überblick.

INFO 10 Behandlung einer suizidalen Krise
Auf diesem Informationsblatt wird Eltern kurz beschrieben, was in einer ambulanten Behandlung suizidaler Patient*innen gemacht wird und unter welchen Bedingungen eine stationäre Behandlung erfolgen sollte. In Ergänzung zum therapeutischen Gespräch soll hiermit ein informierter Konsens unterstützt werden (Rudd et al., 2009).

INFO 11 Medikamentöse Behandlung von Suizidalität
Es gibt kein Medikament, dessen Effektivität für die Behandlung akuter Suizidalität (bislang) nachgewiesen werden konnte (Lorenzen & Bschor, 2021). Gleichzeitig wird kontrovers diskutiert, inwieweit Antidepressiva im Kindes- und Jugendalter eine suizidalitätsanstoßende Wirkung haben. Auf diesem Informationsblatt werden Möglichkeiten und Grenzen einer medikamentösen Behandlung für Therapeut*innen zusammenfassend dargestellt.

Heuristisches Phasenmodell im Umgang mit suizidalen Jugendlichen

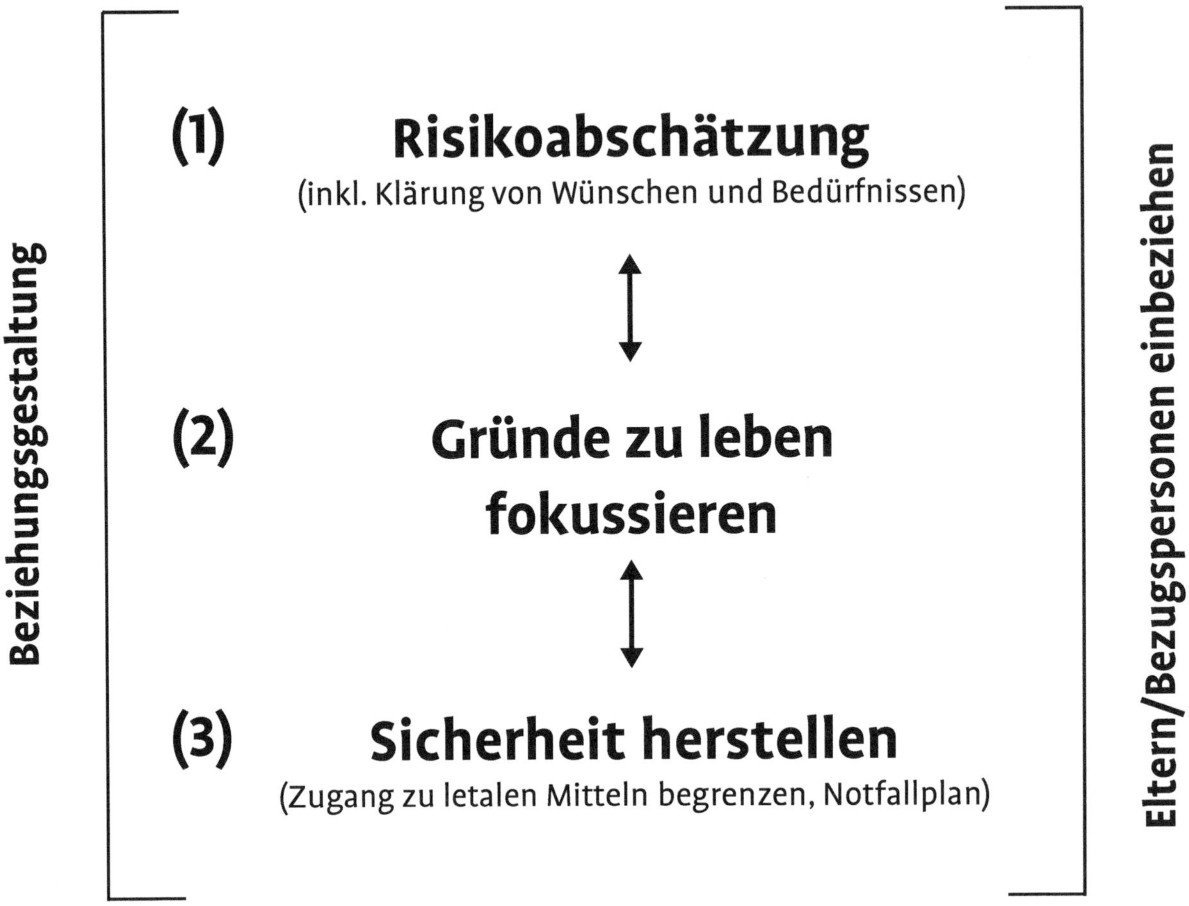

Allgemeine Facetten der Beziehungsgestaltung

Ziel ist die Herstellung einer tragfähigen therapeutischen Beziehung zu allen Beteiligten, so dass über unangenehme, tabuisierte und intime Dinge gesprochen werden kann. Der Umgang mit suizidalen Patient*innen macht es erforderlich, einerseits schnell zu handeln und andererseits Beziehungsaspekte nicht aus dem Blick zu verlieren. Durchgängig ist auf eine offene, respektvolle, einfühlsame, interessierte und wertschätzende Haltung – allen Beteiligten gegenüber – achtzugeben.

Besonderheiten der Schweigepflicht in der Kinder- und Jugendlichenpsychotherapie
Grundsätzlich gilt auch im Umgang mit suizidalen Kindern und Jugendlichen die Schweigepflicht. Besonderheiten ergeben sich jedoch aus dem Spannungsfeld des Erziehungsrecht der Eltern auf der einen Seite und dem Selbstbestimmungsrecht der Kinder und Jugendlichen auf der anderen Seite. Therapeut*innen haben den Eltern Minderjähriger gegenüber – aufgrund des Erziehungsrechts – eine Offenbarungspflicht und müssen Informationen an die Eltern/Sorgeberechtigten weitergeben. Ab dem 14. Lebensjahr können Jugendliche auf der Grundlage des Selbstbestimmungsrechts zunehmend unabhängig von ihren Eltern Rechte wahrnehmen. Dazu gehört auch die Weitergabe von Informationen an die Eltern. Daher sollte eine ausdrückliche Einwilligung der Jugendlichen eingeholt werden. Im besonderen Fall von Suizidalität sollte dieses besondere Spannungsfeld zu Behandlungsbeginn offen thematisiert werden.

Beispiel

An den/die Patient*in: »Es ist mir wichtig, mit dir zu besprechen, wie wir mit den Themen und Inhalten umgehen, die wir hier gemeinsam besprechen. Ich kann dir versprechen, dass ich alles, was du mir erzählst, vertraulich behandle, d. h. auch, dass ich die Dinge, die du mir erzählst, für mich behalte und deinen Eltern nicht alles weitersage. Es gibt allerdings Ausnahmen. Wenn ich den Eindruck habe, dass du dich oder andere Personen in Gefahr bringst oder andere Personen dich in Gefahr bringen, dann muss ich deine Eltern informieren. Das gilt auch, wenn ich die Sorge habe, dass du in Gefahr bist, dich selbst zu verletzen oder dir etwas anzutun. Wann immer möglich, werde ich dir im Vorhinein offen mitteilen, was ich deinen Eltern sage und deine Bedenken dazu mit dir besprechen.«

An die Eltern: »Es ist mir wichtig, mit Ihnen zu besprechen, wie wir mit den Themen und Inhalten umgehen, die ich hier gemeinsam mit ihrem Kind bespreche. Damit sich Ihr Kind gut aufgehoben fühlt und Vertrauen fassen kann, ist es wichtig, dass ich mit den Dingen, die es mir erzählt, vertraulich umgehe. Ihr Kind hat zudem das Recht, dass ich Inhalte für mich behalte. Es gibt jedoch Ausnahmen. Das ist mir und sicherlich auch Ihnen sehr wichtig. Ich werde Sie immer und umgehend informieren, wenn ich mir Sorgen um die Sicherheit Ihres Kindes mache. Dies gilt für alle Situationen, in denen ich das Gefühl habe, dass Ihr Kind sich oder andere Personen in Gefahr bringt oder andere Personen Ihr Kind in Gefahr bringen.«

Allgemeine Facetten der Beziehungsgestaltung

Folgende grundlegende Aspekte sollten bei der Beziehungsgestaltung zudem Beachtung finden:

- **Sprache und Formulierungen.** Diese müssen an den Entwicklungsstand der Patient*innen angepasst werden und gleichzeitig müssen sowohl die Patient*in als auch die erwachsenen Bezugspersonen erreicht werden. Es ist hilfreich, immer erst den/die Patient*in zu adressieren und im Anschluss ggf. noch offene Fragen mit den Bezugspersonen zu klären.

- **Interesse an der Person.** Es sollte authentisches Interesse an der Lebenswelt der Patient*innen gezeigt werden, Ressourcen und besonders die subjektive Sicht auf die suizidale Krise müssen detailliert betrachtet werden.

- **Einbezug.** Die Patient*innen sowie Bezugspersonen sollten in Entscheidungen einbezogen werden, Entscheidungen und Handlungen sollten stets transparent und nachvollziehbar kommuniziert werden.

- **Verlässlichkeit.** Die therapeutische Beziehung sollte auch bei Beziehungstests und in schwierigen Situationen aufrechterhalten werden.

- **Selbstwertdienliche Erfahrungen.** Selbstwertdienliche Erfahrungen der Patient*innen sollten gefördert und authentisch gelobt werden. Zudem sollten Patient*innen und ihre Bezugspersonen stets ermutigt werden. Mit Kritik und Konfrontationen muss bedacht umgegangen werden.

- **Balance im Blick behalten.** Sowohl die Beziehung zu den Patient*innen also auch zu den Bezugspersonen muss im Blick behalten werden. Die Beziehung zu den Bezugspersonen kann einen positiven Einfluss auf die therapeutische Beziehung zu den Patient*innen haben. Es besteht jedoch ebenso die Gefahr, dass Behandelnde aus Sicht der Patient*innen als »Verbündete« der Bezugspersonen wahrgenommen werden. Dies gilt es auszubalancieren.

Spezifische Facetten der Beziehungsgestaltung

Die Beziehungsgestaltung mit suizidalen Patient*innen lässt sich mit Blick auf zwei zentrale Aspekte konzeptualisieren: Selbstbestimmung und Fürsorge.

Selbstbestimmung ●————————● **Fürsorge**

Mit Blick auf die Selbstbestimmung der Patient*innen ist es wichtig, den Todeswunsch empathisch zu validieren, transparent und offen über alle Behandlungsaspekte zu informieren, Autonomie explizit zu betonen und Selbstwirksamkeitserleben zu ermöglichen.

Mit Blick auf den Fürsorgeaspekt ist es wichtig, das Belastungserleben der Patient*innen empathisch zu validieren, erreichbar zu sein und sich den Patient*innen als verlässliche und unterstützende Partner*innen in der Krise anzubieten.

Empathisches Validieren des Todeswunsches

In Anbetracht schwerwiegender Lebensprobleme ist es nicht pathologisch, an die Möglichkeit eines Suizids zu denken. Suizidwünsche sollten normalisiert und mit Blick auf die gegenwärtige Situation der Patient*innen validiert werden.

> **Beispiel**
>
> »Wenn ich höre, was du gerade alles durchmachst, kann ich gut verstehen, dass du (auch) darüber nachdenkst, dich selbst zu töten. Vielen Menschen würde es genauso gehen.«

Validierung verweist auf Empathie und nicht auf Zustimmung. Je respektvoller der Möglichkeit eines Suizids jedoch begegnet wird, desto eher wird der/die Patient*in sich öffnen und die Bereitschaft entwickeln, auch über lebensbejahende Motive zu sprechen.

Autonomie betonen

Im Umgang mit Rückzugsverhalten und Widerstand sollten Therapeut*innen persönliche Wahlfreiheiten betonen und offen gegenüber persönlichen Sichtweisen und Lösungswegen der Patient*innen sein.

> **Beispiel**
>
> »Die Möglichkeit, sich das Leben zu nehmen, wird dir niemand nehmen – auch ich nicht. Ich kann dir anbieten, dass wir gemeinsam nach Wegen suchen, wie die Situation ein bisschen weniger unaushaltbar für dich wird. Zudem können wir Strategien erarbeiten, um zu verhindern, dass dir eine Selbsttötung wie ein Unfall passiert. Wenn du dich aber dazu entscheidest, dir das Leben zu nehmen, dann werde ich nichts daran ändern können. Alle Kontrolle liegt daher immer bei dir.«

Offenheit über alle Behandlungsaspekte

Der informierte Konsens gilt auch im Umgang mit suizidalen Patient*innen! Im Einzelnen bedeutet dies, dass Patient*innen über die Ergebnisse der Risikoabschätzung, Diagnosen, den Fortgang der Krisenintervention und die Behandlung informiert und behandlungsrelevante Aspekte nicht vor ihnen »geheim gehalten« werden. Aufgabe von Therapeut*innen ist es, Patient*innen eine geeignete therapeutische Beziehung anzubieten, eine Risikoabschätzung vorzunehmen und ein therapeutisches Angebot zu machen – es ist nicht ihre Aufgabe, Patient*innen hinsichtlich ihrer eigentlichen Motive »zu überführen«.

Beispiel

»In den allermeisten Fällen lassen sich suizidale Krisen sehr gut im ambulanten Setting behandeln. Im Fall, dass ein unmittelbares Suizidrisiko besteht – du also Gefahr läufst, Suizidwünsche in absehbarer Zeit in die Tat umzusetzen –, werden wir eine stationäre Behandlung diskutieren müssen. Dazu bin ich gesetzlich verpflichtet. In ganz seltenen Ausnahmefällen kann es dann zu der Situation kommen, dass ich keine Alternative zur stationären Einweisung sehe, während du das anders siehst. In dem Fall müssen wir dann deine Eltern in unsere Überlegungen einbeziehen. Aber nochmal: Eine Einweisung gegen deinen Willen ist eine absolute Ausnahme.«

Selbstwirksamkeit stärken

Suizidale Patient*innen erleben sich als defizitär und inkompetent; entsprechend wichtig ist es, Kompetenz- und Selbstwirksamkeitserleben wann immer möglich zu stärken, d. h.

(1) Komplimente machen (»Ich finde es wirklich unglaublich, wie du es hinbekommen hast, in dieser Situation weiter zum Sport und in die Schule zu gehen«),
(2) internale Attribuierungen von positiven Entwicklungen ermöglichen (»Wie hast du das gemacht? Du hast das ja wirklich toll gemacht!«),
(3) positive Entwicklungen auf das Selbst beziehen (»Du bist offensichtlich ein Mensch, der …«),
(4) positive konnotierte Sachverhalte und positives Erleben fokussieren (»Was hast du denn für einen Hund? Und wie heißt der? Hast du ein Foto von dem Hund dabei?«).

Fürsorge vermitteln

Patient*innen in suizidalen Krisen fühlen sich oftmals allein gelassen und konfrontiert mit überfordernden Emotionen und Lebensproblemen. Dem sollte begegnet werden durch ein zugewandtes, wertschätzendes, gegenüber allen Erlebensarten offenes Gesprächs- und Beziehungsangebot, in dem Therapeut*innen darauf achten, ihr Interesse an den Patient*innen und an deren Wohlergehen explizit in Wort (»Schön, dich heute zu sehen«; »Lass uns gemeinsam Gedanken machen, was in deiner Situation hilfreich für dich sein könnte«) und Tat (»Möchtest du etwas trinken?«; »Möchtest du eine Decke haben?«) zum Ausdruck zu bringen.

Wichtig

Unter strukturellen Gesichtspunkten muss darauf geachtet werden, dass ausreichend Zeit für die Gespräche zur Verfügung steht, die Gespräche in einem ungestörten Rahmen geführt werden können und die Frequenz der Gespräche der aktuellen Belastungssituation des/der Patient*in angemessen ist. Hierzu gehört auch, dass zwischen den Sitzungen eine (telefonische) Erreichbarkeit ermöglicht wird. Therapeut*innen sollten in Bezug auf ihre Erreichbarkeit jedoch keine Versprechungen machen, die sie nicht einhalten können. Suizidale Personen sind oftmals nicht nur vom Leben, sondern auch von anderen Menschen enttäuscht – entsprechend wichtig ist es, dass sich diese Erfahrung in der Behandlung nicht wiederholt.

FAQ zur Beziehungsgestaltung

Was mache ich, wenn ein*e Patient*in nicht über Suizidalität sprechen will?
Es müssen Hypothesen darüber gebildet werden, warum die Person nicht über suizidales Erleben berichten möchte. Ist es ihr peinlich, dass sie an einen solchen Punkt gekommen ist? Ist sie besorgt, dass eine Zwangseinweisung veranlasst wird, wenn sie von Suizidalität berichtet? Hat sie Angst davor, dass die Suizidalität schlimmer wird, wenn sie sich im Gespräch damit beschäftigt? Sieht sie die Gefahr, dass ihr ein Suizid verunmöglicht wird, wenn sie sich diesbezüglich öffnet? Hat der/die Patient*in Sorge, seine/ihre Eltern damit zu belasten? Oder erlebt er/sie keine ausreichende Passung zwischen sich und dem/der Therapeut*in?

Es kann versucht werden, über eine Normalisierung suizidalen Erlebens, den Verweis darauf, dass eine stationäre Behandlung nur selten erforderlich ist und niemandem die Möglichkeit eines Suizids genommen werden kann, einen Zugang zum/zur Patient*in herzustellen. Es sollte zudem gefragt werden, ob diese*r – wenn dies organisatorisch möglich ist – lieber mit jemand anderem sprechen möchte.

Darf ich meine eigenen Ängste um den/die Patient*in zum Ausdruck bringen?
Im Sinne einer authentischen Rückmeldung kann dies produktiv genutzt werden; es muss allerdings deutlich werden, dass man mit diesen Ängsten umgehen kann. Im Rahmen einer CBASP-Behandlung gehört das disziplinierte persönliche Einlassen zum therapeutischen Vorgehen. Im Kontext suizidaler Krisen bedeutet das, dass Therapeut*innen ihre eigenen emotionalen Reaktionen auf die Suizidpläne der Patient*innen offenlegt: »Welche Auswirkungen – glaubst du – hätte es auf mich, wenn du dir das Leben nehmen würdest? […] Wenn du dich jetzt umbringen würdest, wäre ich sehr traurig. Es würde mich wirklich treffen und mir sehr weh tun.« Für Patient*innen kann die Erfahrung, dass sie für jemanden wichtig und bedeutsam sind, Hoffnung, Verbundenheit und Lebensmut erzeugen.

Mache ich den/die Patient*in bei zu viel Unterstützung nicht von mir abhängig?
Das kann passieren. Es ist aber nicht schlimm und in der Regel kein anhaltender Zustand. In suizidalen Krisen nehmen die Problemlösekompetenz und die Flexibilität des Denkens vielfach rapide ab und Eltern sind nicht selten mit der Situation überfordert. Entsprechend sind (manche) Patient*innen oder auch die gesamte Familie vorübergehend stark abhängig vom Beistand durch andere (so wie jemand mit zwei Gipsarmen abhängig ist von der Unterstützung anderer). Nach Überwindung der Krise wird die Person wieder selbst in der Lage sein, ihre Angelegenheiten zu regeln. Und falls nicht, dann kann man es dann immer noch zum Thema machen. Mit Blick auf die Eltern können solche Situationen auch gute Möglichkeiten sein, die eigenen Ressourcen zu überdenken und die Chance zu nutzen, weitere Hilfen (bspw. Hilfen zur Erziehung) in Anspruch zu nehmen.

Was, wenn der/die Patient*in mich mit seiner Suizidalität »manipuliert«?
Manchmal entsteht der Eindruck, dass man durch Suizidankündigungen zu bestimmten Handlungen oder Unterlassungen gedrängt werden soll; dass also weniger ein echter Todeswunsch den Suizidankündigungen zugrunde liegt als vielmehr die Absicht, durch solche Äußerungen Kontrolle auszuüben. Im Rahmen der Krisensituation sollte die Echtheit und Ernsthaftigkeit von Suizidwünschen *nicht* infrage gestellt werden, vielmehr sind Suizidankündigungen immer ernst zu nehmen. Nach Abklingen der akuten Krisensituation können mutmaßlich interpersonelle Motive von Suizidankündigungen besprochen werden.

FAQ zur Beziehungsgestaltung

Der Eindruck »unechter, manipulativer« Suizidankündigungen kann auch daraus resultieren, dass der Inhalt einer Äußerung nicht mit der Art, wie die Äußerung hervorgebracht wird, übereinstimmt (z. B. weil freundlich lächelnd über drängende Suizidwünsche berichtet wird). Als Faustregel gilt, dass in solchen Fällen immer auf den Inhalt der Kommunikation und nicht auf die paraverbale Kommunikation fokussiert werden sollte.

Was, wenn mir die intensive Unterstützung des/der Patient*in irgendwann zu viel wird?
Suizidale Krisen können über Wochen oder Monate anhalten; entsprechend wichtig ist es, von vornherein nur solche Unterstützungsangebote zu machen, die man tatsächlich längerfristig anbieten kann (bzw. intensivierte Behandlungsangebote unmittelbar zeitlich zu befristen). Im Fall, dass man Unterstützungsangebote reduzieren muss – beispielsweise im Hinblick auf die Sitzungsfrequenz oder die telefonische Erreichbarkeit –, sollte dem/der Patient*in sehr transparent erläutert werden, warum ein Angebot nicht länger aufrechterhalten werden kann und es muss überlegt werden, ob andere Personen kompensatorisch einbezogen werden können.

Was mache ich, wenn mein*e Patient*in nicht will, dass ich mit seinen/ihren Eltern über die Suizidgedanken spreche?
Es sollte bestenfalls bereits zu Beginn des Kontakts darauf hingewiesen werden, dass es eine Schweigepflicht gibt. Es sollten jedoch direkt auch die Grenzen der Schweigepflicht verdeutlicht werden. Es sollte daher zu Behandlungsbeginn erklärt werden, dass bei Gefährdung der Patient*innen die Eltern hinzugezogen werden. Befürchtungen der Patient*innen sollten offen erfragt werden und gemeinsam Lösungsmöglichkeiten für diese überlegt werden. Häufige Motive sind Scham, Misstrauen oder Angst (vor der Reaktion, Belastung und Sorgen der Eltern). Die Notwendigkeit des Einbezugs der Eltern sollte verdeutlicht werden und es sollten verschiedene Wege angeboten werden, wie die Eltern informiert werden (von den Patient*innen selbst, gemeinsam oder durch die Behandelnden). Das Einverständnis der Patient*innen sollte wiederholt und explizit eingeholt werden, bevor die Eltern über Inhalte informiert werden.

Risiko- und Schutzfaktoren

Risikofaktoren für Suizide (allgemein)

- fehlende soziale Unterstützung, soziale Isolation
- Beziehungskonflikte, Streitigkeiten, Verlusterfahrungen
- Suizidversuch(e) in der Vorgeschichte
- Suizidgedanken
- Suizide/Suizidversuche im Familien- oder Freundeskreis
- psychische Erkrankungen
- Alkoholmissbrauch
- niedriger sozioökonomischer Status
- Hoffnungslosigkeit
- chronische Schmerzen
- Zugriff auf letale Mittel
- männliches Geschlecht

Spezifische Risikofaktoren bei Kindern und Jugendlichen

- Suizidversuch(e) in der Vorgeschichte
- nicht-suizidale Selbstverletzung
- Mobbing
- psychische Erkrankungen (vor allem depressive und bipolare Störungen, psychotische Störungen, Posttraumatische Belastungsstörungen, Abhängigkeitserkrankungen, Essstörungen, ADHS, Angststörungen, Störung des Sozialverhaltens, sexuelle Identitätsstörungen)
- Suizide/Suizidversuche im Familien- oder Freundeskreis
- Streitigkeiten
- Scheidung oder Trennung der Eltern
- Verlust eines Elternteils
- Vorgeschichte sexuellen Missbrauchs/Misshandlungen
- Schulleistungsprobleme
- organische chronische Erkrankungen und körperliche Behinderungen
- Suizidmodelle (Musik, Film, Social Media)

Risiko- und Schutzfaktoren

Risikofaktoren für den Übergang von Suizidgedanken zu suizidalem Verhalten

- nicht-suizidale Selbstverletzung
- Suizidversuch(e) in der Vorgeschichte
- Suizidfantasien
- Suizide/Suizidversuche im Familien- oder Freundeskreis
- Impulsivität
- Substanzkonsum
- Zugriff auf letale Mittel
- Furchtlosigkeit vor Tod/Sterben

Warnzeichen einer akuten suizidale Krise

- Übererregungssymptome (Agitiertheit, Schlafstörungen, Albträume, Reizbarkeit)
- Eindruck des Gefangenseins (entrapment)
- Verlust kognitiver Kontrolle (pervasives Grübeln)
- schwerwiegende affektive Symptome (emotionaler Schmerz, Panik, rasche Stimmungswechsel, Dissoziation)
- soziale Entfremdung (Rückzug, Abscheu vor anderen, Eindruck, eine Last zu sein)
- Selbstentfremdung (Selbsthass)
- Hoffnungslosigkeit
- drastische Zunahme der Suizidabsicht

Protektiv- und Resilienzfaktoren

- soziale Unterstützung und Zugehörigkeit
- familiäre Bindung
- Religiosität
- Selbstwirksamkeit, Selbstwert
- positive mentale Gesundheit
- positiver Attributionsstil

Friedrich • Teismann

Therapie-Tools
Suizidalität und Krisenintervention bei Kindern und Jugendlichen

E-Book inside auf psychotherapie.tools

Mit dem untenstehenden Download-Code erhalten Sie dieses Buch als E-Book im PDF-Format. Hierfür ist eine Registrierung auf www.psychotherapie.tools notwendig:

1. www.psychotherapie.tools/e-book-inside öffnen.
2. Code eingeben.
3. Auf »Freischalt-Code einlösen« klicken. Der Code ist einmal gültig.
4. Im Warenkorb auf »Zur Kasse« klicken und Vorgang nach Login abschließen.

Das E-Book steht Ihnen in Ihrem Kundenkonto unter »Mein Material« zur Verfügung. Es ist ausschließlich für den persönlichen Gebrauch einer einzelnen Person bestimmt.

Für Institutionen und Teams bieten wir gestaffelte Mehrplatz-Lizenzen an, die sich an der Zahl Ihrer Nutzer:innen orientieren. Kontaktieren Sie uns unter vertrieb-psychotherapie.tools@beltz.de und sichern Sie sich Ihre Mehrplatz-Lizenz!

EZUY3XEXGD

Indikation für eine Risikoabschätzung

Eine Risikoabschätzung sollte routinemäßig durchgeführt werden bei

(1) Erstkontakten in psychosozialen und psychiatrischen (ambulanten und stationären) Institutionen,

(2) Veränderungen des Behandlungssettings (z. B. Verlegung oder Entlassung aus stationärer Behandlung),

(3) abruptem Wechsel des klinischen Erscheinungsbildes (plötzliche Zustandsverschlechterung oder -verbesserung),

(4) einer – trotz Behandlung – ausbleibenden Zustandsverbesserung oder graduellen Zustandsverschlechterung,

(5) Antizipation oder Eintreten eines bedeutsamen interpersonalen Verlustes bzw. psychosozialen Belastungsfaktors,

(6) unklaren Verletzungsmustern, Unfällen mit nicht nachvollziehbarem Unfallhergang und Intoxikationen (z. B. Tablettenüberdosierungen, auffällig hohe Alkohol- oder Drogendosis).

Die Indikation zu einer ausführlichen Risikoabschätzung ergibt sich zudem immer, wenn Lebensmüdigkeit und Suizidalität vom Kind/Jugendlichen direkt geäußert werden bzw. indirekte Äußerungen (wie z. B. »Ich falle jedem zur Last«; »Ich will einfach Ruhe haben, nichts mehr hören und sehen«) Suizidalität vermuten lassen.

Leitfaden: Risikoabschätzung bei suizidalen Jugendlichen

Aktuelle Suizidalität

- Viele Leute würden in deiner Lebenssituation am Sinn des Lebens zweifeln oder es für das Beste halten, nicht mehr zu leben. Wie ist das denn bei dir?
- Mit all den Schwierigkeiten, denen du gerade ausgesetzt bist, frage ich mich, ob du manchmal lebensmüde Gedanken hast?

Häufigkeit, Dauer, Intensität und Auslöser aktueller Suizidgedanken

- Wie sehen diese Gedanken aus?
- Wie oft denkst du daran, dir das Leben zu nehmen?
- Wie lange dauern diese Gedanken normalerweise an?
- An den Tagen, an denen du über einen Suizid nachdenkst, wie lange denkst du da über deinen Tod nach: 50 Prozent des Tages, 80 Prozent, 90 Prozent?

Vorstellungsbilder

- Malst du dir deinen Tod in Tagträumen aus?
- Hast du deinen Suizid schon mal in deiner Fantasie vollzogen?«

Frage nach konkreten Gedanken und Planungen

- Hast du auch darüber nachgedacht, wie, wo und wann du dich töten wirst?
- Über welche anderen Methoden, dich zu töten, hast du nachgedacht?

Zugang zu tödlichen Mitteln

- Hast du die notwendigen Mittel für einen Suizid zu Hause?«
- Hast du schon überlegt, wie du an die Mittel herankommen könntest?«

Vorbereitungen und Probehandlungen

- Hast du deinen Suizid schon irgendwie vorbereitet? (z. B. Internet nach Suizidmethoden abgesucht, Abschiedsbrief geschrieben, persönliche Dinge oder Haustiere verschenkt)
- Hast du schon mal probiert, wie es wäre, wenn du es dann wirklich tun würdest? (z. B. Suizidort aufgesucht, Seil geknüpft, Medikamentenmix erstellt)
- Hast du Verabredungen getroffen, um dich mit anderen Leuten gemeinsam umzubringen?
- Was genau hast du gemacht?

Entschlossenheit, Abstand zu suizidalen Impulsen

- Wie stark ist deine Absicht, deinen Todeswunsch in die Tat umzusetzen?
- Wo stehst du auf einer Skala von 0 bis 10, wenn 0 bedeutet, »keine Absicht, die Gedanken umzusetzen« und 10 bedeutet, »die Gedanken bei der ersten sich bietenden Gelegenheit umzusetzen«?

Furchtlosigkeit vor Schmerz, Sterben und Tod

- Viele Menschen fürchten die Schmerzen, die mit einem Suizid verbunden sind, oder sie fürchten sich vor dem Sterben und Totsein – wie ist das bei dir?
- Hast du schon mal irgendetwas gemacht, was dich annehmen lässt, mit den Schmerzen und der Angst zurechtkommen zu können?

Leitfaden: Risikoabschätzung bei suizidalen Jugendlichen

Impulsivität und Selbstkontrolle

- Mal angenommen, die Situation ändert sich nicht oder wird sogar noch schlimmer. Wie lange hältst du es noch aus, ohne dich zu töten?
- Vielleicht gibt es einen Teil in dir, der noch Bedenkzeit will. Wie viel Zeit kannst du diesem Teil noch geben? Wie sicher bist du dir, suizidale Impulse (noch) kontrollieren zu können?
- Könnte es dir passieren, dass du »aus einem Moment heraus« unmittelbar versuchst, dich selbst zu töten?
- Hast du manchmal Schwierigkeiten mit impulsivem Verhalten (Alkohol- und Drogenkonsum, Schwierigkeiten, Wut zu kontrollieren, Sex mit wenig bekannten Partner*innen etc.)?

Alkohol- und Drogenkonsum

- Wie oft trinkst du derzeit Alkohol? Wie oft warst du im Rahmen suizidaler Krisen alkoholisiert – wenn überhaupt?
- Kommt es derzeit vor, dass du Drogen einnimmst?

Suizidales Erleben und Verhalten in den vergangenen zwei Monaten

- Während der letzten sechs bis acht Wochen, wie lange hast du – an schlechten Tagen – darüber nachgedacht, dir das Leben zu nehmen? Eher so 90 Prozent des Tages oder 70 Prozent des Tages?
- Wie oft hast du in den letzten zwei Monaten darüber nachgedacht, dir mit … (spezifische Methode nennen) das Leben zu nehmen, wenn überhaupt?
- An wie vielen Tagen hast du einen Suizidversuch konkret vorbereitet oder geprobt?

Vergangene Suizidhandlungen

- Hast du schon einmal versucht, dir das Leben zu nehmen?
- Wie oft?

Letzter Suizidversuch

- Wann hast du zuletzt versucht, dir das Leben zu nehmen?
- Was genau hast du gemacht?
- Wie ist es dazu gekommen, dass du überlebt hast?
- Warst du im Anschluss in ärztlicher Behandlung?
- Hast du den Versuch damals länger geplant oder ist es eher plötzlich dazu gekommen?«
- Wie fandest du es damals, dass du überlebt hast?
- Wie haben deine Eltern/Geschwister damals auf den Suizidversuch reagiert?

Schwerster Suizidversuch

- Welchen Suizidversuch würdest du als deinen schwersten bezeichnen, d. h. wann war dein Wunsch zu sterben am allergrößten bzw. wann warst du dir am sichersten, dass du sterben wirst?

Leitfaden: Risikoabschätzung bei suizidalen Jugendlichen

Selbstverletzungen

- ▶ Hast du dir schon einmal Verletzungen zugefügt, ohne dass du dadurch sterben wolltest?
- ▶ Was genau hast du gemacht?
- ▶ Fügst du dir derzeit Verletzungen zu?

Hinweis: Wunden/Narben an den Extremitäten ggf. zeigen lassen und bei Bedarf eine umfassende körperliche Untersuchung veranlassen.

Suizid(versuch)e in der Familie und im Freundeskreis

- ▶ Hat sich in deiner Familie schon mal jemand das Leben genommen oder versucht, sich das Leben zu nehmen?
- ▶ Hat sich in deinem Freundes- und Bekanntenkreis, in der Schule oder im Verein schon mal jemand das Leben genommen oder versucht, sich das Leben zu nehmen?

Gegenwärtige und zukünftige Suizidalität

- ▶ Wie sieht es eigentlich mit suizidalen Gedanken aus, während wir gerade miteinander reden?
- ▶ Und wenn du jetzt die Praxis verlassen würdest: Was denkst du, passiert dann mit deinem Wunsch zu sterben?

Ressourcen

- ▶ Gibt es eigentlich Menschen, denen du dich momentan nah fühlst? Wer weiß davon, dass du über eine Selbsttötung nachdenkst? Wie wäre das für deine Freundin / deinen Freund / deine Eltern, wenn sie das wüssten? Wie würden sie reagieren?
- ▶ Hast du mit deinen Eltern über deine Suizidgedanken gesprochen? Wie haben sie reagiert?
- ▶ Gibt es Zeiten oder Momente, in denen du anders über die Möglichkeit, dir das Leben zu nehmen, nachdenkst? Was geht dir dann so durch den Kopf?
- ▶ Dein Leben ist ja jetzt schon länger schwierig – was hat dich bislang von einer Selbsttötung abgehalten?

Selbsteinschätzung

- ▶ Wie gefährdet erlebst du dich derzeit auf einer Skala von 0 bis 10, wenn 0 bedeutet, »keine Gefahr, die Gedanken umzusetzen« und 10 bedeutet, »massive Gefahr, die Gedanken bei der ersten sich bietenden Gelegenheit umzusetzen«?
- ▶ Wenn du zukünftig ernsthaft darüber nachdenken solltest, dir das Leben zu nehmen, wie zuversichtlich bist du, dass du dich von einem Suizidversuch abhalten kannst?
- ▶ Was würdest du brauchen, um dich sicherer zu fühlen? Wie kann ich dich dabei am besten unterstützen?

Leitfaden: Risikoabschätzung mit Eltern/Bezugspersonen

Aktuelle Suizidalität

- Hat Ihr Kind schon einmal gesagt, dass es nicht mehr leben möchte?
- Haben Sie mit Ihrem Kind bereits über Suizidgedanken gesprochen?

Suizidäußerungen

- Was genau hat Ihr Kind gesagt?
- Wie oft hat es entsprechende Äußerungen gemacht?
- In welchen Situationen hat Ihr Kind über Suizid gesprochen? Wie haben Sie reagiert?
- Welchen Eindruck hat Ihr Kind auf Sie gemacht, als es von Suizid gesprochen hat?
- Als wie offen haben Sie Ihr Kind im Gespräch erlebt?

Frage nach konkreten Gedanken und Planungen

- Wissen Sie, ob Ihr Kind schon Planungen für einen Suizid gemacht hat?
- Hat Ihr Kind Ihnen gesagt, auf welche Weise es sich das Leben nehmen möchte?

Zugang zu tödlichen Mitteln

- Hat Ihr Kind bei Ihnen zu Hause Zugriff auf Tötungsmittel (Medikamente, Seile, Messer/Rasierklingen, Schusswaffen, Pestizide/ätzende Reinigungsmittel usw.)?
- Ist Ihr Kind regelmäßig bei anderen Leuten (getrennt lebender Elternteil, Großeltern usw.) zu Hause? Hat es dort Zugriff auf Tötungsmittel?
- Haben Sie den Zugriff auf Tötungsmittel bereits in irgendeiner Form eingeschränkt?

Vorbereitungen und Probehandlungen

- Haben Sie mitbekommen, ob Ihr Kind Dinge für einen Suizid vorbereitet hat (z. B. Internet nach Suizidmethoden abgesucht, in Suizidforen angemeldet, Abschiedsbrief geschrieben, persönliche Dinge verschenkt, Haustiere abgegeben)?
- Haben Sie mitbekommen, ob Ihr Kind bereits so genannte Probehandlungen ausgeführt hat? (z. B. Suizidort aufgesucht, Seil geknüpft, Medikamentenmix erstellt)
- Haben Sie mitbekommen, ob Ihr Kind Verabredungen getroffen hat, um sich mit anderen Jugendlichen gemeinsam umzubringen?

Entschlossenheit, Abstand zu suizidalen Impulsen

- Was denken Sie, wie entschlossen könnte Ihr Kind sein, Suizidgedanken in die Tat umzusetzen?
- Als wie gefährdet erleben Sie Ihr Kind derzeit auf einer Skala von 0 bis 10, wenn 0 bedeutet, ›keine Gefahr, die Gedanken umzusetzen‹ und 10 bedeutet, ›massive Gefahr, die Gedanken bei der ersten sich bietenden Gelegenheit umzusetzen‹?

Furchtlosigkeit vor Schmerz, Sterben und Tod

- Trauen Sie Ihrem Kind zu, die Schmerzen und die Angst, die mit einem Suizid verbunden sind, auszuhalten?
- Gibt es Erfahrungen im Leben Ihres Kindes, aus denen Sie den Schluss ziehen, dass es mit dieser Form von Schmerzen und Angst zurechtkommen könnte?

Leitfaden: Risikoabschätzung mit Eltern/Bezugspersonen

Impulsivität und Selbstkontrolle

- Wie schätzen Sie Ihr Kind ein: Könnte es passieren, dass es »aus einem Moment heraus« unmittelbar versucht, sich selbst zu töten?
- Hat Ihr Kind manchmal Schwierigkeiten mit impulsivem Verhalten (Alkohol- und Drogenkonsum, Wut zu kontrollieren, Sex mit wenig bekannten Partner*innen etc.)?

Alkohol- und Drogenkonsum

- Trinkt Ihr Kind aktuell Alkohol? Wie oft kommt das vor?
- Wie sieht es mit Drogen aus?

Vergangene Suizidhandlungen

- Hat Ihr Kind schon einmal versucht, sich das Leben zu nehmen?
- Wie oft hat Ihr Kind versucht, sich selbst zu töten?

Letzter Suizidversuch

- Wann hat Ihr Kind zuletzt versucht, sich das Leben zu nehmen?
- Was genau hat es gemacht?
- Wie ist es dazu gekommen, dass Ihr Kind überlebt hat?
- Musste Ihr Kind im Anschluss ärztlich versorgt werden?
- Hat Ihr Kind den Versuch länger geplant oder ist es eher plötzlich dazu gekommen?
- Wie fand Ihr Kind es damals, überlebt zu haben?
- Wie sind Sie nach dem Suizidversuch mit Ihrem Kind ins Gespräch gekommen und geblieben?
- Wie hat sich der Suizidversuch auf Ihr Zusammenleben ausgewirkt?

Schwerster Suizidversuch

- Welchen Suizidversuch Ihres Kindes würden Sie als den schwersten bezeichnen, d. h. wann war der Wunsch zu sterben am allergrößten bzw. wann war Ihr Kind sich am sichersten, dass es sterben würde?

Selbstverletzungen

- Fügt Ihr Kind sich Verletzungen zu, ohne dass es darum geht zu sterben?
- Was genau für Verletzungen fügt Ihr Kind sich zu?
- Woher wissen Sie von den Verletzungen? Zeigt Ihr Kind Ihnen diese?
- Mussten Sie wegen der Verletzungen schon ärztliche Behandlungen in Anspruch nehmen?

Suizide in der Familie und im Freundeskreis

- Hat sich in Ihrer Familie schon mal jemand das Leben genommen oder versucht, sich das Leben zu nehmen? Im Freundes- und Bekanntenkreis Ihres Kindes? In der Schule oder in Vereinen?

Leitfaden: Risikoabschätzung mit Eltern/Bezugspersonen

Ressourcen

- Welchen Menschen fühlt sich Ihr Kind momentan nah? Gibt es Erwachsene – außer Ihnen –, die ein enges und vertrautes Verhältnis zu Ihrem Kind haben?
- Mit wem würde Ihr Kind – außer Ihnen – am ehesten über Suizidgedanken, Traurigkeit und Verzweiflung sprechen (Erwachsene und Gleichaltrige)? Weiß außer Ihnen jemand von den Suizidgedanken Ihres Kindes?
- Was hat Ihrem Kind bisher geholfen, mit schwierigen Lebenssituationen und belastenden Gefühlen umzugehen?
- Gibt es derzeit Momente, in denen Sie den Eindruck haben, dass Ihr Kind mehr Distanz zu Suizidgedanken hat?

Einflussmöglichkeiten

- Was denken Sie braucht Ihr Kind, um wieder mehr Abstand zu Suizidgedanken zu bekommen? Gibt es Dinge, die Sie tun können?
- Gibt es Dinge, die sie tun oder sagen könnten, die zu einer weiteren Verschärfung der Situation beitragen könnten?

Motive

- Was genau, denken Sie, ist für Ihr Kind derzeit so schwierig, dass es sich wünscht, tot zu sein?
- Welche Annahmen/Überzeugungen liegen Ihrer Meinung nach dem Suizidwunsch Ihres Kindes zugrunde?

AB 4 • T

Leitfaden: Exploration nach Suizidversuch

Einstieg

- ▶ Die Kolleg*innen / die Polizei / der Notarzt / die Feuerwehr / deine Eltern haben gesagt, dass du versucht hast, dir das Leben zu nehmen? Kannst du dich erinnern, was passiert ist? Magst du erzählen, was passiert ist?
- ▶ Okay, d. h. seitdem wir uns das letzte Mal gesehen haben, hast du versucht, dir das Leben zu nehmen? Erzähl mal, was passiert ist!

Hinweis: Der Person Zeit lassen zu erzählen und erst im Anschluss und in Abhängigkeit von dem bereits Gesagten genauer explorieren.

Aktuelles Befinden

- ▶ Wie geht es dir jetzt im Moment körperlich: Hast du Schmerzen? Übelkeit? Bist du verletzt?
- ▶ Wurdest du bereits von einem/einer Ärzt*in behandelt?

Hinweis: Im Fall einer Tablettenintoxikation – nach etwaiger Rücksprache mit der Informationszentrale gegen Vergiftung [0228–19240] – eine unmittelbare Arztkonsultation veranlassen.

Suizidmethode und Umsetzungsmodalitäten

- ▶ Wann genau hast du versucht, dir das Leben zu nehmen?
- ▶ Wo warst du, als du versucht hast, dir das Leben zu nehmen? Waren andere Leute anwesend oder in der Nähe?
- ▶ Was genau hast du gemacht? [Methode detailliert beschreiben lassen]
- ▶ Hattest du das vorher genauso geplant?
- ▶ Auf einer Skala von 0 bis 10, wenn 0 bedeutet, »nicht überzeugt« und 10 bedeutet, »absolut überzeugt«, wie sicher warst du dir, dass du sterben würdest?
- ▶ Hast du irgendwelche Vorkehrungen getroffen, um nicht gefunden zu werden?
- ▶ Wie ist es dazu gekommen, dass du überlebt hast? Wurdest du gefunden? Hast du selbst Hilfe gerufen?

Zeitliche Entwicklung

- ▶ Wie viel Zeit ist vergangen zwischen deiner Entscheidung, zu sterben, und der Umsetzung?
- ▶ Und wie lange hast du vorher bereits darüber nachgedacht, dir das Leben zu nehmen?
- ▶ Wann hast du angefangen, deine Selbsttötung vorzubereiten?
- ▶ Hast du mit anderen darüber gesprochen? Hast du deinen Suizid angekündigt?

Bewertung

- ▶ Wie findest du es, überlebt zu haben?
- ▶ Wie gefährdet erlebst du dich derzeit auf einer Skala von 0 bis 10, wenn 0 bedeutet, »keine Gefahr, die Gedanken umzusetzen« und 10 bedeutet, »massive Gefahr, die Gedanken bei der ersten sich bietenden Gelegenheit umzusetzen«?

Hinweise: Bei fortbestehender Suizidalität schließt sich eine allgemeine Risikoabschätzung an.
Nach einem Suizidversuch sollte eine umfassende körperliche Untersuchung veranlasst werden. In diesem Rahmen sollte auch auf Hinweise von vergangenen Selbstverletzungen geachtet werden. Zudem sollte – bei entsprechenden Hinweisen – der Atemalkohol bestimmt und ein Drogenschnelltest durchgeführt werden.
Bei einem etwas länger zurückliegenden Suizidversuch (> 1 Monat) auch nach einer etwaigen Traumasymptomatik (Intrusionen, Flashbacks) in Bezug auf den Suizidversuch fragen.

Ressourcen

Wenn du an vergangene Zeiten denkst, die schwer waren und in denen es dir nicht gut ging, wer/was hat dir damals geholfen, um mit der Situation und deinen Gefühlen zurechtzukommen?

	Wer/Was/Wie?
Freundinnen und Freunde	
Familie	
Sport	
Hobby	
Haustiere	
Religion	
Glaubenssätze (z. B. »Ich schaffe das!«, »Fuck 'em all, ich lass mich nicht unterkriegen«, »Ein schönes Leben ist die beste Rache.«)	
Anderes	

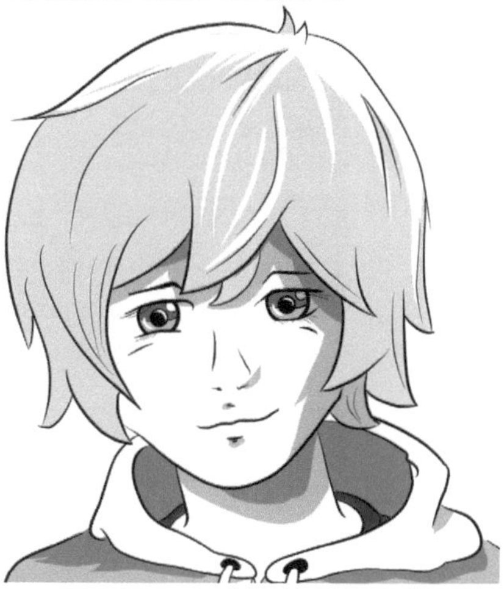

Diagnostikinstrumente zur Erfassung suizidrelevanter Konstrukte

Instrument/Autor*innen	Kommentar
Self-Injurious Thoughts and Behaviors Interview (SITBI; dt. Fassung: Fischer et al., 2014)	Strukturiertes Interview (Langfassung: 169 Items; Kurzfassung: 72 Items), mit dem das Vorhandensein, die Frequenz und Charakteristika von sechs Arten selbstverletzender Gedanken bzw. Verhaltensweisen (Suizidgedanken, Suizidplan, Suizidgesten, Suizidversuche, Gedanken an selbstverletzendes Verhalten, nichtsuizidale Selbstverletzung) erfasst werden.
Columbia-Suicide Severity Rating Scale (C-SSRS; dt. Fassung: www.cssrs.columbia.edu)	Strukturiertes Interview (16 Items) zur Einschätzung von Suizidgedanken und selbstverletzendem Verhalten (nicht-suizidale Selbstverletzung, unterbrochener Suizidversuch, abgebrochener Suizidversuch, Suizidversuch, Planungsverhalten) in der Lebenszeit, in den letzten drei Monaten bzw. seit der letzten Begegnung.
Depressive Symptom Index – Suicidality Subscale (DSI-SS; dt. Fassung: von Glischinski et al., 2016)	Fragebogen. Erfasst mit vier Items die Häufigkeit und Intensität von Suizidgedanken.
Beck Scale for Suicidal Ideation (BSSI; dt. Fassung: Kliem & Brähler 2015)	Fragebogen. Erfasst mit 19 Items u. a. den Wunsch zu sterben, Intensität und Dauer von Suizidwünschen/-plänen, Vorbereitungshandlungen und zurückliegende Suizidversuche. Existiert als Selbst- und Fremdbeurteilungsinstrument.
Suicide Behavior Questionnaire – Revised (SBQ-R; dt. Fassung: Glaesmer et al., 2018)	Fragebogen. Erfasst mit vier Items vergangene Suizidgedanken, Suizidversuche, Kommunikation über Suizidalität und die Wahrscheinlichkeit zukünftiger Suizidalität.
Skala Suizidales Erleben und Verhalten (SSEV; dt.: Teismann et al., 2021)	Fragebogen. Erfasst mit sechs Items aktuelle Suizidgedanken, -absichten, und -pläne. Mit drei weiteren Items werden Suizidversuche in den vergangenen vier Wochen und in der Lebensgeschichte erfragt (s. AB 6 »Skala Suizidales Erleben und Verhalten«).
Suicide Cognitions Scale (SCS; dt. Fassung: Spangenberg et al., 2019)	Fragebogen. Erfasst mit 18 Items Annahmen und Überzeugungen mit hoher Relevanz für suizidales Erleben.

Diagnostikinstrumente zur Erfassung suizidrelevanter Konstrukte

Instrument/Autor*innen	Kommentar
Interpersonal Needs Questionnaire (INQ; dt. Fassung: Forkmann & Glaesmer, 2013)	Fragebogen. Erfasst mit 15 Items zwei Kernkonstrukte der Interpersonalen Theorie suizidalen Verhaltens: wahrgenommene Belastung (»perceived burdensomeness«) und enttäuschter Wunsch nach Zugehörigkeit (»thwarted belongingness«).
Short Defeat und Entrapment Scale (SDES; dt. Fassung: Höller et al., 2020)	Fragebogen. Erfasst mit acht Items zwei Kernkonstrukte des »Integrativen-Motivational-Volitionalen Modells Suizidalen Verhaltens«: »defeat« und »entrapment«.
German Capability for Suicide Questionnaire (GCSQ; dt.: Wachtel & Teismann, 2015)	Fragebogen. Erfasst mit neun Items Furchtlosigkeit vor Tod und Sterben sowie die subjektive Schmerztoleranz.
Suicide Crisis-Inventory (SCI; dt. Fassung: Otte et al., 2020)	Fragebogen. Erfasst mit 50 Items Merkmale des sogenannten »Suicide Crisis Syndroms«, d. h. potenzielle Warnzeichen einer akuten suizidalen Krise.
Brief Agitation Measure (BAM; dt. Fassung: Höller & Forkmann, 2021)	Fragebogen. Erfasst mit drei Items Agitiertheits- bzw. Anspannungserleben.

Skala Suizidales Erleben und Verhalten (SSEV©)

Name: .... Datum: .... Alter (Jahre): .... Geschlecht: m ☐ w ☐

Bitte lies jede der folgenden Aussagen sorgfältig durch und kreuze die Antwort an, die dein eigenes Erleben und Verhalten am besten beschreibt.

Während der vergangenen 4 Wochen ...

(1) ... habe ich gedacht, dass es besser wäre, wenn ich nicht am Leben wäre.

☐ nie ☐ weniger als einmal pro Woche ☐ einmal pro Woche ☐ 2–5-mal pro Woche ☐ täglich od. fast täglich ☐ jeden Tag viele Male

(2) ... habe ich darüber nachgedacht, mich selbst zu töten.

☐ nie ☐ weniger als einmal pro Woche ☐ einmal pro Woche ☐ 2–5-mal pro Woche ☐ täglich od. fast täglich ☐ jeden Tag viele Male

(3) ... habe ich ernsthaft erwogen, mich selbst zu töten.

☐ nie ☐ weniger als einmal pro Woche ☐ einmal pro Woche ☐ 2–5-mal pro Woche ☐ täglich od. fast täglich ☐ jeden Tag viele Male

(4) ... habe ich die Absicht gehabt, mich selbst zu töten.

☐ nie ☐ weniger als einmal pro Woche ☐ einmal pro Woche ☐ 2–5-mal pro Woche ☐ täglich od. fast täglich ☐ jeden Tag viele Male

(5) ... habe ich den Impuls gehabt, mich selbst zu töten.

☐ nie ☐ weniger als einmal pro Woche ☐ einmal pro Woche ☐ 2–5-mal pro Woche ☐ täglich od. fast täglich ☐ jeden Tag viele Male

(6) ... habe ich genau geplant, wie ich mich selbst töten werde.

☐ nie ☐ weniger als einmal pro Woche ☐ einmal pro Woche ☐ 2–5-mal pro Woche ☐ täglich od. fast täglich ☐ jeden Tag viele Male

(7) ... habe ich versucht, mich selbst zu töten (und wollte auch wirklich sterben).

☐ nein ☐ ja

Im Laufe meines Lebens ...

(8) ... habe ich versucht, mich selbst zu töten (und wollte auch wirklich sterben).

☐ nein ☐ ja

(9) Wie häufig hast du bereits versucht, dich selbst zu töten? .... mal

Risikokategorien

Schweregrad	Indikatoren
Leicht	geringe Häufigkeit, Dauer und Intensität von Suizidgedanken, keine Planung, keine Absicht, leichtgradige Symptombelastung, gute Selbstkontrolle, wenige Risikofaktoren, protektive Faktoren vorhanden
Moderat	regelmäßige Suizidgedanken von beschränkter Intensität und Dauer, geringe Planung, keine Absicht, gute Selbstkontrolle, wenige Risikofaktoren, protektive Faktoren vorhanden
Stark	regelmäßige, intensive und andauernde Suizidgedanken, spezifische Planung, keine subjektive Absicht (aber objektive Hinweise auf Absichtsbildung, z. B. Wahl letaler Methode, die verfügbar ist, vorbereitende Verhaltensweisen), Hinweise auf eingeschränkte Selbstkontrolle, bedeutsame Symptombelastung, viele Risikofaktoren und wenige (wenn überhaupt) protektive Faktoren vorhanden
Extrem	regelmäßige, intensive und andauernde Suizidgedanken, spezifische Planung, subjektive und objektivierbare Absicht, eingeschränkte Selbstkontrolle, bedeutsame Symptombelastung, viele Risikofaktoren und keine protektiven Faktoren vorhanden

Hinweis: Es gibt keinen allgemeingültigen Verrechnungsalgorithmus von Risiko- und Schutzfaktoren.

Dokumentation: Risikoabschätzung (Erstabklärung)

Patient*in:	Therapeut*in:	Datum:
Sitzungs-Nr.:		Uhrzeit:
Elternteil/Bezugsperson:		

☐ ja ☐ nein	**Suizidgedanken**	Beschreibe*:		
	Häufigkeit:	.... pro Tag	.... pro Woche	.... pro Monat
	Dauer:	.... Sekunden	.... Minuten	.... pro Stunden
	Suizidfantasien	Beschreibe*:		
Elterneinschätzung:				

☐ ja ☐ nein	**Suizidplan**	Methode:	Zugang: ☐ ja ☐ nein
		Methode:	Zugang: ☐ ja ☐ nein
		Ort:	
		Zeitpunkt:	
Elterneinschätzung:			

☐ ja ☐ nein	**Suizidimpulse**	Beschreibe*:
Elterneinschätzung:		
☐ ja ☐ nein	**Suizidvorbereitungen**	Beschreibe*:
Elterneinschätzung:		
☐ ja ☐ nein	**Suizidabsicht** (Selbstauskunft)	0 – 1 – 2 – 3 – 4 – 5 – 6 – 7 – 8 – 9 – 10 keine Absicht … starke Absicht
Elterneinschätzung:		
☐ ja ☐ nein	**Furchtlosigkeit vor Tod & Sterben**	Beschreibe*:
Elterneinschätzung:		

Dokumentation: Risikoabschätzung (Erstabklärung)

☐ ja ☐ nein	**Suizidversuche**	Anzahl:		
	Letzter Versuch (Wann: ....)	Beschreibe*:		
	Schwerster Versuch (Wann: ....)	Beschreibe*:		
Elternauskunft:				
☐ ja ☐ nein	**nicht-suizidale Selbstverletzung**	Beschreibe*:		
Elternauskunft:				
☐ ja ☐ nein	**Suizide i. d. Familie**	Wer:		Wann:
Elternauskunft:				
Patient*inneneinschätzung Suizidgefahr		0 – 1 – 2 – 3 – 4 – 5 – 6 – 7 – 8 – 9 – 10 keine Gefahr … starke Gefahr		
Elterneinschätzung Suizidgefahr		0 – 1 – 2 – 3 – 4 – 5 – 6 – 7 – 8 – 9 – 10 keine Gefahr … starke Gefahr		
☐ ja ☐ nein	**Alkoholkonsum**	Beschreibe:		aktuelle Intoxikation ☐ ja ☐ nein
Elternauskunft:				
☐ ja ☐ nein	**Drogenkonsum**	Beschreibe:		aktuelle Intoxikation ☐ ja ☐ nein
Elternauskunft:				
☐ ja ☐ nein	**Psychose**	☐ lifetime ☐ aktuell	☐ Wahn ☐ Halluzination	Beschreibe:
Elternauskunft:				
☐ ja ☐ nein	**Bewusstseins-eintrübung**	Beschreibe:		
☐ ja ☐ nein	**Geistige Behinderung**	Beschreibe:		
Elternauskunft:				
☐ ja ☐ nein	**Agitiertheit**	Beschreibe:		
Elternauskunft:				

Dokumentation: Risikoabschätzung (Erstabklärung)

Ressourcen (Patient*innensicht)		Beschreibe*:		
Ressourcen (Elternsicht)		Beschreibe*:		
Ergänzende Kommentare:				
☐ ja ☐ nein	**Stationäre Einweisung**	☐ freiwillig	☐ unfreiwillig	
	Transport: ☐ Eltern ☐ Angehörige ☐ Krankenwagen ☐ Rettungswagen ☐ Polizei			
	Eltern informiert		☐ ja ☐ nein	
	Ärzt*in vom Dienst informiert		☐ ja ☐ nein	
	Aufnehmende Klinik:			
☐ ja ☐ nein	**Ambulante Weiterbehandlung**	Begründung:		
		Absprachen:		
	Interventionen: (z. B. Notfallplan)			
☐ ja ☐ nein	**Telefonkontakt vereinbart**	Wann:		
Nächster Therapietermin:				
Rücksprache in Supervision/ Intervision		Wann: Wer:		
Ort und Datum: .... Unterschrift				

* Bei den Beschreibungen wörtliche Rede der Patient*innen/Eltern berücksichtigen

Dokumentation: Risikoabschätzung (Folgesitzungen)

Patient*in:		Therapeut*in:	Datum:
Sitzungs-Nr.:			Uhrzeit:
☐ ja ☐ nein	**Suizidgedanken**	Intensivierung ggü. letzter Sitzung: ☐ ja ☐ nein Beschreibe*:	
☐ ja ☐ nein	**Suizidimpulse**	Intensivierung ggü. letzter Sitzung: ☐ ja ☐ nein Beschreibe*:	
☐ ja ☐ nein	**Suizidplan**	Intensivierung ggü. letzter Sitzung: ☐ ja ☐ nein Beschreibe*:	
☐ ja ☐ nein	**Suizidvorbereitungen**	Intensivierung ggü. letzter Sitzung: ☐ ja ☐ nein Beschreibe*:	
☐ ja ☐ nein	**Suizidabsicht**	Intensivierung ggü. letzter Sitzung: ☐ ja ☐ nein Beschreibe*:	
☐ ja ☐ nein	**Suizidversuch seit letzter Sitzung**	Beschreibe:	
☐ ja ☐ nein	**nicht-suizidale Selbstverletzung**	Intensivierung ggü. letzter Sitzung: ☐ ja ☐ nein Beschreibe*:	
Patient*inneneinschätzung Suizidgefahr		Intensivierung ggü. letzter Sitzung: ☐ ja ☐ nein Beschreibe*:	
Elterneinschätzung:			
☐ ja ☐ nein	**Alkoholintoxikation:**		
☐ ja ☐ nein	**Drogenintoxikation:**		
☐ ja ☐ nein	**Psychotische Symptome**:		
☐ ja ☐ nein	**Bewusstseins-eintrübung**	Beschreibe:	
☐ ja ☐ nein	**Agitiertheit**	Beschreibe:	

Dokumentation: Risikoabschätzung (Folgesitzungen)

<table>
<tr><td colspan="5">Ergänzende Kommentare:</td></tr>
<tr><td rowspan="4">☐ ja ☐ nein</td><td>Stationäre Einweisung</td><td>☐ freiwillig</td><td>☐ unfreiwillig</td><td></td></tr>
<tr><td colspan="4">Transport: ☐ Eltern ☐ Angehörige ☐ Krankenwagen ☐ Rettungswagen
☐ Polizei</td></tr>
<tr><td colspan="2">Ärzt*in vom Dienst informiert</td><td colspan="2">☐ ja ☐ nein</td></tr>
<tr><td colspan="4">Aufnehmende Klinik:</td></tr>
<tr><td rowspan="2">☐ ja ☐ nein</td><td>Ambulante Weiterbehandlung</td><td colspan="3">Absprachen:</td></tr>
<tr><td>Interventionen:</td><td colspan="3"></td></tr>
<tr><td>☐ ja ☐ nein</td><td>Einbezug von Bezugspersonen</td><td colspan="3">Wer:</td></tr>
<tr><td>☐ ja ☐ nein</td><td>Telefonkontakt vereinbart</td><td colspan="3">Wann:</td></tr>
<tr><td colspan="2">Nächster Therapietermin:</td><td colspan="3"></td></tr>
<tr><td colspan="2">Rücksprache in Supervision/
Intervision</td><td colspan="3">Wann:
Wer:</td></tr>
<tr><td colspan="5">Ort und Datum:

....

Unterschrift

....</td></tr>
</table>

* Bei den Beschreibungen wörtliche Rede der/des Patient*in berücksichtigen

Diary Card

Kalenderwoche: ....

Tag	negative Gefühle	Suizidgedanken	Selbstverletzung		Alkohol/ Drogen	Schlaf	Positive Ereignisse	Körperliche Aktivität	Freude
	(0–5)	(0–5)	Drang (0–5)	Handlung (ja/nein)	(ja/nein)	(0–5)	Was?	Was?	(0–5)
Mo									
Di									
Mi									
Do									
Fr									
Sa									
So									

Suizidgedanken: 0 = keine, 1 = kaum, 2 = mäßig, 3 = drängend, 4 = sehr drängend, 5 = unmittelbarer Sterbewunsch
negative Gefühle/Drang/Freude: 0 = keine, 1 = kaum, 2 = etwas, 3 = mittelmäßig, 4 = groß, 5 = sehr groß
Schlaf: 0 = kein Schlaf, 1 = sehr schlecht, 2 = schlecht, 3 = mittelmäßig, 4 = gut, 5 = sehr gut

AB 10 • T

Ressourcenpriming

Als Behandler*in muss man aufpassen, dass man sich von pervasiver Hoffnungslosigkeit suizidaler Jugendlicher nicht »anstecken« lässt. Ressourcen der Patient*innen sollten hierzu über den Verlauf einer Therapie hinweg notiert werden. Zusätzlich sollte man sich überlegen, wie man diese in der Gestaltung der Therapiesitzungen bzw. in der Gestaltung der therapeutischen Beziehung nutzen kann. Behandelnde sollten die Ressourcenliste der Patient*innen vor jeder Sitzung kurz durchlesen.

Ressource [a]	**Worauf sollte ich in der Therapiegestaltung achten, um diese Ressource der/des Patient*in zu nutzen?** [b]	**Worauf sollte der/die Patient*in außerhalb der Sitzung achten, um mit dieser Ressource in Kontakt zu kommen?** [c]

[a] z. B. unterstützende Personen, Haustiere, Einstellungen, Eigenschaften, Fertigkeiten, Gewohnheiten
[b] z. B. im Sinne der motivorientierten Beziehungsgestaltung
[c] z. B. mit Blick auf Übungsaufgaben zwischen den Sitzungen

Behandlung einer suizidalen Krise

Suizidalität ist normal und verbreitet

Suizidales Erleben und Verhalten ist im Jugendalter sehr verbreitet: Vier von zehn Neuntklässlern in Deutschland berichten ernsthafte Suizidgedanken und etwa eine*r von zehn hat schon einmal versucht, sich das Leben zu nehmen. Typischerweise tritt suizidales Erleben und Verhalten ab dem 12. Lebensjahr, d. h. mit Eintritt in die Pubertät, auf. Mädchen sind dabei etwas stärker betroffen als Jungen. Familiäre Konflikte, Todesfälle, Trennungen, Liebeskummer, Missbrauchserfahrungen, Mobbing, psychische und schulische Probleme können so belastend sein, dass die Möglichkeit einer Selbsttötung ins Blickfeld rückt. Lange Zeit behauptet man sich gegen das Leid und die Schwierigkeiten, aber irgendwann ist eine Grenze erreicht, über die hinaus nichts mehr ertragen und ausgehalten werden kann. Nachlassende Kraft und zunehmende Gefühle von Überforderung, Hoffnungs- und Sinnlosigkeit lassen den eigenen Tod als einzigen Ausweg erscheinen.

Wichtig

Als gedankliche Möglichkeit ist der Suizid in solchen Situationen sicher den wenigsten – jungen wie älteren – Menschen fremd. Lebensmüdigkeit und Suizidgedanken als Reaktion auf schwerwiegende Belastungen sind entsprechend normal.

Zum Glück sind vollendete Suizide im Kindes- und Jugendalter selten. Das heißt, die allermeisten Jugendlichen überwinden suizidale Krisen und finden – mit der Unterstützung ihrer Eltern – zurück ins Leben. Gleichzeitig ist es gut, dass Sie sich Hilfe geholt haben. Die Tatsache, dass Suizidgedanken und Suizidversuche in den seltensten Fällen zum Tod führen, sollte nicht über die bestehende Gefahr hinwegtäuschen – zumal Suizidgedanken und Suizidversuche immer auf immenses psychisches Leiden verweisen.

Wichtig

Suizidgedanken müssen immer absolut ernst genommen werden!

Was passiert in einer Behandlung?

In der Behandlung wird es darum gehen, einen Rahmen zu schaffen, der Ihrem Kind und Ihnen Sicherheit gibt. Suizidgedanken, suizidales Verhalten und die Gründe, die aus Sicht Ihres Kindes derzeit für das Sterben sprechen, werden in der Behandlung offen besprochen. Es wird ein Notfallplan für den Umgang mit drängenden Suizidimpulsen erstellt. Gründe, die weiterhin für das Leben sprechen, werden herausgearbeitet und es werden Strategien zum Umgang mit belastenden Symptomen entwickelt. In Bezug auf all diese Punkte wird immer wieder – in Einzelgesprächen und in Familiengesprächen – herausgearbeitet werden, wie Sie (und/oder andere Bezugspersonen) Ihr Kind bestmöglich unterstützen können. Ihre Beteiligung an der Therapie ist daher absolut wichtig! Im Verlauf der Behandlung wird es dann darum gehen, die Probleme, derentwegen Ihr Kind in suizidale Krisen hineingerät, anzugehen. Und auch hierfür werden Ihre Beteiligung und Unterstützung benötigt – und dies ganz unabhängig davon, ob es schwerpunktmäßig darum gehen wird, Ihr Kind beim Umgang mit belastenden Gefühlen zu unterstützen, oder ob die Klärung schulischer Probleme bzw. familiärer Konflikte im Vordergrund steht.

Behandlung einer suizidalen Krise

In Abhängigkeit von den individuellen Gegebenheiten werden Ihrem Kind mehrere Termine pro Woche angeboten. Zusätzlich werden Gespräche mit Ihnen allein und gemeinsam mit Ihrem Kind anberaumt.

Wann ist eine stationäre Behandlung zu empfehlen?
Nur dann, wenn Sie und der/die Therapeut*in Ihres Kindes unsicher sind, ob Ihr Kind zu Hause ausreichend geschützt ist, wird eine Behandlung im Krankenhaus erwogen. Eine stationäre Behandlung kann gegenüber einer Behandlung außerhalb eines Krankenhauses verschiedene Vorteile aufweisen:
(1) Die Sicherheit Ihres Kindes ist durchgängig gewährleistet.
(2) Alle Beteiligten bekommen eine Auszeit von alltäglichen Belastungen.
(3) Es steht Ihnen ein Team verschiedener Berufsgruppen (Ärzt*innen, Psycholog*innen, Sozialpädagog*innen, Sozialarbeiter*innen usw.) bei der Auseinandersetzung mit den Schwierigkeiten Ihres Kindes zur Seite.
(4) Eine intensivere Behandlung ist möglich.

Die Entscheidung für eine stationäre Behandlung liegt bei Ihnen und wird bestenfalls gemeinsam mit Ihrem Kind getroffen. In manchen Fällen kann eine stationäre Unterbringung jedoch auch gegen den Willen Ihres Kindes notwendig werden.

Wichtig

Ihr*e Behandler*in wird die Notwendigkeit einer stationären Behandlung immer im Blick behalten, eine entsprechende Einschätzung Ihnen gegenüber erläutern und gemeinsam mit Ihnen eine Entscheidung herbeiführen.

Die Begleitung suizidaler Menschen ist anstrengend und beängstigend – und dies nicht selten über längere Zeiträume hinweg. Nutzen Sie die Behandlung daher auch für sich: Sagen Sie offen, wie es Ihnen geht, was Sie sich von der Behandlung für Ihr Kind und für sich wünschen und was Ihnen an der Behandlung missfällt. Sagen Sie Bescheid, wenn Sie den Eindruck haben, dass es nicht die richtige Behandlung für Ihr Kind und Sie ist. Es gibt andere Behandlungsarten und es gibt andere Behandler*innen.

Medikamentöse Behandlung von Suizidalität

Es gibt kein spezifisches Medikament, das zur Behandlung von Suizidalität bei Kindern und Jugendlichen eingesetzt werden kann. In einer akuten Notfallsituation kann zur kurzfristigen Entlastung eine Behandlung mit einem Benzodiazepin oder einem niederpotenten Neuroleptikum erwogen werden (DGKJP, 2016). Beide Medikamentengruppen sind für den Notfall, nicht aber für die Langzeitbehandlung indiziert.

Für den Fall, dass zusätzlich zu suizidalem Erleben und Verhalten eine psychische Störung vorliegt, empfiehlt die DGKJP-Leitlinie (2016) eine medikamentöse Behandlung der psychischen Störung entsprechend der üblichen Standards. Insbesondere bei einer Behandlung mit Antidepressiva muss jedoch sehr sorgfältig eine etwaige Zunahme an suizidalem Erleben und Verhalten beobachtet werden. So zeigte sich in metaanalytischen Auswertungen von randomisierten und placebokontrollierten Studien, dass Suizidgedanken und Suizidversuche unter Antidepressiva-Gabe im Kindes- und Jugendalter häufiger vorkommen als bei einer Behandlung mit Placebo (Plöderl, 2019). Vor diesem Hintergrund veröffentlichte die amerikanische Arzneimittelbehörde (FDA) im Jahr 2004 eine sogenannte »Black Box«-Warnung. Hierbei handelt es sich um den strengsten Warnhinweis, den die Behörde für Packungsbeilagen anordnen kann.

Wichtig

Im Einzelfall muss sehr sorgfältig abgewogen werden, ob der Nutzen einer Antidepressiva-Behandlung in einem positiven Verhältnis zu den möglichen Risiken steht. Dies gilt umso mehr, als die depressionsreduzierende Wirkung von Antidepressiva-Behandlungen im Jugendalter nicht gut belegt ist (Cipriani et al., 2016).

Sollte eine Antidepressiva-Behandlung gleichwohl indiziert sein, dann empfiehlt es sich, vorsichtig vorzugehen. Es ist angeraten, die Patient*innen für die erste Zeit der medikamentösen Einstellung kurz stationär aufzunehmen (Wewetzer & Quascher, 2019).

Wichtig

Grundsätzlich ist bei der Verschreibung von jedweden Medikamenten, die eine geringe therapeutische Breite aufweisen und im Rahmen von Intoxikationen letal wirken, Vorsicht geboten.

3 Krisenintervention

Zusammenfassung

Im Zentrum dieses Kapitels stehen Strategien der Krisenintervention bei suizidalen Patient*innen. Im Einzelnen geht es um die Klärung von und die Auseinandersetzung mit ambivalenten Motiven, Strategien zur Förderung von Selbstkontrolle, den Umgang mit typischen (Krisen-)Symptomen und den Einbezug der Eltern. Ergänzt wird das Kapitel durch Entscheidungshilfen mit Blick auf das zu wählende Behandlungssetting und Hinweise zur (freiwilligen/unfreiwilligen) stationären Unterbringung.

In den allermeisten Fällen stehen Patient*innen der Möglichkeit eines Suizids ambivalent gegenüber (Harris et al., 2010): Auf der einen Seite gibt es den Wunsch zu sterben und auf der anderen Seite gibt es Wünsche an das Leben und/oder Ängste vor dem Tod. Im Rahmen der Krisenintervention geht es im ersten Schritt darum, diese Ambivalenz für Betroffene spürbar und Gründe, die (immer noch) für das Leben sprechen, wieder erlebbar zu machen. Orientieren lässt sich hierbei an Methoden der Motivierenden Gesprächsführung (Koban & Teismann, 2017). Anknüpfend an das Herausarbeiten von Gründen zu leben kommen veränderungsorientierte Interventionen zur Förderung der Selbstkontrolle zum Einsatz: Vor dem Hintergrund einer breiten empirischen Befundlage zum Nutzen sogenannter Means-Restriction-Methoden (Teismann & Glasow, 2021) muss es immer darum gehen, den Zugang zu letalen Suizidmethoden zu begrenzen. Im therapeutischen Gespräch sollte daher abgesprochen werden, wie gefährliche Gegenstände (z. B. Rasierklingen, Medikamente, Giftstoffe) gesichert werden können. Grundsätze der Motivierenden Gesprächsführung sollten auch hierbei beachtet werden (Britton & Bryan 2016; Czyz et al., 2019). Als weitere Standardintervention im Umgang mit suizidalen Krisen gilt die Erstellung eines Notfallplans (Stanley & Brown, 2012). Beim Notfallplan handelt es sich um eine Liste von hierarchisch organisierten Strategien und Personen/Institutionen, die ein*e Patient*in im Fall einer suizidalen Zuspitzung anwenden bzw. kontaktieren kann. Alternativ lassen sich auch Unterstützungspläne oder Antisuizidpakte aufstellen. In weiteren Sitzungen sollten die Jugendlichen beim Management von krisenbedingten Übererregungssymptomen (Agitiertheit, Dissoziation, Hyperventilation, Schlafprobleme), anhaltendem Grübeln und/oder massivem Rückzugsverhalten unterstützt werden. Natürlich lassen sich ergänzend auch sämtliche der im Kapitel 4 »Psychotherapie« beschriebenen Methoden im Sinne der Krisenintervention nutzen.

Im Fall, dass sich ein*e Patient*in glaubwürdig von einer Umsetzung suizidaler Gedanken distanzieren kann, diesbezüglich absprachefähig erscheint und ein ausreichend stabiles familiäres Umfeld existiert, kann eine ambulante Weiterbehandlung erfolgen. Es sollten in dieser Situation allerdings verschiedene Anpassungen (Sitzungsfrequenz erhöhen, Telefonkontakte vereinbaren) der therapeutischen Vorgehensweise erwogen werden. Im Fall, dass sich ein*e Patient*in zu Hause nicht ausreichend sicher fühlt bzw. bei unzureichender Distanzierung nicht absprachefähig erscheint, muss eine (freiwillige/unfreiwillige) stationäre Unterbringung erwogen werden.

Arbeitsmaterial

INFO 12 Ambivalenzklärung
AB 11 Gründe für und gegen das Sterben

Im Anschluss an die Risikoabschätzung und parallel zur weiteren Festigung der therapeutischen Beziehung geht es im Fall eines anzunehmenden Suizidrisikos darum, die Entscheidung des/der Patient*in zum Suizid ins Wanken zu bringen. In dieser Phase kann sehr gut auf Strategien und Methoden aus dem Motivational Interviewing zurückgegriffen werden (Britton et al., 2011; Czyz et al., 2019; Grupp-Phelan et al., 2019). Der/Die Patient*in wird dazu eingeladen, Gründe für bzw. gegen das Weiterleben zusammenzutragen sowie für bzw. gegen das Beenden des Lebens. Es geht darum, suizidale Jugendliche mit ihrer eigenen Zwiespältigkeit in Kontakt zu bringen. Sie sollen erleben, wie ein Suizid mit persönlichen Zielen und Werten in Konflikt steht. Dabei wird versucht, dass der/die Jugendliche selbst – und nicht der/die Therapeut*in – die Gründe vorbringt und vertritt, die weiterhin für das Leben sprechen (»living talk«). Im Erfolgsfall verschiebt sich nach und nach die Überzeugung von »Es ist besser zu sterben« hin zur Überzeugung »Es könnte besser sein, weiterzuleben«. Dadurch kann der/die Patient*in die Entscheidung für sich zumindest probehalber treffen, gegen suizidale Impulse systematisch vorzugehen und therapeutische Hilfe konstruktiv anzunehmen. Ist die ambivalente Haltung des/der Patient*in zum Suizid exploriert und auch sichtbar expliziert, kann es in Ergänzung hilfreich und notwendig sein, die Motive/Wünsche, die vermeintlich mit einem Suizid angestrebt werden, mithilfe kognitiver Methoden in Frage zu stellen (**INFO 47** »Übersicht: Interventionen zur Kognitiven Umstrukturierung«).

Grundsätzlich muss beachtet werden, dass das hier beschriebene Vorgehen nur dann gewinnbringend eingesetzt werden kann, wenn von einer gewissen Ambivalenz auszugehen ist (die Jugendlichen also nicht primär zur Behandlung gezwungen wurden).

AB 12 Gründe zu leben

Die im Rahmen der Ambivalenzklärung identifizierten Gründe zu leben sollten auf einer sogenannten Bewältigungskarte (s. a. **AB 42** »Bewältigungskarten«) aufgelistet und für den/die Patient*in so jederzeit verfügbar gemacht werden. Alternativ kann natürlich auch eine Notizen-App im Smartphone verwendet werden.

AB 13 Hope Box

Alternativ oder ergänzend zu einer Bewältigungskarte, auf der Gründe zu leben aufgelistet sind, kann auch eine sogenannte Hope Box erstellt werden (Wenzel et al., 2009). Hierbei handelt kann es sich um eine Box, einen Koffer oder eine Tasche, die mit Gegenständen angefüllt wird, welche an persönliche Gründe für das Weiterleben erinnern. Ergänzend können in die Hope Box auch Materialien zur Emotionsregulation (z. B. Chili-Bonbons, Igelball, s. **INFO 14** »Anspannungszustände« gelegt werden und/oder die Eltern können gebeten werden, positive Statements aufzuschreiben (z. B. »Ich liebe dich und ich werde dich immer bei allen Schwierigkeiten unterstützen«), die ihr Kind in die Hope Box legen kann. Grundsätzlich sollte die Hope Box in der Therapie vorgestellt und jedes einzelne Item sollte besprochen werden. Auf diese Weise lernt man den/die Jugendliche nicht nur besser kennen, sondern kann auch prüfen, ob manche Gegenstände eher problemkontaminiert sind und besser nicht in der Hope Box aufbewahrt werden sollten.

AB 14 Krisenkontaktkarte

Die schriftliche Fixierung von einigen essenziellen Notfallkontaktnummern soll sicherstellen, dass es einen unmittelbaren Kontakt zum Hilfesystem gibt. Es sollten ein bis zwei erwachsene Kontaktpersonen mit Namen und Nummern notiert werden und es sollte die Telefonnummer und Anschrift der notfallaufnehmenden Klinik notiert werden. Zusätzlich können auch die Kontaktdaten des/der Behandler*in (samt Zeiten, in denen Erreichbarkeit besteht) notiert werden. Die Karte kann an die Jugendlichen und deren Bezugspersonen gegeben werden (King et al., 2013). Wichtig ist vor allem, dass Eltern explizit darauf hingewiesen werden, ihr Kind im Notfall unmittelbar in ein Krankenhaus zu bringen, oder – wenn sie unsicher sind, ob sie ihr Kind sicher dorthin bringen können – Feuerwehr und/oder Polizei zu verständigen.

AB 15 Notfallplan erstellen

AB 16 Notfallplan: Vorlage

Die Effektivität von Notfall- oder Sicherheitsplänen konnte in ersten Studien nachgewiesen werden (Nuij et al., 2021), sodass die Erstellung solcher Pläne inzwischen als Standardintervention gilt. Bei der Erstellung des Notfallplans geht es nicht darum, möglichst viele Strategien und Personen aufzulisten, sondern darum, möglichst effektive Strategien zu benennen. Wichtig ist es zudem, dass Patient*innen den Notfallplan immer mit sich tragen – kleine Karten, die im Portemonnaie mitgeführt werden können, bieten sich hierfür an. In diesem Sinne kann die Vorlage auf **AB 16** in gefalteter Form (Ziehharmonikafaltung) genutzt werden. Zudem gibt es auch Apps zur Erstellung von Notfallplänen: *Krisen-Kompass* oder *SafetyPlan* (englischsprachige App). Der Notfallplan sollte immer zunächst mit den Patient*innen erstellt und dann mit den Eltern gemeinsam besprochen werden. Auf diese Weise sind die Eltern zum einen über die Inhalte des Notfallplans informiert und können bei der Umsetzung der Strategien assistieren, zum anderen können sie aber auch prüfen, ob sie die aufgelisteten Strategien und Personen für hilfreich halten. Eine Kopie des Notfallplans sollte immer auch den Eltern ausgehändigt werden (Berk & Clarke, 2019).

INFO 13 Zugang zu letalen Mitteln begrenzen

AB 17 Zugang zu Suizidmitteln begrenzen

Die Zugangsbeschränkung zu letalen Mitteln gilt als weitere Standardintervention im Umgang mit suizidalen Patient*innen. Es wird angenommen, dass der positive Effekt von Zugangsbeschränkungen auf verschiedenen Wegen zustande kommt: Zum einen scheint das Zeitfenster, innerhalb dessen die höchste Gefahr für suizidale Handlungen besteht, nur von kurzer Dauer zu sein, d. h. es geht um wenige Minuten bis hin zu wenigen Stunden (Millner et al., 2017). Besteht in diesem Zeitfenster kein unmittelbarer Zugang zu einer Tötungsmethode, so erhöht sich die Chance, dass die Person überlebt. Zum anderen gibt es Hinweise darauf, dass Personen, die sich – innerhalb einer spezifischen suizidalen Krise – für eine Suizidmethode entschieden haben, nur selten auf eine andere Methode ausweichen (Deisenhammer et al., 2016). Suizidmittel sollten – in enger Absprache mit den Patient*innen – durch Eltern gesichert werden. Im besten Fall wird zunächst alleine mit den Patient*innen über Möglichkeiten der Zugangsbeschränkung gesprochen, um in der Folge alleine mit den Eltern hierüber zu sprechen. Auf diese Weise lässt sich verhindern, dass die Jugendlichen unmittelbare Kenntnis davon bekommen, wo und auf welche Weise gefährliche Mittel gesichert werden (Berk & Clarke, 2019).

AB 18 Unterstützungsplan

Der Einbezug von Eltern ist essenziell für die Krisenintervention bei suizidalen Kindern und Jugendlichen: Neben fremdanamnestischen Informationen zur Risikoabschätzung müssen soziale Unterstützungsangebote abgesprochen und dsyfunktionale Kognitionen geklärt werden. Zudem bedarf es des Einbezugs der Eltern bei der Zugangsbeschänkung zu letalen Mitteln. Unterstützungs- und Eingriffsmöglichkeiten sollten möglichst konkret und transparent abgesprochen werden. Im Einzelfall muss jedoch entschieden werden, ob der vertragsartige Charakter dieses Arbeitsblatts hilfreich ist oder lieber eine weniger formale Form der Absprache getroffen werden sollte.

AB 19 Antisuizidvertrag: Formulierungsvorschlag

In einem Antisuizidvertrag verspricht der/die Patient*in, sich in einem festgelegten Zeitraum nicht selbstgefährdend zu verhalten. Meist werden Nonsuizidverträge ergänzt durch Absprachen, dass der/die Patient*in sich bei aufkommenden Suizidwünschen an Freunde, Familienangehörige, den/die Therapeut*in oder andere Professionelle wendet – es werden also Notfallstrategien in den Vertrag integriert. Antisuizidverträge sollten daher alternativ und nicht ergänzend zu Notfallplänen verwendet werden. Vor dem Hintergrund weitreichender Kritik am Einsatz von Antisuizidverträgen (Rudd, et al., 2006) weist Dorrmann (2005) sehr deutlich darauf hin, dass es beim Antisuizidvertrag weniger um das Endprodukt selbst geht, als um den Prozess der Vertragserstellung und der dabei ablaufenden Interaktion zwischen Patient*in und Therapeut*in. Dem/Der Patient*in soll die Vertragserstellung ein Gefühl der Sicherheit/Selbstwirksamkeit vermitteln. In akuten Krisensituationen sollte entsprechend auf die Nutzung von vorgefertigten Verträgen verzichtet werden! Vor diesem Hintergrund ist dieses Arbeitsblatt explizit als Formulierungshilfe und nicht als Vordruck zu verstehen.

INFO 14 Anspannungszustände
INFO 15 Dissoziation
INFO 16 Hyperventilation
INFO 17 Antriebslosigkeit und Rückzug
INFO 18 Grübeln
INFO 19 Schlafstörungen
INFO 20 Albträume
In einer Krisensituation leiden Betroffene unter starken Symptomen, die zu einer Verschärfung der Krisensituation beitragen oder auch den Kern einer Krise ausmachen (Claus & Teismann, 2021; Galynker, 2017). Entsprechend benötigen Patient*innen zum Teil praktische und kurzfristig wirksame Hilfen im Umgang mit diesen Symptomen. In diesem Sinne lassen sich die Infomaterialien nutzen. Selbstverständlich können in der Krisensituation keine Interventionen eingesetzt werden, die eines längeren Therapieprozesses bedürfen. Nichtsdestotrotz sollten die Symptome, unter denen die Jugendlichen besonders leiden, bereits in der Krisensituation in den Behandlungsfokus genommen werden.

INFO 21 Hinweise zur ambulanten Weiterbehandlung
Im Fall, dass sich ein*e Patient*in glaubwürdig von Suizidhandlungen distanzieren kann, diesbezüglich absprachefähig erscheint und ein ausreichend stabiles familiäres Umfeld besteht, kann eine ambulante Weiterbehandlung erfolgen. Dies gilt auch im Fall chronischer Suizidgedanken. Es sollten allerdings die auf dem Informationsblatt beschriebenen Anpassungen der therapeutischen Vorgehensweise beachtet werden.

AB 20 Schweigepflichtentbindung
AB 21 Schweigepflichtentbindung (Austausch mit Eltern)
Es sollte bereits zu Beginn der Behandlung der Umgang mit der Schweigepflicht geklärt werden und entsprechende Entbindungen gegenüber den Eltern und/oder Dritten eingeholt werden.

INFO 22 Indikation stationäre Unterbringung
INFO 23 Ablauf: freiwillige stationäre Unterbringung
INFO 24 Ablauf: unfreiwillige stationäre Einweisung
INFO 25 Zwangsmaßnahmen: rechtliche Situation
Im Fall, dass sich ein*e Patient*in nicht sicher von einer – zeitnah zu erwartenden – Umsetzung suizidaler Gedanken distanzieren kann bzw. nicht absprachefähig erscheint, ist der/die behandelnde Therapeut*in verpflichtet, eine stationäre Weiterbehandlung zu veranlassen. Die Informationsblätter informieren über Indikation (sensu DGKJP, 2016; Jacobs & Brewer, 2004), praktische Vorgehensweisen und die rechtliche Situation.

INFO 26 Ausfüllhilfe: Akutbehandlung (PTV 12)
INFO 27 Ausfüllhilfe: Verordnung von Krankenhausbehandlung
INFO 28 Ausfüllhilfe: Verordnung einer Krankenbeförderung
In den vergangenen Jahren wurden verschiedene Möglichkeiten und Kompetenzen geschaffen, die die Behandlung suizidaler Patient*innen für ambulante Psychotherapeut*innen deutlich erleichtert haben. Die verschiedenen Informationsblätter dienen dazu, sich einen schnellen Überblick zu verschaffen. Vertiefende Informationen zu den einzelnen Angeboten können auf der Seite der Kassenärztlichen Bundesvereinigung (KBV) abgerufen werden: https://www.kbv.de/html/27068.php. Zu beachten ist, dass sich die Formulare im Laufe der Zeit ändern können (Stand der hier gemachten Angaben ist der April 2021).

INFO 29 Umgang mit hochakuter Suizidalität (Person droht zu springen)
In der ambulanten psychotherapeutischen Arbeit ist man selten mit hochakuter Suizidalität, d. h. mit unmittelbar drohenden Suizidhandlungen, konfrontiert. Nichtsdestotrotz ist man gut beraten, sich auf einen entsprechenden Fall – zumindest theoretisch – vorzubereiten. Im stationär-psychiatrischen Setting müssen notfallpsychologische Maßnahmen bestenfalls vorab geprobt werden. Außerhalb des psychologisch-psychiatrischen Bereiches sind v. a. Notfallseelsorger*innen und Rettungskräfte mit hochakut-suizidalen Personen konfrontiert. Das Vorgehen im Fall hochakuter Suizidalität unterscheidet sich nicht grundsätzlich von der weniger akuten Krisenintervention; die Ziele »Beziehung herstellen« und »Zeit gewinnen« stehen hier jedoch stärker im Vordergrund. Es sollte ein offenes und maximal empathisches Gespräch angeboten werden und es sollte versucht werden, den Suizidenten (vorsichtig) in Kontakt mit ambivalentem Erleben zu bringen. Die im Informationsblatt dargestellte Informationen sind dabei nicht so zu verstehen, dass sie nur bei drohenden Sprungsuizide befolgt werden sollten, sondern gelten natürlich auch, wenn Personen kurz davorstehen, sich auf andere Weise das Leben zu nehmen.

INFO 30 Umgang mit einem Suizidversuch in der laufenden Behandlung
Ein Suizidversuch während einer laufenden Behandlung bedarf immer der besonderen therapeutischen Aufmerksamkeit. Das Informationsblatt fasst Punkte und Interventionen zusammen, die reflektiert und umgesetzt werden sollten. Ein Suizidversuch stellt kein Ausschlusskriterium für eine fortgesetzte ambulante Behandlung dar.

INFO 31 Informationen für Eltern/Bezugspersonen I
INFO 32 Informationen für Eltern/Bezugspersonen II: Mythen
INFO 33 Informationen für Eltern/Bezugspersonen III: Nach einem Suizidversuch
Die Begleitung von Menschen in suizidalen Krisen ist für Angehörige belastend und verunsichernd. Im Rahmen der Krisenintervention/Psychotherapie müssen die Bedürfnisse und Belange der Angehörigen daher immer mit in den Blick genommen werden. Zudem müssen Mythen entkräftet, praktische Hilfen besprochen und Grenzen der häuslichen Unterstützungsmöglichkeiten aufgezeigt werden. Im Rahmen von Elternsitzungen sollten die Inhalte der Informationsblätter daher aufgegriffen und vertieft werden.

INFO 34 Was kann ich tun, wenn ein*e Freund*in oder ein*e Klassenkamerad*in suizidal ist?
Vor dem Hintergrund der hohen Prävalenz suizidalen Erleben und Verhaltens ist es nicht unwahrscheinlich, dass Jugendliche in Kontakt mit suizidalen Freund*innen und Klassenkamerad*innen kommen. Die so genannte ABS-Regel von Plöderl et al. (2010) kann helfen, den Kontakt zu strukturieren: **A**chte auf die Warnsignale, **B**leibe in Beziehung, **S**ag es einem Erwachsenen deines Vertrauens. Das Informationsblatt erläutert die genaue Vorgehensweise für Jugendliche.

Ambivalenzklärung

Suizidale Patient*innen befinden sich in aller Regel in einem langanhaltenden und intensiven Zustand der Ambivalenz: Auf der einen Seite steht der Wunsch zu sterben bzw. so nicht mehr leben zu wollen und auf der anderen Seite gibt es noch Wünsche an das Leben bzw. Ängste vor dem Sterben oder Totsein. Jeglicher Versuch, diese Ambivalenz zu schnell auf eine Entscheidung hin zu forcieren, schafft potenziell Distanz zwischen Therapeut*in und Patient*in und sollte daher vermieden werden. Achten Sie zudem auf eine ambivalenzfreundliche Sprache (»Einerseits … andererseits«, »Ein Teil möchte …, der andere Teil möchte …«, »Du möchtest A und B.«) und lassen Sie sich Zeit dabei, ambivalentes Erleben zu explorieren. Notieren Sie die verschiedenen Motive – sichtbar für Patient*innen – auf Karteikarten und gestalten Sie die Exploration in den folgenden Schritten.

(1) Exploriere Gründe für das Sterben

Beispiel

»Was ist es eigentlich genau, dass dich im Moment sagen lässt, es ist besser für mich zu sterben? Welche Gründe führt der Teil von dir, der für den Suizid ist, an? Welchen Vorteil hätte es für dich derzeit, tot zu sein? Was für Dinge in deinem Leben veranlassen dich, dir den Tod zu wünschen? Was erhoffst und versprichst du dir von einer Selbsttötung?«

Hinweis: Lassen Sie sich Zeit bei der Exploration und begleiten diese durch offene Fragen, aktives Zuhören und Würdigungen (»Ich kann mir vorstellen, wie belastend das sein muss«). Fokussieren Sie nicht vorschnell auf potenziell lebensbejahende Motive und stellen Sie die genannten Gründe zu sterben nicht in Frage! Fassen Sie alle Gründe zu sterben nochmal zusammen, bevor Sie die Exploration fortsetzen.

(2) Exploriere Gründe für das Leben bzw. gegen das Sterben

Beispiel

»Gibt es einen Teil in dir, der nicht für das Sterben eintritt? Einen Teil, der zweifelt und den noch etwas mit dem Leben verbindet? Was verbindet diesen Teil mit dem Leben?« ODER: »Siehst du noch Hindernisse auf dem Weg zu einer Selbsttötung?

Die Tatsache, dass du heute hier bist, spricht dafür, dass zumindest ein Teil von dir noch etwas vom Leben möchte: Was könnte das sein?« ODER: »Was genau könnte dich dazu veranlasst haben, hier heute von den Suizidgedanken zu erzählen?

Auf einer Skala von 0 (gar nicht wichtig) bis 10 (extrem wichtig): Wie wichtig ist es dir momentan, am Leben zu sein? Wenn der/die Patient*in nicht die 0 wählt: Was lässt dich eine [Angabe des/der Patient*in] wählen und keine 0? Wenn der/die Patient*in die 0 wählt: Was müsste sich ändern, damit du eine höhere Zahl wählen könntest?«

Ambivalenzklärung

Hinweis: Vertiefen Sie die Auseinandersetzung durch aktives Zuhören (»Für deine Mutter ist es wichtig, dass du am Leben bleibst!«), Fragen nach konkreten Beispielen (»Was ist es eigentlich, was deine Mutter so wichtig für dich macht?«) oder mit der Bitte um weitere Aufklärung (»Was genau befürchtest du, würde schlimmstenfalls mit deiner Mutter passieren, wenn du dir das Leben nimmst?«) und helfen Sie Patient*innen so, emotional mit wichtigen Gründen für das Weiterleben in Kontakt zu kommen.

(3) Zusammenfassung und Schlüsselfrage
Fassen Sie die Gründe für das Sterben und die Gründe für das Leben bzw. gegen das Sterben abschließend zusammen.

Beispiel

»Es hört sich so an, als wärst du zwischen zwei Zuständen hin- und hergerissen. Einerseits ist dein Leben momentan (bzw. schon seit langem) wirklich schwierig und anstrengend, so dass es nicht wenige Punkte gibt, die für das Sterben sprechen: ... Und gleichzeitig gibt es Punkte, die (immer noch) gegen das Sterben sprechen: ...«

Schließen Sie eine offene Frage danach, wie man nun mit den beiden Teilen umgehen könnte, an.

Beispiel

»Wie kann es aus deiner Sicht nun weitergehen? Wie willst du mit diesen widersprüchlichen Perspektiven umgehen?«
UND: »Worum müssen wir uns hier in der Behandlung vor allem kümmern?«

Hinweis: Wenn Sie darum gebeten werden, dann können Sie nun Informationen zu weiteren Behandlungsoptionen geben. Zudem können Sie – wenn es passend erscheint – kognitive Methoden einsetzen, um die Zwangsläufig- und Sinnhaftigkeit einzelner Motive zu sterben, weiter infrage zu stellen. Schließlich sollten die Gründe für das Leben bzw. gegen das Sterben verschriftlicht werden (AB 11 »Gründe für und gegen das Sterben«).

AB 11 • P

Gründe für und gegen das Sterben

Für das Sterben/ gegen das Leben

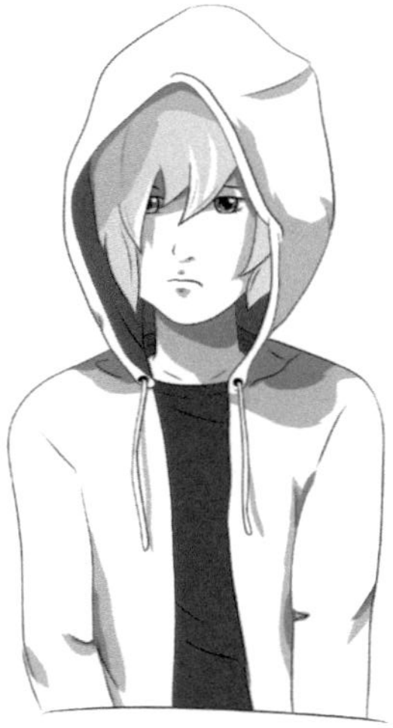

Für das Leben/ gegen das Sterben

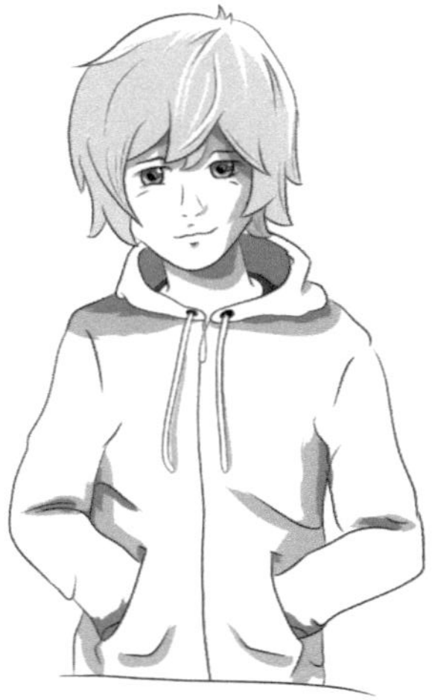

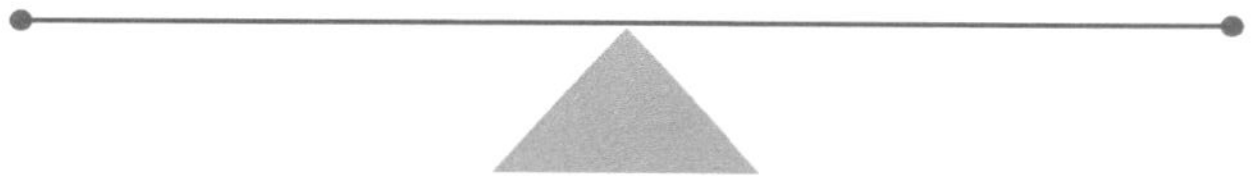

Beispiele: Ich wäre nicht länger eine Last für andere. Die Streitigkeiten wären dann endlich vorbei. Ich würde nicht länger gemobbt und gequält werden. Ich hasse mich selbst und habe es nicht anders verdient. Wenn ich tot bin, wird es ihnen leidtun, was sie mir angetan haben. Es ist einfach egal, ob ich lebe oder tot bin. Ich hätte endlich Ruhe (von meinen Gedanken/ Gefühlen).

Beispiele: Meine Freund*innen/Familie könnten glauben, dass ich sie nicht geliebt habe. Ich habe Angst, dass mein Haustier eingeschläfert wird. Ich will nicht, dass irgendjemand denkt, ich hätte gekniffen. Ich bin eigentlich jemand, der kämpft. Ich habe Angst vor dem Tod. Ich habe Angst davor, einen Suizidversuch zu überleben. Ich habe Angst vor den Schmerzen.

AB 12 • P

Gründe zu leben

In suizidalen Krisen fällt es jedem schwer, sich an die Dinge zu erinnern, die weiterhin für das Leben und gegen das Sterben sprechen. Es ist daher hilfreich, sich diese Dinge aufzuschreiben. Hierzu kannst du das unten stehende Kärtchen nutzen. Lies dir die Punkte immer wieder durch und schreib alles auf, was dir im Laufe der Zeit noch einfällt.

Meine Gründe zu leben:	Meine Gründe, *nicht* zu sterben:

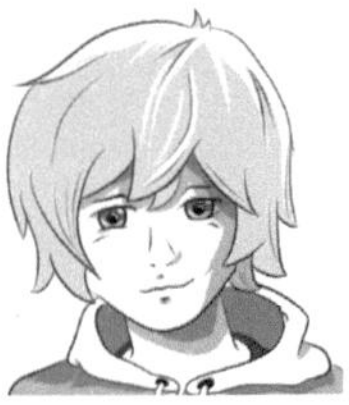

AB 13 • P

Hope Box

Dinge, die einem wichtig sind, kann man leicht vergessen, wenn man schlecht drauf ist. Eine Hope Box kann dir helfen, dich auch in einer suizidalen Krise an die Dinge zu erinnern, für die es sich lohnt, weiterzuleben.

Nimm dir zur Erstellung der Hope Box eine Papierschachtel, einen Schuhkarton oder einen kleinen Koffer und leg all die Dinge hinein, die dich an deine Gründe zu leben erinnern. Alternativ kannst du eine Zusammenstellung dieser Dinge auch mit dem Smartphone machen. Achte dann aber darauf, dass alles an einer Stelle gespeichert bzw. verlinkt ist.

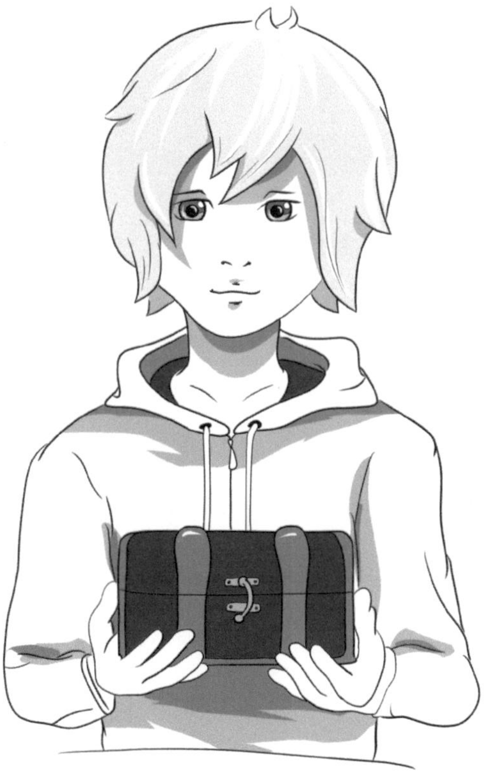

- Fotos/Filmclips von Freund*innen/Eltern/Großeltern
- Fotos/Filmclips von deinem Haustier
- Playlist mit Lieblingssongs
- Download von Lieblingsfilmen/Serien/Clips
- Texte/Fotos/Filme von Lieblingsstars
- Lieblings-Memes
- Lieblingsbuch
- Postkarten, (Liebes-)Briefe
- Fotos von Orten, die du noch bereisen möchtest
- Kopien von Zeugnissen, Auszeichnungen
- Judogürtel usw.

Lege keine Dinge in deine Hope Box, die mit negativen Gefühlen verknüpft sind! Und mach dir keinen Druck: Es ist normal, dass erstmal nur wenige Gegenstände in der Hope Box sind. Immer wenn dir noch etwas einfällt, dann kannst du es auch später noch hinzufügen.

Achte darauf, dass du mindestens einmal pro Woche – und immer im Notfall – in die Box hineinguckst.

AB 14 • P

Krisenkontaktkarte

Notiere hier deine wichtigsten Notfallkontaktnummern, die du mit deiner Therapeutin bzw. deinem Therapeuten besprochen hast. Wichtig ist, dass du ein bis zwei erwachsene Kontaktpersonen mit Namen und Nummern notierst sowie die Telefonnummer und Anschrift der notfallaufnehmenden Klinik. Zusätzlich kannst du auch die Kontaktdaten deiner Therapeutin bzw. deines Therapeuten (mit den Zeiten, in denen er bzw. sie erreichbar ist) notieren.

Notruf: 112

Notfallaufnehmende Klinik: ....

Bezugsperson: ....

Bezugsperson: ....

Behandler*in: ....

Nummer gegen Kummer: 116 111 (Montag bis Samstag: 14–20 Uhr)

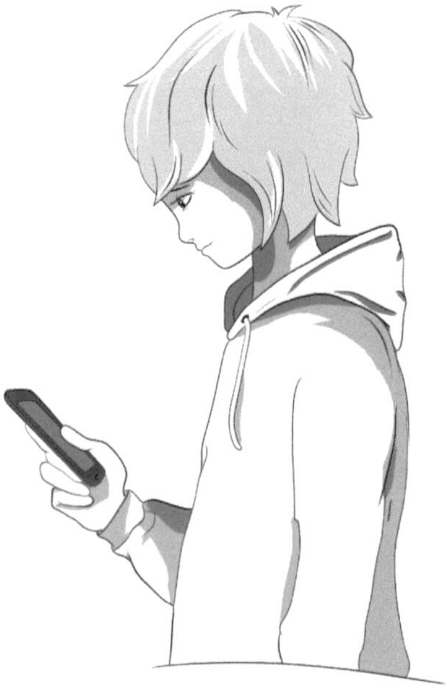

Notfallplan erstellen

(1) Warnzeichen einer suizidalen Krise

Was sind Anzeichen dafür, dass es gefährlich für dich wird? Woran wirst du merken, dass du den Notfallplan einsetzen solltest?

- ☐ Ich merke, dass ich länger als 10 Minuten über die Methoden nachdenke, mit denen ich mich umbringen könnte.
- ☐ Ich merke, dass ich meine Gedanken, mich umzubringen, nicht mehr bekämpfe.
- ☐ Ich grüble und werde zunehmend hoffnungsloser.
- ☐ Ich werde zunehmend überzeugter davon, dass es anderen besser ginge, wenn ich nicht mehr leben würde.
- ☐ Ich steigere mich in zunehmenden Selbsthass hinein.
- ☐ Ich glaube immer mehr, dass ich nie ein glücklicheres Leben führen werde.
- ☐ Ich gewinne zunehmend den Eindruck, meine Situation nicht mehr aushalten zu können.
- ☐ Ich spüre eine abrupte Intensivierung von Suizidgedanken und -wünschen.

....

....

....

....

(2) Bewältigungsstrategien, die alleine umgesetzt werden können

Was könntest du für dich alleine tun, um die Gedanken nicht in die Tat umzusetzen? Was hilft dir dabei, dich zu beruhigen? Wie kannst du dich ablenken? In was für Aktivitäten kannst du so vertieft sein, dass du zum Beispiel nicht mitbekommst, wenn du zum Essen gerufen wirst? Was kannst du zu dir sagen? Wie kannst du körperlich aktiv werden?

- ☐ kalt duschen
- ☐ Schokolade essen
- ☐ Musik hören
- ☐ aufräumen, putzen
- ☐ Wäsche machen
- ☐ ins Bett legen
- ☐ mit Haustieren kuscheln
- ☐ Computerspiele
- ☐ Serien/Videos/Filme gucken
- ☐ Spazierengehen
- ☐ Joggen
- ☐ Eiswürfel in den Mund
- ☐ Ammoniak zufächeln
- ☐ warmes Bad nehmen
- ☐ Entspannungs-CD hören
- ☐ Meditieren/Yoga
- ☐ Chilischote kauen
- ☐ kochen
- ☐ ins Fitnessstudio gehen
- ☐ Kopf in kaltes Wasser tauchen
- ☐ beten
- ☐ Bedarfsmedikation einnehmen
- ☐ einkaufen
- ☐ mir selbst Mut zusprechen

....

....

....

Notfallplan erstellen

(3) Erwachsene, die kontaktiert werden können
An welchen Erwachsenen kannst du dich wenden? Wer kann dich in der Situation unterstützen? Welche*r Freund*in kann dir helfen, dich an einen Erwachsenen zu wenden?

Name: .... Tel.-Nr.: ....

Name: .... Tel.-Nr.: ....

Name: .... Tel.-Nr.: ....

Name (Freund*in): .... Tel.-Nr.: ....

Name (Freund*in): .... Tel.-Nr.: ....

(4) Kontakte zu professionellen Hilfsstellen
An welche Stellen kannst du dich wenden, wenn private Kontakte nicht mehr ausreichen?

Psycholog*in	Name:	Tel.-Nr.: ....
Psychiater*in	Name:	Tel.-Nr.: ....
Nummer gegen Kummer	116 111	
Psychiatrische Klinik	Anschrift:	
Notarzt	112	

Wichtig

(1) Schreibe nur Dinge auf die Liste, die dir wirklich zur Verfügung stehen oder die du gut kannst: Wenn du noch nie eine Entspannungs-CD genutzt hast, dann ist die Notfallsituation nicht die beste Situation, um damit zu beginnen.
(2) Gehe den Notfallplan mit deinen Eltern durch (vielleicht haben sie weitere gute Ideen). Gib deinen Eltern zudem eine Kopie vom Notfallplan, sodass sie genau wissen, was dir in einer Krise helfen könnte.
(3) Sprich mit den Leuten, die du in deinen Notfallplan aufgenommen hast und frag einmal nach, ob es wirklich okay ist, wenn du dich in einer Krise bei ihnen meldest. Sag ihnen vielleicht auch direkt, was dir dann helfen könnte.
(4) Wenn du noch nie in einer psychiatrischen Klinik gewesen sein solltest, dann fahre einmal mit deinen Eltern bei der lokalen Psychiatrie vorbei, um zu wissen, wo du im Notfall hinmusst.
(5) Achte darauf, dass du den Notfallplan – in der Zeit der Krise – immer dabeihast.

Notfallplan: Vorlage

Warnzeichen

Beruhigungs- & Ablenkungsstrategien

Erwachsene Helfer*innen
Name:
Tel.:
Name:
Tel.:
Name:
Tel.:

Freund*innen (die mir helfen, einen Erwachsenen anzusprechen)
Name:
Tel.:
Name:
Tel.:

Profis
Name:
Tel.:
Name:
Tel.:
Nummer gegen Kummer: 116111 (Mo bis Sa: 14–20 Uhr)
Notarzt: 112

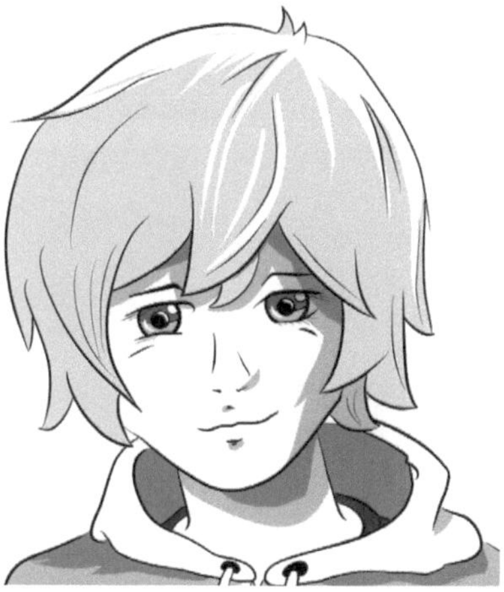

INFO 13 • T

Zugang zu letalen Mitteln begrenzen

Psychoedukation

(1) Suizidabsichten können sich innerhalb kürzester Zeit intensivieren. In einem suizidalen Zustand kann es schwer sein, Emotionen und Impulse zu kontrollieren.

(2) Ein leichter Zugriff auf tödliche Mittel stellt daher ein erhebliches Risiko dar.

(3) Ein (zeitweilig) verminderter Zugriff auf tödliche Mittel kann verhindern, dass es zu einem raschen Übergang von Suizidgedanken zu Suizidhandlungen kommt.

Absprachen mit Patient*innen und Eltern treffen

(1) Suizidmittel sollten von Patient*innen bzw. von Eltern

(a) vollständig beseitigt/weggeworfen oder

(b) sicher verwahrt werden.

(2) Nutzen Sie Motivierungsstrategien, um die Bereitschaft zur Mitarbeit – von Patient*innen und Eltern – zu erhöhen.

(3) In Bezug auf Schusswaffen gilt (für die Zeit der Krise):

(a) sämtliche Schusswaffen durchgängig in einem verschlossenen Waffenschrank aufbewahren,

(b) jegliche Munition aus dem Haus entfernen,

(c) die Waffe mit einem Abzugsschloss sichern oder auseinandernehmen.

(4) Im Fall von Trennungs-/Scheidungskindern darauf achtgeben, dass tödliche Mittel in allen Haushalten, in denen der/die Patient*in sich regelmäßig aufhält, gesichert wurden.

Wichtig

Ein Hausbesuch sollte erwogen werden, um Familien bei der Sicherung des Haushalts zu unterstützen.

Zugang zu Suizidmitteln begrenzen

Die Beschränkung des Zugriffs auf Suizidmittel ist eine der effektivsten Maßnahmen zur Suizidprävention. Auf relativ leichte Weise lässt sich so verhindern, dass ein Suizidimpuls unmittelbar in eine Suizidhandlung übergeht. So lassen sich Leben retten. Um Ihrem Kind zu helfen, sollten Sie daher Ihren Haushalt (und den von Personen, bei denen Ihr Kind regelmäßig verkehrt) für die Zeit der Krise vorübergehend sichern. Bewahren Sie potenziell tödliche Mittel verschlossen auf oder beseitigen Sie diese vollständig aus dem Haushalt.

Die nachfolgende Checkliste kann Ihnen hierbei helfen.

- ☐ Alle Medikamente (inkl. freiverkäufliche Schmerz- und Schlaftabletten) müssen sicher verschlossen und damit unzugänglich aufbewahrt werden.
- ☐ Messer, Rasierklingen oder andere scharfe Gegenstände müssen verschlossen aufbewahrt werden.
- ☐ Hochprozentiger Alkohol muss beseitigt oder verschlossen aufbewahrt werden.
- ☐ Ätzende Putzmittel/Giftstoffe müssen beseitigt oder verschlossen aufbewahrt werden.
- ☐ Autoschlüssel müssen sicher verwahrt werden.
- ☐ Plastiktüten müssen beseitigt oder verschlossen aufbewahrt werden.
- ☐ Seile/Leinen/Gürtel sollten verschlossen aufbewahrt werden.
- ☐ Schusswaffen müssen bestenfalls aus dem Haus entfernt werden. Andernfalls müssen sie durchgängig im verschlossenen Waffenschrank aufbewahrt werden. Munition muss außer Haus geschafft werden. Zusätzlich sollte die Waffe durch ein Abzugsschloss gesichert oder auseinander gebaut werden.
- ☐ Fenster/(Balkon-)Türen sollten durch Schlösser gesichert sein (wenn man in einem höheren Stockwerk lebt).
- ☐ Es muss überlegt werden, wie bestimmte Orte (Brücken, Gleise, Hochhäuser) vermieden werden können.
- ☐ Problematische Internetseiten sollten (zeitweise) gesperrt werden. Der Austausch mit anderen suizidalen Jugendlichen sollte (vorübergehend) unterbunden werden.
- ☐ In Bade-, Schlaf- und Kinderzimmern sollte (vorübergehend) die Möglichkeit, abzuschließen, aufgehoben werden.

Möglicherweise kommen Ihnen diese Vorschläge übertrieben oder absurd vor – all diese Mittel lassen sich letztlich leicht und schnell neu besorgen. Das stimmt. Gleichzeitig verhindern die Maßnahmen aber, dass Ihr Kind aus einer momentanen Stimmung heraus eine Suizidhandlung umsetzen könnte. Einem trockenen Alkoholiker würden sie wahrscheinlich auch nicht empfehlen, einen Alkoholvorrat im Haus zu behalten. Und wenn Sie eine Diät machen wollen, dann achten Sie sicherlich auch darauf, keine Süßigkeiten im Haus zu haben. Schlussendlich sind umfassende Kindersicherungen den meisten aus der Kleinkindzeit noch gut vertraut.

Wichtig

Kontrollieren Sie (immer wieder) die Taschen und das Zimmer Ihres Kindes. Bestenfalls machen Sie dies in Absprache und zusammen mit Ihrem Kind. Notfalls sollten Sie diese Kontrollen aber auch gegen den Willen Ihres Kindes durchführen. Der Bruch der Privatsphäre ist in diesem Fall durch den Schutz Ihres Kindes zu rechtfertigen.

Zugang zu Suizidmitteln begrenzen

Zusätzlich zur Sicherung des Haushalts erfordert eine suizidale Krise eine engere Überwachung Ihres Kindes. Sehen Sie immer wieder nach Ihrem Kind und fragen nach, wie es ihm geht. Sprechen Sie mit Ihrem Kind gemeinsam ab, auf welche Weise dies geschehen sollte. Seien sie aber auch bereit, Ihr Kind vorübergehend zu nerven. Erlauben Sie nicht, dass Ihr Kind sich in Räumen einschließt und erwägen Sie, Ihr Kind eine Zeitlang nicht allein außer Haus gehen zu lassen. Lassen Sie Ihr Kind nicht alleine, wenn Sie den Eindruck haben, dass es erheblich unter Druck steht. Dies kann auch bedeuten, dass Sie vorübergehend in einem Zimmer schlafen sollten.

Wichtig

Machen Sie sich klar, dass Sie ein todkrankes Kind auch nicht alleine lassen würden.

Gleichwohl ist eine permanente Überwachung natürlich nicht über längere Zeiträume zu leisten. Im Fall einer länger anhaltenden 24/7-Überwachung sollte daher immer auch eine stationäre Behandlung erwogen werden.

Tipp

Es kann sich empfehlen, so genannte Skalierungsfragen (»*Auf einer Skala von 1–10, wie fühlst du dich gerade?*«) anstelle von offenen Fragen (»*Wie geht es dir heute?*«) zu verwenden. Auf letztere bekommt man oft nur knappe und wenig informative Antworten (»*Geht schon*«). Die Beantwortung von Skalierungsfragen fordert Ihrem Kind auch keine ausführliche Antwort ab, bietet Ihnen aber eine klarere Information.

Unterstützungsplan

Dinge, die ich tun kann, um .... in der aktuellen Krise zu unterstützen.

(1) Ich ermutige und unterstütze sie/ihn auf die folgende Weise:

....

....

....

....

....

....

....

....

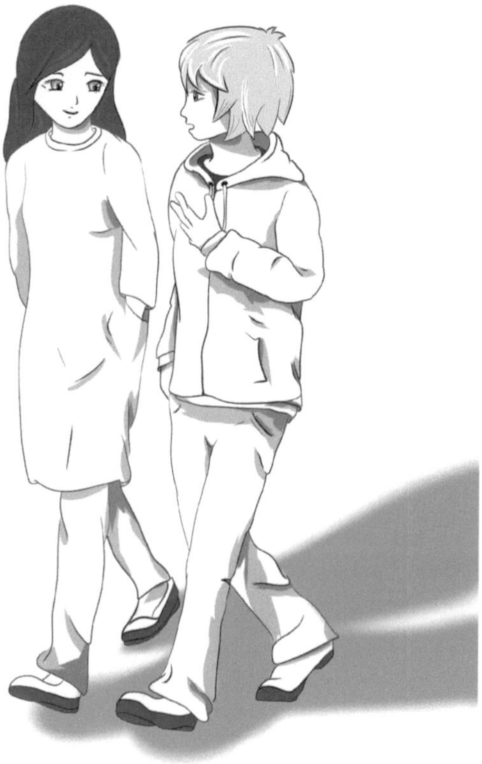

(2) Ich helfe ihr/ihm, ihren/seinen Notfallplan zu nutzen.

(3) Ich versichere ihr/ihm, dass er/sie sich jederzeit (auch nachts) an mich wenden kann, wenn sie/er meine Unterstützung benötigt.

(4) Ich stelle sicher, dass sie/er so gut wie möglich geschützt ist, indem ich:

- ☐ darauf achtgebe, dass jemand während und nach einer Krise zur emotionalen Unterstützung zur Verfügung steht,
- ☐ dabei helfe, den Zugang zu tödlichen Mitteln einzuschränken (z. B. indem ich Tabletten, Messer, Waffen, Rasierklingen usw. an mich nehme)
- ☐ den Umgang mit Personen, die zu einer Verschärfung der Krise beitragen, einschränke,
- ☐ bei der aktiven Auseinandersetzung mit anstehenden Problemen unterstütze,
- ☐ bei der Alltagsbewältigung helfe,
- ☐ versuche, zur Umsetzung positiver Aktivitäten zu motivieren und
- ☐ darauf achtgebe, dass notwendige Medikamente weiterhin eingenommen werden.

Unterstützungsplan

(5) Im Fall einer sich zuspitzenden Krise, werde ich folgende Schritte unternehmen

☐ Psychotherapeut*in kontaktieren.

Name: .... Tel-Nr.: ....

☐ Ärzt*in kontaktieren.

Name: .... Tel-Nr.: ....

☐ .... in die notfallaufnehmende Klinik bringen:

Name: ....

Anschrift: ....

☐ Notärzt*in kontaktieren: 112

(6) Zusätzliche Vereinbarungen:

....

....

....

....

....

....

....

Dieser Plan gilt bis zum .... (Datum)

....	....	....
Unterschrift Unterstützer*in	Unterschrift Patient*in	Unterschrift Behandler*in

Antisuizidvertrag: Formulierungsvorschlag

Wichtig

Es handelt sich hierbei um einen Formulierungsvorschlag, der gemeinsam mit dem/der Patient*in erarbeitet werden sollte. Dieses Blatt sollte nicht als Vordruck verwendet werden.

Ich werde bis zur nächsten Sitzung am .... (Datum, Uhrzeit) am Leben bleiben und mein Leben auch nicht unabsichtlich in Gefahr bringen, egal, was passiert und egal, wie ich mich fühle.

Wenn ich es nicht mehr aushalte, werde ich mich schützen, indem ich …

(1) ....

(2) ....

(3) ....

(4) ....

(5) ....

(6) ....

Wenn ich sicher bin, dass ich alle meine Möglichkeiten, am Leben zu bleiben und mich von einer Selbsttötung abzuhalten, ausgeschöpft habe, habe ich das Recht, mein*e Therapeut*in Herrn/Frau .... anzurufen und um einen Termin zu bitten. Herr/Frau verpflichtet sich, diesen Termin spätestens innerhalb von .... Tagen einzurichten.

....

Ort/Datum Unterschrift

nach Dorrmann, 2018

Anspannungszustände

In Krisen leiden viele Betroffene unter massiver Anspannung, die immer wieder für ein paar Stunden auftritt und mit starker innerer Unruhe und/oder panikartigen Angstzuständen einhergeht. Verschiedene Strategien können genutzt werden, um mit solchen Hochstresszuständen umzugehen. Diese Strategien werden oft als »Skills« (dt. Fertigkeiten) bezeichnet. Skills lösen keine Probleme – sie versetzen einen aber in die Lage, wieder klarer zu denken und besonders schlimmen »Psychostress« zu überstehen.

(1) Skills zur Bewältigung von akuter Anspannung
Unter Hochstress, d.h. in Situationen, in denen du den Eindruck hast, den Bezug zur Realität zu verlieren, eignen sich vor allem solche Skills, die deine Aufmerksamkeit nach außen lenken und deine Sinne stark reizen. Lies dir die folgenden Vorschläge einmal durch und probiere fünf bis zehn Skills aus. Ziel ist es, am Ende fünf Skills auszuwählen, die du nutzen kannst, wenn du sehr angespannt bist.

Fühlen

- ☐ Igelball in der Hand halten / über den Arm rollen
- ☐ Igelball / Tennisball unter die Füße (ohne Schuhe) legen und darüber rollen
- ☐ Coolpack auf den Unterarm, Stirn, Nacken, oder die Füße legen (Coolpack vorher in ein Tuch einwickeln!)
- ☐ kaltes Wasser über Hände/Gesicht laufen lassen bzw. Kopf in kaltes Wasser tauchen
- ☐ kalt duschen
- ☐ Kälte-(Migräne-) Brille aufsetzen
- ☐ Katzenstreu in die Schuhe legen
- ☐ etwas kneten (Stressball, Ton, Knete)
- ☐ Gummiband auf die Haut flitschen
- ☐ mit dem gesamten Körper Kontakt zur Wand oder zum Boden aufnehmen
- ☐ Stresshocke: ohne Stuhl mit um 90 Grad angewinkelten Beinen an die Wand »setzen«

Schmecken

- ☐ in Ingwer beißen oder einen starken Ingwer-Shot trinken
- ☐ Chili (Schote, Gummibärchen, Schokolade) kauen
- ☐ in eine Zitrone beißen
- ☐ Meerrettich essen
- ☐ Tabasco auf die Zunge träufeln
- ☐ Minzöl auf die Zunge träufeln
- ☐ Wasabi-Paste essen
- ☐ Center-Schock® Kaugummi essen

Sehen

- ☐ Augen bewegen (nicht auf einen Punkt starren)
- ☐ einfache Computerspiele spielen
- ☐ 5 Dinge benennen, die man sieht

Anspannungszustände

Riechen

- ☐ Ammoniak zufächeln
- ☐ Meerrettich im Glas riechen
- ☐ Tigerbalsam riechen
- ☐ Sambal Olek riechen

Hören

- ☐ laute, knallende oder pfeifende Geräusche direkt am Ohr produzieren
- ☐ Kopfhörer aufsetzen und aufmunternde, rhythmische Musik hören

Klingt seltsam – hilft aber wirklich. Für viele ist es hilfreich, in Krisenzeiten fünf »Skill-Zutaten« immer bei sich zu haben. Vielleicht kannst du dir auch ein solches »Notfallpaket« zusammenstellen. Bedenken musst du allerdings, dass sich Skills auch »abnutzen« können, wenn man sie zu oft einsetzt. Nutze diese Skills daher nur, wenn du wirklich extrem angespannt bist.

(2) Skills zur Beruhigung

Außerhalb von akuten Hochstressphasen lassen sich Skills zur Beruhigung einsetzen. Das sind Bewältigungstechniken, die weniger starke Reize beinhalten und eher angenehme Zustände erzeugen.

- ☐ Sieh dir (aufmerksam) Fotos mit schönen Erinnerungen an.
- ☐ Nimm ein Bad.
- ☐ Riech an deinem Lieblingsparfüm.
- ☐ Iss (ganz bewusst) von deiner Lieblingsschokolade.
- ☐ Beschäftige dich mit deinem Haustier.
- ☐ Mach Yoga- oder Meditationsübungen.
- ☐ Konzentriere dich auf deinen Atem.
- ☐ Mach eine Entspannungsübung.
- ☐ Geh in den Wald und achte auf Umgebungsgeräusche (Blätterrascheln, Tiere usw.), berühre die verschiedenen Oberflächen der Bäume, Steine, Blätter usw., riech am Laub, an Blüten, an der Rinde, den Waldboden usw.
- ☐ Ermutige dich selbst: »Ich kann es aushalten, es wird nicht ewig andauern. Ich werde es schaffen, so wie ich Vieles in der Vergangenheit schon geschafft habe.«

Anspannungszustände

Gefühle lassen sich auch dadurch abschwächen, dass man das Gegenteil von dem macht, was das Gefühl einem nahelegt. Der einfachste Schritt ist hierbei immer die Kontrolle der Atmung. Die meisten intensiven Gefühle gehen mit einer Beschleunigung oder einer Blockade der Atmung einher – es ist daher hilfreich, die Atmung insgesamt zu verlangsamen. Eine ganz einfache Methode besteht darin, dass du dich ruhig hinsetzt oder hinlegst und dann das Folgende tust:

Übung

Leg deine Hand auf deinen Bauch und atme langsam ein, während du gleichzeitig in Gedanken bis 5 zählst. Du wirst spüren, wie sich deine Bauchdecke hebt. Halt für einen Moment den Atem an und atme dann langsam und ruhig aus, während du in Gedanken bis 7 oder 8 zählst. Atme erst dann wieder ein und zähl wieder bis 5. Wiederhole das Ganze für ein paar Minuten.

Das Gegenteil von dem zu tun, was das Gefühl einem nahelegt, kann auch so aussehen, dass man eine dem Gefühl entgegengesetzte Körperhaltung einnimmt. Viele Gefühle legen eine bestimmte Körperhaltung, Mimik und Bewegungsart nahe: Wenn man sich traurig fühlt, dann bewegt man sich zum Beispiel langsamer und hat eine gebeugte Körperhaltung. Es ist bekannt, dass genau diese Körperhaltungen die traurige Stimmung noch verstärken, während entgegengesetzte Bewegungen und Haltungen die traurige Stimmung abschwächen. Es kann also gerade in einem depressiven Zustand sehr hilfreich sein, bewusst eine aufrechte Körperhaltung einzunehmen, den Kopf zu heben, sich zügig zu bewegen und ein Lächeln zu versuchen.

(3) Skills zur Ablenkung

Zur Beruhigung der Gedanken und Gefühle lassen sich schließlich auch sogenannte Skills zur Ablenkung verwenden. Eine ablenkende Wirkung ist vor allem von solchen Aktivitäten zu erwarten, die deine Aufmerksamkeit absorbieren. Lustlos durch YouTube zu klicken ist hierbei sicher weniger hilfreich als einen kurzen Clip der eigenen Lieblingsband oder Lieblingsserie zu gucken. Letztlich sind die Dinge, die Ablenkung verschaffen können, von Person zu Person unterschiedlich. Grundsätzlich empfiehlt es sich, immer wieder für Abwechslung hinsichtlich der gewählten Ablenkungsstrategien zu sorgen, da vor allem Neues die Aufmerksamkeit bindet.

- ☐ etwas Interessantes lesen
- ☐ einen spannenden Film ansehen
- ☐ bewusst Musik/Podcasts/Hörbücher hören
- ☐ Computerspiele spielen
- ☐ einen Kuchen backen
- ☐ jemanden anrufen

In vielen Fällen ist es hilfreich, sich nicht nur gedanklich oder eher passiv (durch Lesen, Fernsehen etc.) abzulenken, sondern körperlich aktiv zu werden. Körperliche Aktivität setzt biochemische Vorgänge in Gang, die einem dabei helfen, die eigene Stimmung zu stabilisieren. Wieder eignen sich besonders solche Tätigkeiten, die die ganze Aufmerksamkeit in Anspruch nehmen, weil sie interessant, spannend oder herausfordernd sind.

Anspannungszustände

- ☐ Spazierengehen
- ☐ Musik machen
- ☐ Schwimmen
- ☐ Fahrrad fahren
- ☐ Zimmer umräumen
- ☐ Tanzen
- ☐ Freunde treffen
- ☐ Jonglieren
- ☐ Joggen

Fazit

In Bezug auf die Anwendung sämtlicher Skills musst du darauf achten, dass du diese
(1) wirklich nutzt, wenn es drauf ankommt,
(2) lange genug dabeibleibst, so dass die Skills eine Chance haben zu wirken,
(3) von Zeit zu Zeit variierst, sodass sie wirklich deine Aufmerksamkeit binden.

Wichtig

In Krisensituationen ist es meistens keine gute Idee, sich Social-Media-Bilder, Posts und Storys von Freund*innen, Bekannten und Stars anzugucken. Meistens verstärkt sich dadurch nur der Eindruck, dass andere cooler, schöner und aufregender sind als man selbst. Das kannst du gerade nicht brauchen.

Dissoziation

Wenn man sehr belastet ist, dann kann es dazu kommen, dass sich alles um einen herum plötzlich unwirklich, wie durch Watte anfühlt, der eigene Körper einem fremd wird, man Körperberührungen und Schmerzen nicht mehr wahrnimmt, Körperteile verändert erscheinen und man den Eindruck hat, als würde man sich von außen selbst beobachten. Das alles fühlt sich total schrecklich an. Es ist aber *kein* Zeichen dafür, dass etwas mit einem nicht stimmt oder dass man verrückt wird! Es handelt sich um ein unangenehmes, aber häufiges und ungefährliches Stresssymptom. Manche leiden in Stresssituationen unter Kopfschmerzen oder Magenproblemen und andere erleben Dissoziationen. So lautet der Fachbegriff für die beschriebenen Symptome.

Zur Bewältigung oder zur Linderung von Dissoziationssymptomen bietet sich die Anwendung von »Skills« an. Es eignen sich vor allem solche Skills, die deine Aufmerksamkeit nach außen lenken und deine Sinne stark reizen. Lies dir die folgenden Vorschläge einmal durch und probiere 5 bis 10 Skills aus. Ziel ist es, am Ende 5 Skills auszuwählen, die du nutzen kannst, wenn du dissoziierst.

Fühlen

- ☐ Igelball in der Hand halten / über den Arm rollen
- ☐ Igelball/Tennisball unter die Füße (ohne Schuhe) legen und darüber rollen
- ☐ Coolpack auf den Unterarm, Stirn, Nacken, oder die Füße legen (Coolpack vorher in ein Tuch einwickeln!)
- ☐ kaltes Wasser über Hände/Gesicht laufen lassen/ Kopf in kaltes Wasser tauchen
- ☐ kalt duschen
- ☐ Kälte-(Migräne-) Brille aufsetzen
- ☐ Katzenstreu in die Schuhe legen
- ☐ etwas kneten (Stressball, Ton, Knete)
- ☐ Gummiband auf die Haut flitschen
- ☐ mit dem gesamten Körper Kontakt zur Wand/Boden aufnehmen

Schmecken

- ☐ in Ingwer beißen od. einen starken Ingwer-Shot trinken
- ☐ Chili (Schote, Gummibärchen, Schokolade) kauen
- ☐ in eine Zitrone beißen
- ☐ Meerrettich essen
- ☐ Tabasco auf die Zunge träufeln
- ☐ Minzöl auf die Zunge träufeln
- ☐ Wasabi-Paste essen
- ☐ Center-Schock®-Kaugummi essen

Bewegung/Körperspannung

- ☐ im Sitzen/Stehen die Muskel anspannen
- ☐ aufstehen und umherlaufen
- ☐ auf der Stelle hüpfen
- ☐ auf einer Balancierscheibe stehen

Dissoziation

- ☐ sich wiederholt auf die Zehenspitzen stellen
- ☐ sich in einen Türrahmen stellen, Arme nach links und rechts ausstrecken und fest gegen den Rahmen drücken (als würde man die Tür auseinander drücken wollen)
- ☐ Seilspringen
- ☐ Liegestützen machen
- ☐ Stresshocke: ohne Stuhl mit um 90 Grad angewinkelten Beinen an die Wand »setzen«

Sehen

- ☐ Augen bewegen (nicht auf einen Punkt starren)
- ☐ einfache Computerspiele spielen

Riechen

- ☐ Ammoniak zufächeln
- ☐ Meerrettich im Glas riechen
- ☐ Tigerbalsam riechen
- ☐ Sambal Olek riechen

Hören

- ☐ laute, knallende oder pfeifende Geräusche direkt am Ohr produzieren
- ☐ Kopfhörer aufsetzen und aufmunternde, rhythmische Musik hören
- ☐ laut den eigenen Namen aussprechen

Konzentriertes Wahrnehmen und Handeln

- ☐ Benennen des gegenwärtigen Ortes, des Datums, des Jahres
- ☐ sich auf Dinge in der Umgebung konzentrieren
- ☐ 5-4-3-Methode: 5 Dinge in der Umgebung benennen, die man sieht, anschließend 5 Dinge benennen, die man hört; 4 Dinge in der Umgebung benennen, die man sieht, anschließend 4 Dinge benennen, die man hört; 3 Dinge in der Umgebung benennen, die man sieht, 3 Dinge benennen, die man hört
- ☐ mit einem Flummi spielen (Hände abwechseln und den Flummi abwechselnd auf den Boden und an die Wand werfen)
- ☐ Hirn-Flick-Flacks (z. B. Kreuzworträtsel, rückwärts in 13er-Schritten zählen, Rechenaufgaben)

Zur Vorbeugung von Dissoziationssymptomen ist es zudem wichtig, dass du genug trinkst und isst. In Stresssituationen ist das nicht immer ganz einfach. Leider erhöht sich aber die Gefahr, dass es ansonsten erneut zu Gefühlen des Unwirklichen und Irrealen kommt.

Tipp

Als Richtwert für ein normales Essverhalten gilt: drei bis vier Mahlzeiten am Tag, eine warme Mahlzeit pro Tag, täglich Obst und Gemüse. Als Richtwert für eine ausreichende Trinkmenge gelten zwei bis drei Liter am Tag.

Lass dich von deinen Eltern dabei unterstützen, genug zu trinken und zu essen, oder nutze einen Handyalarm, um selbst dran zu denken.

Hyperventilation

Unter starker Belastung atmet man manchmal zu schnell oder zu tief ein. Der Fachbegriff hierfür ist Hyperventilation. Wenn der Körper zu viel Sauerstoff bekommt, dann treten Symptome wie Zittern, Schwindel, Übelkeit, Verspannung, Herzstechen und Herzrasen auf. Manchmal entsteht auch das Gefühl, man würde nicht genug Luft bekommen. Alles also ziemlich beunruhigend. Tatsächlich sind die Symptome aber nicht gefährlich und es besteht auch keine Gefahr, dass man erstickt. Deine Lunge ist durch das viele Einatmen einfach nur kurzzeitig überbläht.

Was kannst du tun? Du musst länger ausatmen als einatmen. Aus deiner Lunge muss mehr Luft raus als rein. Die folgende Instruktion kann dir dabei helfen.

Übung

Setz dich hin oder bleib ruhig auf der Stelle stehen. Atme ein, während du gleichzeitig in Gedanken bis 3 zählst. Atme dann langsam und ruhig aus, während du in Gedanken bis 7 oder 8 zählst. Atme erst dann wieder ein und zähle wieder bis 3. Wiederhole das Ganze so lange, bis du den Eindruck hast, wieder normal atmen zu können.

Sollte ein*e Freund*in in der Nähe sein, dann kannst du ihn/sie bitten, gemeinsam mit dir auf das lange Ausatmen zu achten.

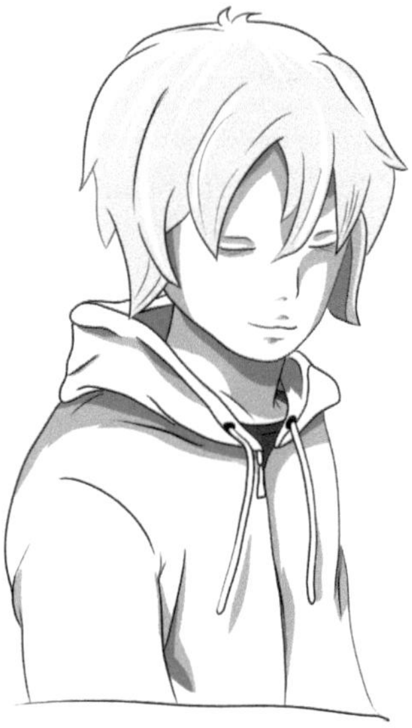

Hinweis: Manchmal wird empfohlen, dass man in eine Tüte atmen soll, wenn man hyperventiliert. Tatsächlich braucht es das nicht. Es reicht aus, lange auszuatmen.

Antriebslosigkeit und Rückzug

Wenn man traurig und unglücklich ist, dann ist es normal, dass man sich zurückzieht, keine Lust hat, jemanden zu sehen und viel Zeit im Bett verbringt. Vor allem, wenn man nicht mehr weiß, ob man noch leben möchte, dann stellt sich natürlich die Frage, warum man überhaupt noch irgendetwas machen sollte. Man hat weniger Energie, Aktivitäten kommen einem sinnlos oder einfach nur anstrengend vor.

Wenn es aber noch einen Teil in dir geben sollte, der nicht vom Sterben überzeugt ist, dann ist es sinnvoll – trotz Niedergeschlagenheit und Hoffnungslosigkeit –, aktiv zu bleiben (auch dann, wenn du dir dabei vorkommst wie ein Roboter). Mit ein bisschen Aktivität kannst du verhindern, dass deine Stimmung noch schlechter wird, du dich selbst noch weniger magst und deine Biochemie im Gehirn dich noch schlechter draufkommen lässt.

Achte vor allem darauf, dass du mindestens einmal am Tag etwas unternimmst, das entweder

- ☐ deinem Tag etwas Struktur gibt (z. B. regelmäßige Aufstehzeit, regelmäßige Mahlzeiten, Körperhygiene, regelmäßige Kontakte) oder
- ☐ dem entspricht, wie du sein willst (z. B. Zeit mit Freunden/Haustieren verbringen, Sport machen, Freunde anrufen/treffen, etwas für die Schule tun, lesen, ein Instrument spielen) oder
- ☐ dir eine (kleine) Auszeit verschafft (z. B. Kino, Fernsehen/Streamen, Lesen, Schlafen, Yoga, Entspannung, Sport, Freunde treffen, in der Natur sein, mit Hautieren spielen, Computerspiele) oder das
- ☐ du vor dir herschiebst, weil es unangenehm ist (z. B. aufräumen, putzen, lernen, Telefonate erledigen, Nachrichten beantworten, ein klärendes Gespräch führen).

Manchmal führen solche Aktivitäten dazu, dass du dich unmittelbar etwas besser fühlst. Oft ist es aber so, dass du überhaupt nicht direkt merken wirst, dass die Aktivitäten einen Unterschied machen. So wie manche Medikamente erst verzögert wirken, wirken manche Aktivitäten auch erst nach einiger Zeit. Klar ist aber, dass diese Aktivitäten dich davor schützen, dass es dir noch schlechter geht. Und das ist nicht nichts!

Grübeln

Anhaltende und quälende Grübelschleifen werden von vielen suizidalen Jugendlichen berichtet. Immer wieder drehen sich die Gedanken um eigenes Versagen, eigene Schwächen und Misserfolge. Immer mehr negative Erinnerungen fallen einem ein, immer schlechter denkt man von sich selbst und dem eigenen Leben. Die eigene Situation erscheint immer hoffnungsloser, die Motivation, etwas dagegen zu unternehmen, schwindet. In der Konsequenz wird die Stimmung immer schlechter, die Situation bleibt ungelöst und es entsteht Stoff für weitere Grübeleien.

Das kann so schlimm werden, dass der Gedanke aufkommt, es bliebe einem nur noch der Tod. Vor allem, weil die ganzen negativen Gedanken so belastend sind, dass es so scheint, als könne man nur durch einen Suizid »Ruhe in den Kopf bringen«.

Grübelzeiten müssen daher begrenzt werden! Lass dich nicht täuschen: Grübeleien zeichnen kein realistisches, sondern ein negativ-verzerrtes Bild deiner Situation. Natürlich ist gerade alles maximal schwierig und belastend. So ätzend und unlösbar, wie die Grübeleien es gerade aussehen lassen, ist es aber vielleicht nicht.

(1) Grübeln erkennen

Im ersten Schritt geht es darum, dass du schnell mitbekommst, dass du grübelst. Je schneller du darin bist, umso leichter kommst du wieder raus. Außerdem bekommst du – mit der Zeit – ein Gefühl dafür, in welchen Situationen du besonders leicht ins Grübeln kommst.

- Grübeln tritt häufiger auf, wenn es langweilig ist.
- Grübeln tritt vor allem am Morgen und am Abend auf.
- Grübeln tritt häufiger auf, wenn man alleine ist.
- Grübeln tritt häufig auf, wenn man sich kritisiert oder ungerecht behandelt fühlt.
- Grübeln tritt häufig auf, wenn man sich mit anderen Personen vergleicht (Social Media im Blick behalten!).
- Grübeln tritt auf, wenn man sich an traurige, belastende oder peinliche Dinge erinnert.

Manchmal weiß man nicht so genau, ob man gerade auf gute Weise über etwas nachdenkt oder grübelt. Immer wenn du dir unsicher bist, dann kannst du die sogenannte Zwei-Minuten Regel nutzen.

Zwei-Minuten Regel

Wenn du dir unsicher bist, ob du grübelst oder nachdenkst, dann denk einfach für zwei Minuten weiter und stell dir dann drei Fragen:
(1) Bin ich mit einer Problemlösung vorangekommen?
(2) Habe ich etwas verstanden, was mir vorher noch nicht klar war?
(3) Bin ich in der Zeit weniger selbstkritisch und/oder weniger depressiv geworden?
Sofern du nicht eine der Fragen klar bejahen kannst, grübelst du wahrscheinlich!

Grübeln

(2) Kontrolle über Grübeln gewinnen
Grübeln wird meistens als unkontrollierbar erlebt. Wenn man so denkt, dann fühlt man sich oft hilflos und versucht erst gar nicht, etwas gegen das Grübeln zu unternehmen. Da Grübeln eine komplexe, gedankliche Aktivität ist, lässt es sich grundsätzlich durch andere Aktivitäten, die viel Aufmerksamkeit brauchen (Sport, Lesen, Meditation etc.), unterbrechen. Manches davon wirkt nur kurzfristig, aber immerhin.

Auslöser kontrollieren: Wenn du – im Rahmen deiner Selbstbeobachtung – gemerkt haben solltest, dass Grübeln immer wieder in bestimmten Situationen auftritt, dann versuch diese Situationen umzugestalten. Das könnte Folgendes bedeuten:

- ▶ eine Zeitlang die Fotos deines/deiner Ex nicht betrachten und ihm/ihr nicht in sozialen Medien folgen, wenn dich das zuverlässig zum Grübeln bringt;
- ▶ Suizidinternetforen meiden, wenn dich das zum Grübeln provoziert;
- ▶ dein Zimmer aufräumen, wenn der Anblick des Chaos zuverlässig in Grübeleien mündet;
- ▶ weniger traurige Songs hören, wenn diese Grübelepisoden vorausgehen;
- ▶ in kritischen Situationen sozialen Kontakt suchen, wenn Grübeln vor allem durch Alleinsein ausgelöst wird;
- ▶ durch körperliche Aktivität oder Sport Anspannung/Unruhe reduzieren, wenn diese Grübeln hervorrufen.

Ablenkung: Ablenkung lässt sich einsetzen, wenn man bereits in eine Grübelepisode hineingerutscht ist oder merkt, dass man kurz davorsteht. Ablenkung kann dir die Pause verschaffen, die du brauchst, um wieder handlungsfähig zu werden. Grundsätzlich empfiehlt es sich, immer wieder für Abwechslung hinsichtlich der gewählten Ablenkungsstrategien zu sorgen. Vor allem Neues bindet die Aufmerksamkeit.

- ▶ etwas Interessantes lesen
- ▶ einen spannenden Film ansehen
- ▶ mit Interesse fernsehen
- ▶ bewusst Musik/Radio/Hörbücher hören
- ▶ Computerspiele spielen
- ▶ einen Kuchen backen
- ▶ jemanden anrufen

Grübeln

Aktivität: In vielen Fällen ist es hilfreich, sich nicht nur gedanklich oder eher passiv (durch Lesen, Fernsehen/Streamen etc.) abzulenken, sondern körperlich aktiv zu werden. Es lässt sich vermuten, dass körperliche Aktivität biochemische Vorgänge in Gang setzt, die dabei helfen, die eigene Stimmung zu stabilisieren. Wieder eignen sich besonders solche Tätigkeiten, die die ganze Aufmerksamkeit in Anspruch nehmen, weil sie interessant, spannend oder herausfordernd sind.

- Musik machen
- Workout machen
- Zimmer umräumen
- Tanzen
- Freunde treffen
- Jonglieren

Aufmerksamkeit auf gegenwärtige Sinneseindrücke: Einen Großteil unseres Alltags erledigen wir im »Autopiloten«-Modus: Unser Körper erledigt eine Sache, während wir gleichzeitig über andere Themen nachdenken. Wir fahren Rad und denken über eine Auseinandersetzung mit Freund*innen nach, wir sitzen im Unterricht und denken gleichzeitig über vergangene Misserfolge nach, wir unterhalten uns auf einer Party und denken gleichzeitig darüber nach, ob wir ein interessanter Mensch sind. In vielen dieser Situationen ist Ablenkung keine Option. Etwas, auf das du dich jedoch jederzeit und ohne weitere Hilfsmittel konzentrieren kannst, sind die Sinneseindrücke des Augenblicks. Der Versuch, im gegenwärtigen Moment präsent zu sein, kann ein hilfreiches Mittel gegen anhaltendes Grübeln sein. Richte deine Aufmerksamkeit – in solchen Situationen – auf gegenwärtige Sinneseindrücke (z. B. Gerüche, Farben, Geräusche, Körperhaltung) und versuche, ganz im gegenwärtigen Moment zu sein.

Tipp

Atemraum

Ein Sinneseindruck, auf den du immer fokussieren kannst, ist dein Atem. Richte deine ganze Aufmerksamkeit auf deinen Atem, auf jedes Einatmen und jedes Ausatmen, so wie sie aufeinanderfolgen, eins nach dem anderen. Der Fokus auf den Atem setzt immer und unmittelbar einen Anker im Hier und Jetzt und hilft dir, aus dem Grübeln herauszufinden.

In sozialen Situationen (Schule, Partys) solltest du versuchen, deine Aufmerksamkeit ganz nach außen auf die Situation zu richten, also auf die Dinge, die du sehen kannst, die andere Leute erzählen usw.

Grübeln

In Acht nehmen vor Gedankenunterdrückung! Sämtliche der beschriebenen Strategien helfen dabei, Kontrolle über das Grübeln zu bekommen. Du solltest jedoch nicht versuchen Gedanken zu unterdrücken (»Ich will da jetzt nicht länger drüber nachdenken!«). Das scheint zwar ein guter Plan zu sein, tatsächlich funktioniert es aber nicht und macht das Problem eher schlimmer. Gedanken lassen sich nicht einfach wegdrücken. Gut demonstrieren lässt sich dies an einem gängigen Gedankenexperiment.

Übung

Gedankenunterdrückungsexperiment
Für die nächste Minute ist es deine Aufgabe, NICHT an einen weißen Bären zu denken. An alles andere darfst du natürlich denken – nur an einen weißen Bären darfst du auf gar keinen Fall denken! Es ist ganz wichtig, dass du nicht an den weißen Bären denkst! Wenn du doch an einen weißen Bären denken solltest, dann mach bitte jedes Mal einen Strich auf ein Blatt Papier. Die Minute beginnt jetzt …

Wie fast alle Menschen hast du wahrscheinlich auch festgestellt, dass es auf diese Weise nicht gelingt, Gedanken an den weißen Bären zu verdrängen. Immer wieder »läuft der Bär durchs Bild« oder »lugt um die Ecke«. Das heißt, wenn man versucht, absichtlich nicht an bestimmte Dinge zu denken, tauchen gerade diese Gedanken häufiger auf. So entsteht leicht der Eindruck der Unkontrollierbarkeit (»Jetzt bemühe ich mich schon so sehr, nicht an die Schule zu denken, und trotzdem ist sie dauernd in meinem Kopf!«). Es handelt sich um einen normalen Effekt, der bei den allermeisten Menschen auftritt, wenn sie versuchen, Gedanken zu unterdrücken. Und wenn dies schon bei neutralen Dingen wie weißen Bären geschieht, ist klar, dass dies erst recht für Grübeleien gilt, die einen alles andere als kalt lassen.

Grübelaufschub und Grübelzeiten: Eine weitere Möglichkeit, Kontrolle über das Grübeln zu erfahren, besteht darin, feste Zeiten für das Grübeln zu reservieren. Inhalte, die bedacht werden müssen, können auf diese Weise nicht verloren gehen und gleichzeitig denkt man nicht zu allen Tageszeiten immer wieder darüber nach.

(1) Wenn du bemerkst, dass du anfängst zu grübeln, schreib dir bitte kurz auf, worüber du grübeln wolltest und verschieb das Grübeln auf einen späteren Zeitpunkt am Tag. Sag dir, dass du dir später Zeit nehmen wirst, diese Themen zu durchdenken, dass du dich jetzt aber um andere Dinge kümmern wirst.
(2) Leg jeden Tag eine Uhrzeit fest, zu der du dich für 15 bis 20 Minuten mit den Grübeleien beschäftigen wirst. Acht darauf, dass diese Zeiten mindestens zwei Stunden vor deiner Zubettgehzeit liegen.
(3) Erlaube dir, zu der vorgesehenen Zeit für 15 bis 20 Minuten zu grübeln. Stell dir einen Handyalarm, um sicher zu sein, dass du nicht länger grübelst. Geh dir dann das Gesicht waschen und mach, was immer du gerade machen wolltest.

Grübeln

Aufmerksamkeitstraining: Um die Kontrolle über das Grübeln langfristig zu trainieren, kannst du auch ein Aufmerksamkeitstraining nutzen. Diese helfen nicht kurzfristig, sondern setzen – ähnlich wie Sport – eine gewisse Übung voraus. Ein solches Training, die so genannte Attention Training Technique (ATT), kannst du auf der folgenden Internetseite streamen: www.metakognitivetherapie.de

(3) Versprechungen des Grübelns prüfen

Manche Leute grübeln auch deshalb viel, weil sie mit dem Grübeln *positive* Aspekte verbinden oder das Grübeln irgendwie auch sinnvoll finden. Beispiele für solche Ideen und Überzeugungen sind:

- Grübeln hilft mir, mich besser zu verstehen.
- Grübeln hilft mir dabei, Dinge zu verarbeiten.
- Grübeln hilft mir dabei, Problemlösungen zu finden.
- Ich muss über meine Fehler nachdenken, um aus ihnen zu lernen.
- Grübeln hilft mir, mich auf Enttäuschungen und Schwierigkeiten vorzubereiten.
- Darüber nachzudenken, wie schlecht ich bin, ist die Strafe, die ich verdiene.
- Grübeln trägt dazu bei, dass ich wichtige Personen oder Ereignisse nicht vergesse.

Wenn man so etwas denkt, dann rutscht man natürlich leichter ins Grübeln hinein. Überleg deshalb einmal ganz kritisch, ob dir das Grübeln irgendetwas verspricht und ob Grübeln dieses Versprechen tatsächlich einhält!

Fazit

In einer Krise schafft es niemand, völlig auf Grübeln zu verzichten. Nutze aber deine Spielräume und versuche – so gut es eben geht –, Grübelprozesse zu begrenzen.

Schlafstörungen

Wenn es einem nicht gut geht, dann wirkt sich das oft auf den Schlaf aus. Manche schlafen viel mehr und länger als sonst. Andere können nicht einschlafen, werden in der Nacht immer wieder wach oder tun sich schwer damit, morgens auszuschlafen. Schlafstörungen sind sehr unangenehm, aber nicht gefährlich! Der Körper holt sich den notwendigen Tiefschlaf auch dann, wenn die gesamte Schlafzeit deutlich kürzer ist als üblich. Lass dich von deinen aktuellen Schlafproblemen daher nicht ängstigen! Es ist ein Mythos anzunehmen, dass man eine bestimmte Stundenzahl schlafen müsste oder dass man bei unzureichendem Schlaf weniger leistungsfähig sei.

Stell dich darauf ein, dass du in der Zeit der Krise nicht gut schlafen kannst. Das wird sich wieder bessern. Gleichzeitig gibt es einige Regeln auf die du achtgeben kannst, um deinen Schlaf zu verbessern:

- Halte jeden Tag (auch am Wochenende) regelmäßige Aufsteh- und Ins-Bettgeh-Zeiten (max. Abweichung 30 Minuten) ein (auch wenn das schrecklich spießig klingt). Regelmäßigkeit ist eine Voraussetzung dafür dar, dass sich die verschiedenen biologischen Rhythmen deines Körpers aufeinander abstimmen können.
- Mache tagsüber keine Nickerchen. Jedes noch so kurze Nickerchen führt dazu, dass der Schlafdruck unmittelbar massiv abnimmt. Und dann kann man in der Nacht nicht mehr schlafen. Achte vor allem darauf, bei den Schulaufgaben oder vor dem Rechner/Fernseher nicht kurz einzudösen.
- Wenn du nachts immer wieder anfängst zu grübeln, dann schreib dir deine Grübelthemen vor dem Zubettgehen auf (dadurch werden sie nicht so drängend, weil sie ja nicht »verloren gehen« können).
- Nutze dein Bett nur zum Schlafen (und nicht zum Lesen, Streamen, Telefonieren).
- Verringere die Zeit, die du im Bett liegst: Leg dich also nicht ganz früh ins Bett und bleib nicht möglichst lange im Bett liegen – hierdurch verringert sich dein »Schlafdruck«.
- Trink vor dem Zubettgehen keinen Alkohol: Alkohol hilft zwar manchen beim Einschlafen. Er beeinträchtigt aber die Schlafqualität und führt in der zweiten Nachthälfte oft zu Durchschlafproblemen.
- Trink 4 bis 8 Stunden vor dem Zubettgehen keine koffeinhaltigen Getränke (Kaffee, Cola, Energy-Drinks) mehr.
- Größere Mengen an Essen und/oder Trinken sollten drei Stunden vor dem Schlafengehen vermieden werden.
- Vermeide körperliche Überanstrengung nach 18 Uhr. Mach am Tag aber auf jeden Fall Sport. Starke körperliche Anstrengung regt unser sogenanntes sympathisches Nervensystem an. Es braucht mehrere Stunden, bis die Aktivität des sympathischen Nervensystems wieder abflaut. Umgekehrt können Menschen, die tagsüber kaum einer körperlichen Betätigung nachgehen, durch regelmäßiges körperliches Training ihren Schlaf verbessern.
- Wenn du nachts nicht schlafen kannst, dann steh auf und tu etwas Ablenkendes (Buch lesen, Zeitschrift lesen) oder etwas Sinnvolles (z. B. Schulaufgaben), sodass dir die verstreichende Zeit weniger qualvoll oder sinnlos erscheint.
- Wenn du nachts aufwachst, dann solltest du nichts essen: Regelmäßiges Essen in der Nacht führt innerhalb kurzer Zeit dazu, dass dein Körper von selbst nachts wach wird, weil er erwartet, von dir »gefüttert« zu werden.

Schlafstörungen

Entspannungsverfahren wie die Progressive Muskelrelaxation (PMR) lassen sich auch nutzen, um den Schlaf zu verbessern. Wenn du das schon mal gemacht haben solltest, dann fang wieder damit an. Ansonsten kannst du es einfach einmal ausprobieren. Du kannst angeleitete PMR-Übungen bei YouTube streamen. Ein Entspannungsverfahren wirkt nicht unmittelbar, sondern setzt eine gewisse Übung voraus. Du solltest daher erstmal mit gedämpften Erwartungen da rangehen.

Weitergehende Informationen rund um das Thema Schlaf findest du auf der folgenden Internetseite: https://schlafgestoert.de/site-1.html

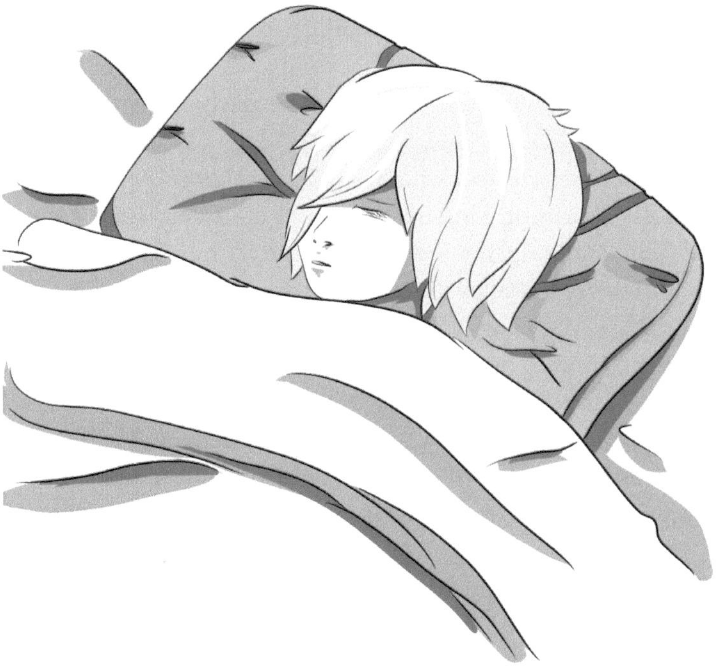

Albträume

Stress und Belastungen können mit Albträumen einhergehen. Die häufigsten Inhalte von Albträumen sind: Verfolgung, Tod anderer, der eigene Tod, Stürze, eigene Verletzungen, Versagen, furchterregende Personen oder Monster. Die Träume sind dabei unterschiedlich realitätsnah. Gefährlich sind Albträume nicht (und sie sagen auch nichts über den jeweiligen Träumer aus), natürlich ist das Erleben von Albträumen aber unglaublich belastend.

Verschiedene Punkte solltest du im Umgang mit Albträumen beachten:

(1) Albträume können als Nebenwirkung von Medikamenten auftreten. Nimmst du ein neues Medikament ein? Wenn ja, dann frag deine Eltern oder deine*n Ärzt*in, ob die Albträume mit dem Medikament zusammenhängen können.

(2) Wie in Bezug auf die Schlafstörungen allgemein, solltest du auf die Regeln zur Schlafhygiene achten.

(3) Verzichte (zeitweilig) darauf, Horrorfilme zu gucken bzw. Bücher mit gruseligem oder bedrohlichem Inhalt zu lesen.

(4) Verschaff dir ein ganz genaues Bild von deinen Albträumen:

Tipp

Geh abends mit dem Vorsatz ins Bett, dich am Morgen an den Traum erinnern zu wollen. Leg dir Papier und Stift/Diktiergerät/Smartphone griffbereit in die Nähe deines Bettes. Schreib direkt beim Erwachen deine Erinnerungen an den Albtraum auf. Schreib den Traum in der Ich-Perspektive und in der Jetzt-Form auf (»Ich gehe durch einen dunklen Gang. Ein Geräusch ist zu hören …«). Schreib alles so detailliert wie möglich auf: Was hast du während des Traums gesehen, gehört, gefühlt und gedacht?

(5) Achte auf regelmäßige Schlafzeiten. Manche versuchen möglichst lange wach zu bleiben oder stellen sich einen Wecker, um vor Einsetzen der Albträume wieder wach zu sein. Beides ist nicht gut: Die Schlafphasen, in denen Alpträume auftreten, lassen sich nicht unterdrücken, so dass du hierdurch langfristig nur müder und ängstlicher wirst.

(6) Sollten dir diese Strategien nicht helfen, dann gibt es spezielle Programme zur Behandlung von Albträumen. Sprich deine*n Therapeut*in hierauf an.

INFO 21 • T

Hinweise zur ambulanten Weiterbehandlung

Die folgenden Punkte sollten beachtet werden, wenn suizidale Kinder und Jugendliche ambulant behandelt werden.

(1) Sitzungsfrequenz erhöhen
Suizidale Krisen weisen einen schnell fluktuierenden Verlauf auf. Es sollten daher (bestenfalls) mehrere Sitzungen pro Woche vereinbart werden: Zum einen kann auf diese Weise eine relative enge Überwachung des klinischen Zustandes sichergestellt werden und zum anderen entwickeln Patient*innen durch das Wissen um einen baldigen Behandlungstermin häufig ein Gefühl der Sicherheit. Mindestens einmal pro Woche sollte zudem ein persönliches Gespräch oder ein Telefonat mit den Eltern erfolgen.

(2) Telefonkontakte vereinbaren
Zwischen den Sitzungen können zusätzlich kurze Telefonate (5–10 Minuten) sinnvoll sein, um den Zustand der Patient*innen abzuklären und kleinere Aufgaben zur Verhaltensaktivierung zu besprechen.

(3) Absprachen dafür treffen, wenn Absprachen nicht eingehalten werden
Sollte ein*e suizidale*r Patient*in – ohne abzusagen – nicht zur Sitzung erscheinen und telefonisch nicht zu erreichen sein, müssen unmittelbar die Eltern kontaktiert werden. Sollte unklar sein, wo der/die Patient*in sich befindet, dann muss die Polizei verständigt werden. Im Sinne eines transparenten Vorgehens sollten Patient*in und Eltern über dieses Vorgehen vorab informiert werden und entsprechende Absprachen getroffen werden.

(4) Supervisor*in/Intervisor*in einschalten
Im Umgang mit suizidalen Patient*innen bietet es sich an, eine*n Kolleg*in zu Intervisions- bzw. Supervisionszwecken einzuschalten, um den therapeutischen Prozess zu reflektieren, Verantwortung zu teilen und eigene Ambivalenzen und Ängste zu klären.

(5) Suizidalität im Auge behalten
Zu Beginn jeder Folgesitzung muss suizidales Erleben und Verhalten (insbesondere eine Intensivierung desselben) abgeklärt und das therapeutische Vorgehen entsprechend angepasst werden.

Schweigepflichtentbindung

Hiermit erklären wir uns einverstanden, dass Herr/Frau ....

Auskünfte über ...., geb. am. ....,

wohnhaft ....

an/von Herrn/Frau

....

Name

....

Anschrift

....

Kontaktdaten

weitergeben bzw. einholen darf.

....	....
Ort, Datum	Unterschrift Patient*in
....	....
Unterschrift Sorgeberechtigte*r	Unterschrift Sorgeberechtigte*r

Schweigepflichtentbindung (Austausch mit Eltern)

Hiermit entbinde ich Herrn/Frau ....

von der Schweigepflicht gegenüber meinen Eltern.

....

Name

....

Anschrift

....

Kontaktdaten

....

Name

....

Anschrift

....

Kontaktdaten

Im Fall, dass ich einen vereinbarten Termin nicht wahrnehme – ohne vorher abgesagt zu haben –, darf mein*e Therapeut*in Kontakt zu meinen Eltern aufnehmen, um sich nach meinem Verbleib zu erkundigen.

Diese Schweigepflichtentbindung gilt vom .... bis zum ....

....	....
Ort, Datum	Unterschrift Patient*in
....	....
Vor- und Nachname (in Druckschrift)	Geb.-Datum

Indikation stationäre Unterbringung

Stationäre Aufnahme grundsätzlich indiziert
Nach einem Suizidversuch oder einem abgebrochenen Suizidversuch, wenn

- der/die Patient*in psychotisch ist,
- die Letalitätsabsicht hoch war (Tod wurde erwartet) bzw. Vorkehrungen getroffen wurden, um nicht gefunden bzw. gerettet zu werden,
- Suizidabsicht weiterhin besteht,
- eine Zunahme emotionaler Belastung festzustellen ist oder der/die Patient*in bedauert, den Versuch überlebt zu haben,
- eingeschränkte familiäre bzw. soziale Unterstützung besteht (inkl. disharmonische Elternbeziehung); der/die Patient*in in Extremsituation (z. B. auf der Straße) lebt,
- der/die Patient*in impulsives und/oder stark agitiertes Verhalten bzw. schlechte Compliance/Motivation in Bezug auf ambulante Therapie zeigt,
- der/die Patient*in eine Bewusstseinsveränderung von mutmaßlich metabolischer, toxischer, infektiöser oder unklarer Ätiologie aufweist, die eine weitere Abklärung erforderlich macht,
- die Suizidalität nicht eigeschätzt werden kann.

Bei Vorliegen von Suizidgedanken und

- einem spezifischen Plan von hoher Letalität,
- starker Suizidabsicht und mangelnder Absprachefähigkeit.

Stationäre Aufnahme möglicherweise notwendig
Nach einem Suizidversuch oder einem abgebrochenen Suizidversuch, wenn

- die oben beschriebenen Merkmale nicht zutreffen.

Bei Vorliegen von Suizidgedanken und

- Psychose,
- psychischer Störung,
- vergangenen Suizidversuchen, insbesondere wenn es sich um medizinisch ernsthafte Versuche gehandelt hat,
- Verdacht auf das Vorliegen eines begünstigenden medizinischen Krankheitsfaktor (z. B. akute neurologische Erkrankung, Krebs, Infektionserkrankung),
- mangelnder Ansprache auf teilstationäre oder ambulante Behandlung bzw. Unfähigkeit, einer solchen nachzukommen,
- eingeschränkter familiärer bzw. sozialer Unterstützung; wenn der/die Patient*in in Extremsituation (z. B. auf der Straße) lebt,

Indikation stationäre Unterbringung

- dem Fehlen einer bestehenden Therapeut*innen-Patient*innen-Beziehung oder fehlendem Zugang zu zeitnaher ambulanter Behandlung,
- fremdanamnestischen Hinweisen, die auf das Vorliegen eines starken Suizidrisikos und einen aktuellen Anstieg desselben hinweisen (auch dann, wenn der/die Patient*in selbst ein entsprechendes Risiko nicht berichtet).

Entlassung aus geschützter Umgebung gegebenenfalls – und unter der Voraussetzung, dass Empfehlungen zur Weiterbehandlung gegeben wurden – möglich
Nach einem Suizidversuch oder bei Vorliegen von Suizidgedanken, wenn

- Suizidalität in Reaktion auf ein auslösendes Ereignis (z. B. Beziehungsschwierigkeiten, gescheiterte Prüfung) aufgetreten ist und sich die Sicht des/der Patient*in auf die Lebenssituation während des stationären Aufenthalts verändert hat,
- die (geplante) Suizidmethode nur von geringer Letalität ist/war,
- der/die Patient*in in einem stabilen und unterstützenden Lebensumfeld lebt,
- der/die Patient*in in der Lage ist, Behandlungsempfehlungen nachzukommen, eine*n Therapeut*in kontaktiert hat und wenn möglich eine Behandlung bereits begonnen hat,
- Gründe für das Weiterleben bzw. gegen das Sterben benannt werden können und eine Distanzierung von akuter Suizidalität sicher erfolgt.

Ablauf: freiwillige stationäre Unterbringung

(1) Stationären Aufenthalt nahelegen

> **Beispiel**
>
> »Nach allem, was du mir erzählt hast, schätze ich das Risiko, dass du dir etwas antun könntest, als sehr hoch ein. Ich mache mir daher große Sorgen um dich und halte einen Klinikaufenthalt für notwendig. Das klingt für dich vielleicht jetzt übertrieben oder sogar bedrohlich. Um in der jetzigen Situation Schutz und Sicherheit für dich zu gewährleisten, ist es aber sicher eine gute Hilfe. So kannst du etwas Abstand zu den Problemen in deinem Alltag bekommen. Lass uns das als erstes mit deinen Eltern gemeinsam besprechen. Willst du deine Eltern anrufen oder soll ich das für dich übernehmen?«

Ängste und Vorbehalte der Patient*innen sowie der Bezugspersonen gegenüber einer stationären Behandlung sollten sorgfältig besprochen und validiert werden. Klären Sie gegebenenfalls ausführlich über das Setting Kinder- und Jugendlichenpsychiatrie und das weitere Vorgehen auf.

(2) Transport organisieren und Formulare ausfüllen

Der Transport in die Klinik sollte auf unmittelbarem Weg erfolgen. Bestenfalls holen die Eltern/Sorgeberechtigte den/die Patient*in ab und begleiten ihn/sie in die Klinik.

Sollten die Eltern/Sorgeberechtigten nicht verfügbar sein oder sich einen Transport nicht zutrauen, dann bestehen folgende Möglichkeiten:

- Therapeut*in/Praxismitarbeiter*in und Patient*in fahren gemeinsam mit einem Taxi in die Klinik.
- Ein Krankentransportwagen (KTW) wird angefordert, um den/die Patient*in in die Klinik zu bringen.

Achtung: Der/Die Patient*in sollte zu diesem Zeitpunkt nicht allein zur Klinik fahren.
Das Formular auf INFO 27 »Verordnung von Krankenhausbehandlung« und – in Abhängigkeit von der Transportart – das Formular auf INFO 28 »Verordnung einer Krankenbeförderung« sollte ausgefüllt und den Eltern/Sorgeberechtigten oder Sanitäter*innen mitgeben werden.

(3) Patient*in in der Klinik ankündigen

Kontaktieren Sie den/die diensthabende Ärzt*in der notfallaufnehmenden Klinik, kündigen Sie den/die Patient*in an und informieren Sie über deren/dessen Zustand und die Risikoeinschätzung. Hinterlassen Sie Ihre eigene Telefonnummer für etwaige Rückfragen.

INFO 24 • T

Ablauf: unfreiwillige stationäre Einweisung

(1) Notwendigkeit einer stationären Aufnahme klar benennen

Beispiel

»Ich halte dich aktuell für stark suizidgefährdet. Du bist in einer schweren Krise und wahrscheinlich könnten viele Menschen deinen Wunsch zu sterben nachvollziehen, aber ich weiß, dass Krisen vorübergehend sind. Als Therapeut*in und als eine dir nahestehende Person bin ich verpflichtet, alles zu tun, um dich von einem Suizid abzuhalten. Da du dich auf eine freiwillige stationäre Unterbringung nicht einlassen kannst, muss ich eine unfreiwillige stationäre Behandlung prüfen lassen.

Ich werde deine Eltern kontaktieren und gemeinsam werden wir deine aktuelle Lage und die Notwendigkeit eines stationären Aufenthalts dann noch mal besprechen.«

Sollten die Eltern/Sorgeberechtigten nicht verfügbar sein:

»Ich werde jetzt die Polizei verständigen, diese wird dich in eine Klinik bringen und dort wird dann ein*e Ärzt*in darüber entscheiden, ob er/sie dir – so wie ich – einen stationären Aufenthalt nahelegen wird.«

Sollten die Eltern/Sorgeberechtigten mit einer als absolut notwendig erachteten unfreiwilligen Unterbringung nicht einverstanden sein:

An die Eltern: »Da ich die Lage so einschätze, dass sich Ihr Kind in Gefahr um Leib und Leben befindet und Sie einer absolut notwendigen Unterbringung nicht zustimmen, werde ich das Jugendamt kontaktieren und über die Gefährdungslage Ihres Kindes in Kenntnis setzen.«

(2) Patient*innen nicht allein lassen und Eltern dazu holen

Wenn möglich: Binden Sie Kolleg*innen/Praxismitarbeiter*innen ein, so dass eine Person bei dem/der Patient*in bleiben kann und die andere Person die Telefonate führen und die Eltern bzw. die Polizei in Empfang nehmen kann.

Wenn der/die Patient*in die Praxis verlässt, bevor weitere Hilfe eingetroffen ist: Informieren Sie Eltern und Polizei und veranlassen Sie eine Fahndung.

Wenn die Patient*in und Eltern die Praxis verlassen, bevor weitere Hilfe eingetroffen ist: Besprechen Sie mit dem Jugendamt das Procedere (vom Jugendamt der Stadt/Kommune abhängig), informieren Sie ggf. die Polizei und veranlassen eine Fahndung.

(3) Notfallaufnehmende Klinik kontaktieren

Erfragen Sie, in welche Klinik der/die Patient*in gebracht wird. Kontaktieren Sie den/die diensthabende*n Ärzt*in der notfallaufnehmenden Klinik, kündigen Sie den/die Patient*in an und informieren Sie über deren/dessen Zustand und die Risikoeinschätzung. Hinterlassen Sie Ihre eigene Telefonnummer für etwaige Rückfragen.

Zwangsmaßnahmen: rechtliche Situation

Sollte ein*e Patient*in sich als nicht ausreichend absprachefähig zeigen, keine Absprachen treffen wollen und akute Suizidalität mit einer konkreten Handlungsabsicht bestehen, kann eine Unterbringung in einer kinder- und jugendpsychiatrischen Klinik gegen den Willen der Patient*innen notwendig werden. Dies bedeutet immer eine Freiheitsentziehung und somit einen Eingriff in das Grundrecht der persönlichen Freiheit. In Deutschland gibt es hierzu für Kinder und Jugendliche drei Möglichkeiten:

(1) die Unterbringung nach dem PsychKG (Psychisch-Kranke-Hilfen-Gesetz oder je nach Bundesland: Unterbringungsgesetz, Freiheitsentziehungsgesetz),
(2) die Unterbringung nach dem BGB § 1631 (Bürgerliches Gesetzbuch) und
(3) die Inobhutnahme nach SGB VIII § 42.

Unterbringung nach dem PsychKG

Es gibt in allen Bundesländern ein Ländergesetz, welches freiheitsentziehende Maßnahmen bei psychisch Kranken regelt (meist PsychKG oder Unterbringungsgesetz bzw. Freiheitsentziehungsgesetz). Inhaltlich ist all diesen Ländergesetzen gemeinsam, dass es eine unmittelbar bevorstehende akute Gefährdung aufgrund einer psychischen Krankheit geben muss. Diese Gefährdung kann den/die Patient*in selbst (Selbstgefährdung) oder andere (Fremdgefährdung) betreffen. Zweck einer Unterbringung nach PsychKG ist die Gefahrenabwehr (nicht eine Behandlung). Im Rahmen einer Unterbringung nach dem PsychKG sind Zwangsmedikationen und Sicherungsmaßnahmen (z. B. Fixierungen) zur unmittelbaren Gefahrenabwehr möglich. Das Gericht muss von einem Facharzt über die drohende Gefährdung und Notwendigkeit einer Unterbringung informiert werden. Eine Behandlung bei entsprechender Gefährdungslage kann auch gegen den Willen der Eltern/Sorgeberechtigten initiiert werden.

Unterbringung nach BGB § 1631

Eine Unterbringung nach BGB § 1631 ist bei Zustimmung der Eltern/Sorgeberechtigten zu bevorzugen. Dieser Weg der Unterbringung erfordert eine richterliche Genehmigung nach einem Antrag der Eltern/Sorgeberechtigten und einer ärztlichen Stellungnahme mit Begründung für die Unterbringung beim zuständigen Familiengericht. Eine Unterbringung ist darüber auch bis zum Eintreffen des/der zuständigen Familienrichter*in bei der noch ausstehenden ausdrücklichen Genehmigung möglich, wenn damit ein Aufschub von Gefahr verbunden ist.

Inobhutnahme nach SGB VIII § 42

Eine Inobhutnahme durch das Jugendamt mit Unterbringung in einer geeigneten Einrichtung (dies kann eine Kinder- und Jugendpsychiatrie sein) ist möglich, wenn das Kind oder die Jugendliche darum bittet oder eine dringende Gefahr für das Wohl des Kindes oder der Jugendlichen vorliegt. Dies gilt für den Zeitraum von maximal 24 Stunden und erfordert das Einverständnis des/der Patient*in und/oder der Eltern/Sorgeberechtigten oder eine familiengerichtliche Entscheidung. Eine Unterbringung über eine Inobhutnahme durch das Jugendamt kann ebenfalls erfolgen, wenn die Eltern/Sorgeberechtigten nicht einbezogen werden können oder wollen. Eine Unterbringung ist zudem möglich, wenn die Eltern/Sorgeberechtigten die Unterbringung ablehnen, nach ärztlicher Einschätzung jedoch eine Gefahr für Leib und Leben besteht.

Ausfüllhilfe: Akutbehandlung (PTV 12)

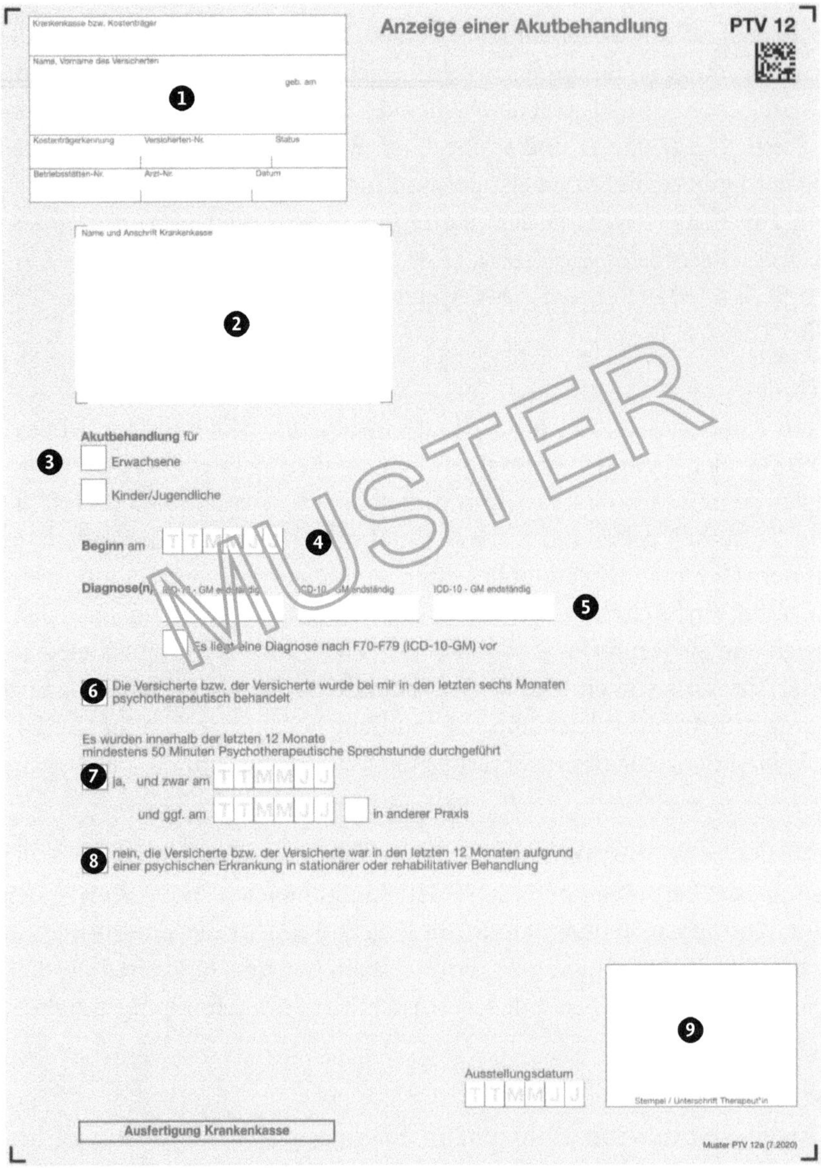

Krankenkasse bzw. Kostenträger

Name, Vorname des Versicherten

geb. am

❶

Kostenträgerkennung | Versicherten-Nr. | Status

Betriebsstätten-Nr. | Arzt-Nr. | Datum

Anzeige einer Akutbehandlung

PTV 12

Name und Anschrift Krankenkasse

❷

Akutbehandlung für

❸ Erwachsene

Kinder/Jugendliche

Beginn am T T M M J J ❹

Diagnose(n) ICD-10 - GM endständig | ICD-10 - GM endständig | ICD-10 - GM endständig ❺

Es liegt eine Diagnose nach F70-F79 (ICD-10-GM) vor

❻ Die Versicherte bzw. der Versicherte wurde bei mir in den letzten sechs Monaten psychotherapeutisch behandelt

Es wurden innerhalb der letzten 12 Monate mindestens 50 Minuten Psychotherapeutische Sprechstunde durchgeführt

❼ ja, und zwar am T T M M J J

und ggf. am T T M M J J in anderer Praxis

❽ nein, die Versicherte bzw. der Versicherte war in den letzten 12 Monaten aufgrund einer psychischen Erkrankung in stationärer oder rehabilitativer Behandlung

❾

Ausstellungsdatum T T M M J J

Stempel / Unterschrift Therapeut*in

Ausfertigung Krankenkasse

Muster PTV 12a (7.2020)

MUSTER

Allgemein: Einzelbehandlung mit 12 x 50-minütigen Sitzungen od. 24 x 25-minütigen Sitzungen. Zusätzlich sind 3 x 50- bzw. 6 x 25-minütige Sitzungen mit Bezugspersonen möglich. Die Akutbehandlung ist anzeigepflichtig, aber nicht genehmigungspflichtig. PTV 12 an die Krankenkasse schicken; es braucht keinen Konsiliarbericht.

❶ Bedrucken
❷ Name/Anschrift der Krankenkasse
❸ Eintragen, dass die Akutbehandlung bei einem Kind/Jugendlichen durchgeführt wird.
❹ Beginn der Akutbehandlung eintragen (spätestens der Tag, an dem die Behandlung startet).
❺ Diagnosen (ICD-Ziffer) und Diagnosesicherheit (G = gesichert) eintragen
❻ Ausschluss: Wenn dieses Feld zutrifft, dann gibt es keine Indikation zur Akutbehandlung!
❼ Eine Sprechstunde vor der Akutbehandlung ist verpflichtend (kann auch in anderer Praxis gewesen sein). Bei 50-minütiger Sprechstunde ein Datum eintragen; bei zwei 25-minütigen Sprechstunden zwei Datumsangaben.
❽ Auf eine Sprechstunde vor der Akutbehandlung darf verzichtet werden, wenn die/der Versicherte aus stationärer oder rehabilitativer Behandlung entlassen wurde.
❾ Stempel/Unterschrift Therapeut*in

Ausfüllhilfe: Verordnung von Krankenhausbehandlung

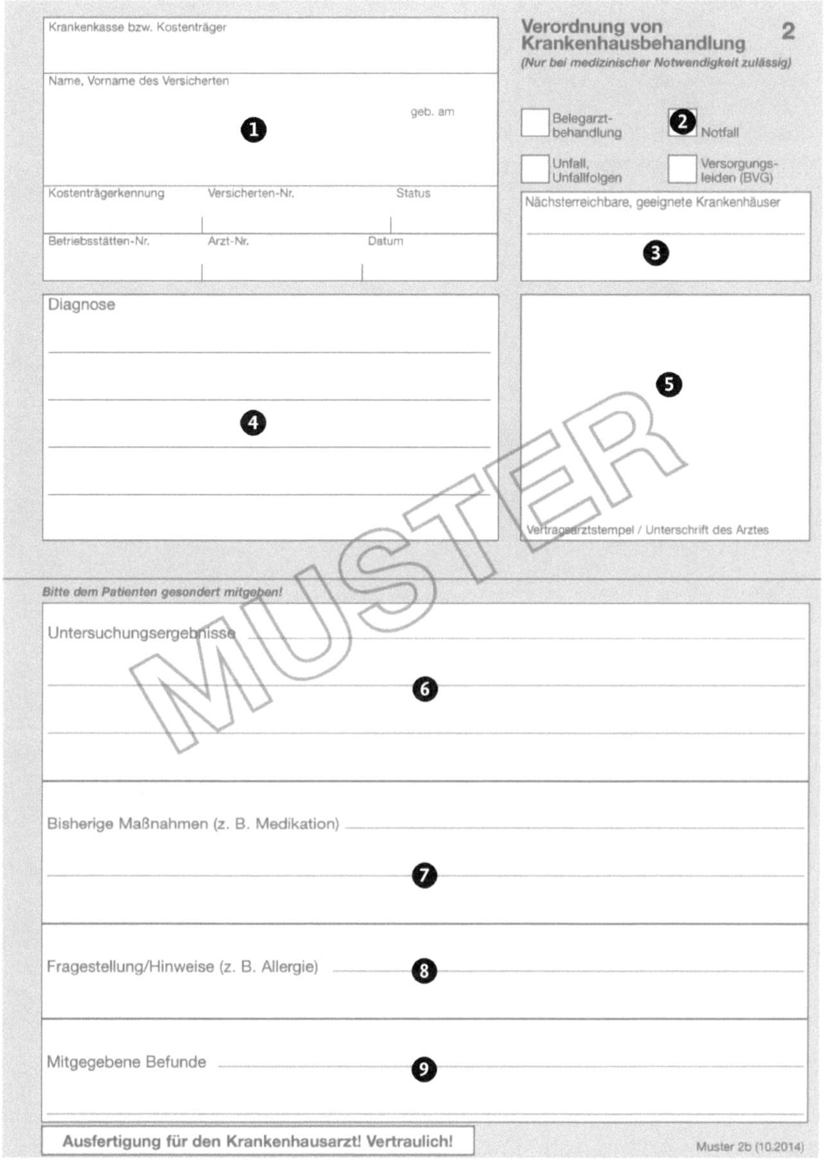
Krankenkasse bzw. Kostenträger

Name, Vorname des Versicherten

geb. am

❶

Kostenträgerkennung | Versicherten-Nr. | Status

Betriebsstätten-Nr. | Arzt-Nr. | Datum

Verordnung von Krankenhausbehandlung 2

(Nur bei medizinischer Notwendigkeit zulässig)

Belegarzt-behandlung

❷ Notfall

Unfall, Unfallfolgen

Versorgungs-leiden (BVG)

Nächsterreichbare, geeignete Krankenhäuser

❸

Diagnose

❹

❺

Vertragsarztstempel / Unterschrift des Arztes

MUSTER

Bitte dem Patienten gesondert mitgeben!

Untersuchungsergebnisse

❻

Bisherige Maßnahmen (z. B. Medikation)

❼

Fragestellung/Hinweise (z. B. Allergie) ❽

Mitgegebene Befunde ❾

Ausfertigung für den Krankenhausarzt! Vertraulich!

Muster 2b (10.2014)

❶ Bedrucken
❷ Notfall ankreuzen
❸ Namen der zuständigen Klinik eintragen
❹ Diagnosen (ICD-Ziffer)
❺ Stempel/Unterschrift Therapeut*in
❻ Ergebnisse der Risikoabschätzung eintragen (z. B. drängende Suizidgedanken, Suizidversuch in der Vorgeschichte, regelmäßige Selbstverletzungen, keine Distanzierung usw.)
❼ Laufende Behandlungsmaßnahmen auflisten (z. B. Verhaltenstherapie seit 5 Monaten; gesetzliche*r Betreuer*in, Medikation)
❽ Bitte um stationäre Aufnahme zur Krisenintervention eintragen
❾ Wenn vorhanden: Behandlungsbericht bzw. Dokumentation der Risikoabschätzung mitgeben

Ausfüllhilfe: Verordnung einer Krankenbeförderung

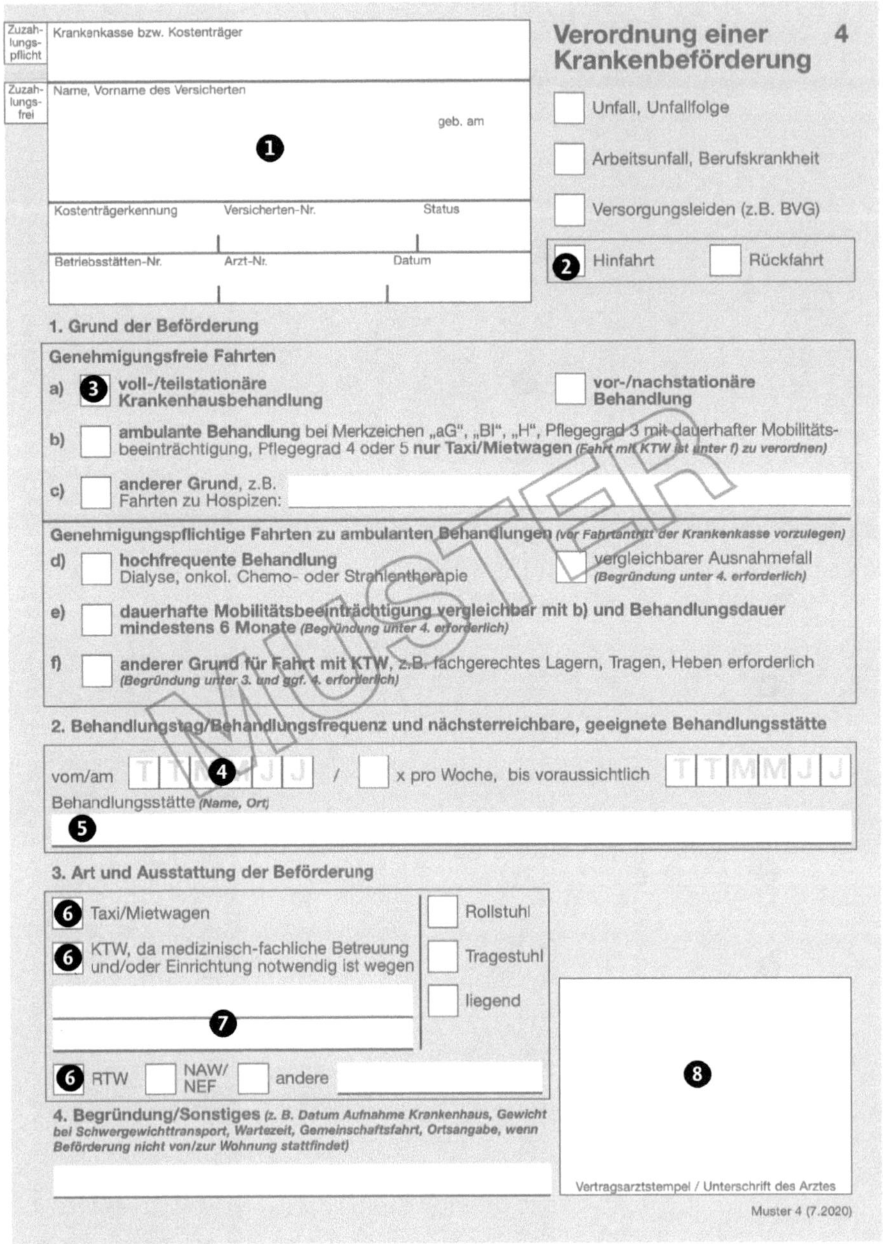

Zuzahlungspflicht | Zuzahlungsfrei

Krankenkasse bzw. Kostenträger

Name, Vorname des Versicherten — geb. am ❶

Kostenträgerkennung | Versicherten-Nr. | Status

Betriebsstätten-Nr. | Arzt-Nr. | Datum

Verordnung einer Krankenbeförderung 4

☐ Unfall, Unfallfolge
☐ Arbeitsunfall, Berufskrankheit
☐ Versorgungsleiden (z.B. BVG)
❷ Hinfahrt ☐ Rückfahrt

1. Grund der Beförderung

Genehmigungsfreie Fahrten

a) ❸ **voll-/teilstationäre Krankenhausbehandlung** ☐ **vor-/nachstationäre Behandlung**

b) ☐ **ambulante Behandlung** bei Merkzeichen „aG", „Bl", „H", Pflegegrad 3 mit dauerhafter Mobilitätsbeeinträchtigung, Pflegegrad 4 oder 5 **nur Taxi/Mietwagen** *(Fahrt mit KTW ist unter f) zu verordnen)*

c) ☐ **anderer Grund**, z.B. Fahrten zu Hospizen:

Genehmigungspflichtige Fahrten zu ambulanten Behandlungen *(vor Fahrtantritt der Krankenkasse vorzulegen)*

d) ☐ **hochfrequente Behandlung** Dialyse, onkol. Chemo- oder Strahlentherapie ☐ vergleichbarer Ausnahmefall *(Begründung unter 4. erforderlich)*

e) ☐ **dauerhafte Mobilitätsbeeinträchtigung vergleichbar mit b) und Behandlungsdauer mindestens 6 Monate** *(Begründung unter 4. erforderlich)*

f) ☐ **anderer Grund für Fahrt mit KTW**, z.B. fachgerechtes Lagern, Tragen, Heben erforderlich *(Begründung unter 3. und ggf. 4. erforderlich)*

MUSTER

2. Behandlungstag/Behandlungsfrequenz und nächsterreichbare, geeignete Behandlungsstätte

vom/am T T M M J J ❹ / ☐ x pro Woche, bis voraussichtlich T T M M J J

Behandlungsstätte *(Name, Ort)* ❺

3. Art und Ausstattung der Beförderung

❻ Taxi/Mietwagen
❻ KTW, da medizinisch-fachliche Betreuung und/oder Einrichtung notwendig ist wegen ❼
❻ RTW ☐ NAW/NEF ☐ andere

☐ Rollstuhl
☐ Tragestuhl
☐ liegend

4. Begründung/Sonstiges *(z. B. Datum Aufnahme Krankenhaus, Gewicht bei Schwergewichttransport, Wartezeit, Gemeinschaftsfahrt, Ortsangabe, wenn Beförderung nicht von/zur Wohnung stattfindet)*

❽ Vertragsarztstempel / Unterschrift des Arztes

Muster 4 (7.2020)

❶ Bedrucken
❷ Hinfahrt ankreuzen
❸ voll-/teilstationär ankreuzen
❹ Datum eintragen
❺ Namen und Anschrift der zuständigen Klinik eintragen
❻ Ankreuzen, ob die Fahrt mit einem Taxi (bei Kindern/Jugendlichen auf Begleitung achten), einem Krankentransportwagen (KTW) oder einem Rettungswagen (RTW) stattfinden soll. Die Auswahl ist abhängig vom Betreuungs-/Sicherungsaufwand während der Fahrt.
❼ »Suizidalität« eintragen
❽ Stempel/Unterschrift Therapeut*in

Umgang mit hochakuter Suizidalität (Person droht zu springen)

(1) Eigene Sicherheit im Blick behalten
Ausreichend Abstand zum Suizidanten und zur Sprungkante halten.

(2) Person ansprechen, sich selbst vorstellen und transparent agieren
»Hallo. Mein Name ist XY, ich bin Psycholog*in und ich wurde von der Feuerwehr hinzugezogen. Wie heißt du? Wie soll ich dich ansprechen? Kann ich etwas näherkommen, damit ich dich besser verstehen kann? Ich gehe ganz langsam: Sag bitte unmittelbar Stopp, wenn ich dir zu nahe kommen sollte.«

(3) Vorsichtige und vertrauliche Gesprächsaufnahme
»Ich kann mir gut vorstellen, dass man manchmal keine andere Möglichkeit mehr sieht, als sich das Leben zu nehmen. Wie ist es bei dir dazu gekommen? Was ist passiert? (...)«

Im Kern geht es darum, dem/der Suizident*in ein von Verständnis und Respekt getragenes Gespräch anzubieten, ihm/ihr zuzuhören und keine vorschnellen und ungebetenen Ratschläge zu erteilen. Bei längeren Gesprächen etwas zu trinken oder – wenn angemessen – eine Zigarette anbieten.

Im Fall, dass die Person nicht reden möchte, ein einseitiges Gespräch anbieten: »Ist es okay, wenn ich ein bisschen was sage?«

(4) Ambivalenzen ansprechen
Suizidalität, die in der Öffentlichkeit ausgetragen wird – und damit die Möglichkeit externer Einflussnahme in Kauf nimmt – verweist auf ambivalente Motive. Diese sollten vorsichtig angesprochen werden: »Es ist schwer, sich das Leben zu nehmen und meistens bleiben Vorbehalte bis zuletzt. Gibt es sowas bei dir? Also Zweifel oder auch Sorgen in Bezug auf eine Selbsttötung?«

(5) Nichts versprechen, was nicht eingehalten werden kann

(6) Offen auf die nächsten Schritte vorbereiten (wenn danach gefragt wird) und beruhigen
»Ich werde dich von hier aus in eine Klinik begleiten. Ich lasse dich nicht allein und wir werden gemeinsam mit einem Arzt oder einer Ärztin darüber entscheiden, wie und wo du erst einmal Schutz finden kannst.«

»Jeder hier wird sehr glücklich sein, wenn du dich entscheidest, nicht zu springen. Niemand wird böse sein und niemand wird dich deshalb für einen Feigling halten.«

(7) Eltern nur nach einem sehr sorgfältigen Abwägungsprozess einbeziehen
Es sollte niemand hinzugezogen werden, zu dem widersprüchliche Gefühle bestehen

(8) Wenn Person springt, Augen schließen und Ohren zuhalten!

Umgang mit einem Suizidversuch in der laufenden Behandlung

(1) Klären, ob man die Behandlung fortsetzen kann
Grundsätzlich stellt ein Suizidversuch keinen Grund für einen Behandler*innenwechsel oder Behandlungsabbruch dar. Unter drei Bedingungen sollte dies jedoch zumindest erwogen werden:

(a) Ein Wechsel zu einer/einem erfahreneren Behandler*in kann indiziert sein, wenn im Zuge des Suizidversuchs neue klinische Daten zu Tage getreten sind (z. B. psychotische Symptome, Substanzmissbrauch) oder deutlich geworden ist, dass es eine intensivere Form der Behandlung braucht.

(b) Ein Wechsel zu einer/einem anderen Behandler*in kann indiziert sein, wenn es Hinweise darauf gibt, dass ein Suizidversuch unternommen wurde, um Druck auf den/die Behandler*in auszuüben bzw. um eine dysfunktionale therapeutische Beziehung aufrechtzuerhalten.

(c) Ein Behandlungsabbruch ist (immer) indiziert, wenn der/die Behandler*in sich durch den/die Patient*in persönlich bedroht fühlt und um ihre/seine eigene Sicherheit fürchtet.

Im Rahmen einer Supervision/Intervision sollte vorab geklärt werden, ob und unter welchen Rahmenbedingungen eine Behandlung fortgesetzt wird. Natürlich muss der/die Patient*in bei einem Behandler*innenwechsel unterstützt werden.

(2) Narratives Interview und Kettenanalyse durchführen
In der Sitzung sollte zunächst die persönliche Erleichterung zum Ausdruck gebracht werden, dass die/der Patient*in lebt. Im Nachgang sollte der Suizidversuch mithilfe eines narrativen Interviews (s. AB 23 »Narratives Interview«) und einer Kettenanalyse (s. AB 24 »Kettenanalyse«) exploriert werden.

(3) Notfallplan aktualisieren
Es muss geklärt werden, warum der Notfallplan nicht funktioniert hat; dieser sollte angepasst werden. Zudem bedarf es unter Umständen einer weiteren Motivierung, diesen in Notsituationen zu nutzen.

(4) Behandlungsplan anpassen
Es sollte geklärt werden, ob und inwieweit sich Therapieziele verändert haben. Braucht es ein anderes therapeutisches Vorgehen und müssen Themen zum Fokus gemacht werden, die bisher ausgespart wurden? Muss die Prozessgestaltung innerhalb der Therapiesitzungen angepasst werden?

(5) Vertrauensfrage klären
Etwaige Vorbehalte der/des Patient*in gegenüber der Behandlung sollten offensiv geklärt werden (»Wie geht es dir denn mit mir und der Behandlung – immerhin hat die Behandlung bislang offensichtlich nicht dazu beigetragen, dass es dir besser geht?«).

(6) Eltern einbeziehen
Eltern müssen im Nachgang des Suizidversuchs beraten und unterstützt werden. Ein extrem schuldbewusster wie auch ein bagatellisierender Umgang mit dem Suizidversuch sind kritisch zu reflektieren. Unterstützungsmöglichkeiten für den/die Jugendliche müssen – bestenfalls in einem Familiengespräch – geklärt werden. Das offene Gespräch über den Suizidversuch, auslösende Konflikte und den Umgang mit anhaltender Suizidalität ist zu fördern. Es ist darauf achtzugeben, dass Eltern (aus Angst um ihr Kind) nicht zu permissiv mit Forderungen ihres Kindes umgehen oder den Kontakt langfristig massiv kontrollierend-einengend gestalten.

Informationen für Eltern/Bezugspersonen I

Suizidalität ist ein Tabuthema. Aus diesem Grund schrecken viele suizidale Jugendliche davor zurück, ihre Empfindungen mit Eltern und Bezugspersonen zu besprechen. Sie schämen sich, sie befürchten, dass sie diese übermäßig ängstigen könnten und/oder dass diese auf wenig hilfreiche Weise reagieren. Gleichzeitig fühlen sich viele, die mitbekommen oder vermuten, dass ihre Tochter oder ihr Sohn über einen Suizid nachdenkt, unsicher, ob und wie sie ihre Vermutung ansprechen sollen.

(1) Suizidgedanken ansprechen und ernst nehmen

Wenn Sie – aus welchem Grund auch immer – befürchten, dass Ihre Tochter oder Ihr Sohn darüber nachdenkt, sich das Leben zu nehmen, dann sprechen Sie diese unmittelbar, auf nicht-wertende und zugewandte Weise an. Schildern Sie Ihren Eindruck und benennen Sie Ihre Sorge:

Beispiel

- Ich habe den Eindruck, dass es dir in letzter Zeit überhaupt nicht gut geht und irgendwie bekomme ich gar nicht mehr so richtig mit, was dir durch den Kopf geht?
- Vielleicht liege ich ja völlig falsch, aber kann es sein, dass du auch daran denkst, dir was anzutun?
- Denkst du darüber nach, dir das Leben zu nehmen?

Reagieren Sie verständnisvoll, lassen Sie Ihr Kind erzählen und machen Sie keine vorschnellen Änderungsvorschläge! Hören Sie einfach zu und versuchen Sie die Situation aus der Perspektive Ihres Kindes zu verstehen.

Verzichten Sie darauf, die Sichtweise Ihres Kindes zu bewerten (»Aber deshalb bringt man sich doch nicht um!«) oder gar abzuwerten (»Das sind doch völlig bescheuerte Ideen!«, »Anderen geht es doch viel schlechter als dir«, »Das kannst du uns doch nicht antun«). Versuchen Sie auch nicht, Ihr Kind per Vortrag von den Vorzügen des Lebens zu überzeugen. Meistens kommt das nicht gut an.

Machen Sie sich klar, dass es gut ist, wenn Ihr Kind mit Ihnen über Selbsttötungsabsichten spricht. Es bedeutet, dass die Entscheidung noch nicht gefallen ist und Ihr Kind noch etwas vom Leben will – andernfalls würde es nicht mit Ihnen reden. Es bedeutet zudem, dass es Ihnen vertraut und bereit ist, sehr intime Gedanken mit Ihnen zu besprechen.

Wichtig

Überlegen Sie, ob jemand anderes – Onkel/Tante, Freund*in der Familie, Großeltern – einen besseren Zugang zu Ihrem Kind hat, wenn dieses das Gespräch mit Ihnen verweigert. Wählen Sie solche Leute aus, denen Ihr Kind wirklich vertraut und mit denen es vielleicht auch schon mal über intime Dinge gesprochen hat.

(2) Hilfe anbieten und Hilfe organisieren

Fragen Sie im Gespräch offen danach, was Ihr Kind gerade braucht und was ihm helfen könnte. Schließen Sie nicht von sich auf andere, sondern respektieren Sie die Wünsche Ihres Gegenübers! Bieten Sie klare Hilfen an und machen Sie keine Versprechungen, die Sie nicht einhalten können.

Informationen für Eltern/Bezugspersonen I

Beispiel

Was würde dir jetzt im Moment guttun? Möchtest du noch mit jemand anderem sprechen? Kann ich etwas für dich tun? Wie kann ich dich im Moment am besten unterstützen? Was würdest du dir wünschen?

Suizidgedanken müssen immer ernst genommen werden! Organisieren Sie daher einen Kontakt ins professionelle Hilfesystem und nehmen Sie Kontakt zu einem regionalen Krisendienst (lässt sich in der Regel im Internet recherchieren), zu einer Psychotherapiepraxis oder -ambulanz (www.bptk.de/service/therapeutensuche/), einem Kinder- und Jugendpsychiater bzw. zu einem psychiatrischen Krankenhaus auf. Wenden Sie sich an Ihren/Ihre Hausärzt*in/Kinderärzt*in oder das Jugendamt Ihrer Stadt, wenn Sie hierbei Unterstützung benötigen. Achten Sie darauf, dass professionelle Behandlungsangebote *nie* als Strafreiz angedroht werden (»Dann musst du eben in die Klinik«), sondern immer als hilfreiche Unterstützungsmöglichkeit in einer schwierigen Lage.

Seien Sie bereit dazu, Ihr Kind zur nächsten psychiatrischen Klinik zu fahren bzw. den Notarzt (112) zu alarmieren, wenn Sie sich große Sorgen machen.

Wichtig

Machen Sie sich klar, dass Sie eine potenziell tödliche körperliche Erkrankung auch nicht ausschließlich im Familienkreis behandeln würden!

Fahren Sie immer sofort in die Notaufnahme oder rufen Sie einen Notarzt, wenn Ihr Kind Ihnen mitteilt, dass es soeben einen Suizidversuch unternommen hat; auch dann, wenn keine äußeren Verletzungen zu erkennen sind.

(3) Suizidmittel beseitigen, unzugänglich oder unschädlich machen

Achten Sie grundsätzlich darauf, dass mögliche Suizidmittel nicht ohne Weiteres zugänglich sind. Auf diese Weise lassen sich »Kurzschluss«-Reaktion verhindern. Verschließen Sie die Hausapotheke (inkl. freiverkäuflicher Schmerz- und Schlafmittel), Seile/Gürtel, Messer/Rasierklingen, Putzmittel/Giftstoffe, Plastiktüten, Waffen, Fenster/Balkontüren. Nehmen Sie (übergangsweise) die Schlüssel von Bade-, Schlaf- und Kinderzimmern an sich, sodass die Türen nicht verschlossen werden können. Begegnen sie Autonomiewünschen mit Respekt und versuchen Sie die Beseitigung der Mittel zu einer gemeinsamen Aktion zu machen. Seien Sie aber auch bereit, die Beseitigung von Mitteln gegen den Wunsch Ihres Kindes durchzusetzen. Kontrollieren Sie die Taschen und das Zimmer Ihres Kindes auf tödliche Mittel.

(4) Auf sich selbst achten

Die Begleitung suizidaler Menschen ist anstrengend und beängstigend – und dies nicht selten über längere Zeiträume hinweg. Passen Sie daher sehr gut auf sich auf und organisieren Sie sich selbst Hilfe. Sprechen Sie auf jeden Fall mit Freund*innen über die Situation und scheuen Sie sich keinesfalls, selbst fachliche Hilfe in Anspruch zu nehmen.

Informationen für Eltern/Bezugspersonen II: Mythen

Wenn man Menschen auf Suizidgedanken anspricht, bringt man sie erst auf die Idee.
Dem ist nicht so. Fragen nach Suizidgedanken machen nicht suizidal und tragen auch nicht dazu bei, dass sich Suizidgedanken intensivieren. Dies konnte in hochwertigen Studien mit Kindern, Jugendlichen und Erwachsenen wiederholt gezeigt werden. Offene Fragen nach Suizidgedanken sind also unproblematisch. Wer sie stellt, zeigt dem Jugendlichen, dass er mitbekommen hat, wie schlecht es diesem/dieser geht, dass er sich um ihn/sie sorgt und dass er/sie es aushalten kann, wenn diese*r lebensmüde Gedanken hat. Ein offenes Gespräch über Todes- und Suizidwünsche hilft gegen Isolation und Einsamkeit. Der Eindruck, eine*n verlässliche*n Gesprächspartner*in zur Verfügung zu haben, reduziert zudem die Wahrscheinlichkeit, dass Betroffene sich im Internet anonyme Gesprächspartner*innen suchen.

Wer vom Suizid spricht, tut es nicht.
Mehr als die Hälfte der Jugendlichen, die einen Suizid unternehmen, kündigen diesen vorher an und geben ihrer Umwelt damit eine Chance, ihnen zu helfen. Der Satz muss also genau umgekehrt werden: Wer vom Suizid spricht, ist auch in Gefahr, durch einen Suizid zu sterben.

Wer wirklich sterben will, macht keine Zukunftspläne.
Suizidale Jugendliche befinden sich in aller Regel in einem Zustand der Ambivalenz: Auf der einen Seite steht der Wunsch zu sterben bzw. so nicht mehr leben zu wollen, und auf der anderen Seite gibt es noch Wünsche an das Leben bzw. Ängste vor dem Sterben oder Totsein. Ambivalenz ist kein Zeichen dafür, dass etwas mit der Person nicht stimmt, sondern eine normale – uns allen bekannte – Begleiterscheinung von schwierigen Entscheidungen. Ambivalenz kann sich so äußern, dass eine betroffene Person einerseits von drängenden Suizidgedanken und Suizidplänen berichtet und sich andererseits mit Freund*innen trifft, für eine Klassenarbeit lernt und einen Schüleraustausch plant. Die Auseinandersetzung mit Zukunftsplänen ist daher (leider) kein untrügliches Zeichen dafür, dass eine suizidale Krise überwunden wurde. Natürlich ist es gut, wenn es eine lebenswillige Seite der betroffenen Person gibt – es bedeutet nur nicht, dass es nicht auch noch einen lebensmüden Teil gibt. Bleiben Sie daher wachsam und im Gespräch mit dem/der Jugendlichen.

Suizidale Menschen müssen immer stationär und immer mit Medikamenten behandelt werden.
Es kann Situationen geben, in denen eine stationäre und auch eine medikamentöse Behandlung eines/einer suizidalen Jugendlichen unvermeidlich ist. Dies ist aber nicht die Regel. Die meisten suizidalen Krisen lassen sich in einer ambulanten Behandlung, d.h. außerhalb eines Krankenhauses, angehen und überwinden. Eine medikamentöse Behandlung ist dabei nicht zwingend erforderlich. Tatsächlich gibt es (bislang) keine Akutmedikamente, die suizidales Erleben wirksam reduzieren. Intensive psychosoziale Unterstützungsangebote, wie Beratung und Psychotherapie, stellen hingegen wirksame Maßnahmen im Umgang mit suizidalem Erleben und Verhalten dar.

Jugendliche, die einmal versucht haben, sich das Leben zu nehmen, werden es immer wieder tun.
Nein, bei den allermeisten Betroffenen bleibt ein Suizidversuch ein einmaliges Ereignis im Leben! Es besteht also eine sehr hohe Wahrscheinlichkeit, dass eine suizidale Krise vollständig überwunden wird. Gleichzeitig ist ein Suizidversuch immer sehr ernst zu nehmen und insbesondere im ersten Jahr nach einem Suizidversuch besteht ein erhöhtes Risiko für erneute Suizidversuche und Suizide. Suizidversuche sollten daher therapeutisch aufgearbeitet und (private/professionelle) Unterstützungsangebote nachhaltig gestaltet werden.

Informationen für Eltern/Bezugspersonen II: Mythen

Suizidäußerungen dienen dazu, andere zu manipulieren.
Jede Mitteilung einer/eines Jugendlichen über Suizidalität muss ernst genommen werden. Nicht selten erleben Eltern Suizidankündigungen von Jugendlichen als »aufmerksamkeitsheischend« oder als »manipulativ«. Tatsächlich kommt es nur selten vor, dass Jugendliche suizidales Erleben vortäuschen, um Aufmerksamkeit zu bekommen oder ihren Willen durchzusetzen. Kinder oder Jugendliche, die – aus welchem Grund auch immer – wiederholt über Suizid sprechen, sind gefährdet! Und selbst in dem unwahrscheinlichen Fall, dass die/der Jugendliche tatsächlich lügt oder übertreibt, so handelt es sich um beachtenswertes und behandlungsbedürftiges Verhalten.

Wichtig

Verstricken Sie sich nicht in eine Diskussion über die Echtheit und Ernsthaftigkeit von Suiziddrohungen. Wenn Ihr Kind so etwas sagt wie: »Wenn ich jetzt nicht ausgehen darf, dann werde ich mich umbringen«, dann reagieren Sie ausschließlich auf den zweiten Teil der Aussage: »Wenn es dir so schlecht geht, dann lass uns direkt zur Klinik fahren.«

Manchmal hilft es auch das eigene Tun vom (dramatischen) Ende her zu betrachten: Stellen Sie sich vor, Ihr Kind nimmt sich tatsächlich das Leben. Welche Dinge möchten Sie gesagt haben und welche möchten Sie auf gar keinen Fall als Letztes gesagt haben? Entschuldigen Sie sich, wenn Sie Dinge aus der letzten Kategorie gesagt haben sollten und machen Sie deutlich, dass dies von Ihnen nur aus Sorge und Verzweiflung gesagt wurde.

Informationen für Eltern/Bezugspersonen III: Nach einem Suizidversuch

Der Suizidversuch eines Kindes ist ein Schock. Es mischen sich Angst um das Kind, Erleichterung darüber, dass das Kind überlebt hat, Scham- und Schuldgefühle, wie auch Ärger und Unverständnis darüber, dass das eigene Kind keine anderen Möglichkeiten in Betracht gezogen hat. Gehen Sie davon aus, dass Ihr Kind ein vergleichbares Gefühlsgemisch durchlebt. Viele Jugendliche sind nach einem Suizidversuch vor allem von Schamgefühlen durchdrungen: Man schämt sich, weil man den Eindruck hat, (ein weiteres Mal) versagt zu haben, weil man nicht weiß, wie man den Angehörigen entgegentreten soll, weil man den Eindruck hat, dass man von allen wie ein »Alien« betrachtet wird, weil man in eine psychiatrische Klinik eingeliefert wurde. Manchmal werden die Gefühle von Scham und Schuld sogar noch durch unpassende Reaktionen der Rettungskräfte (»Da hast du uns ja wirklich in Gefahr gebracht!«) und ungeschulte Behandler*innen (»Damit erreichst du doch gar nichts!«) verschlimmert.

Erleichtern Sie Ihrem Kind und sich die Situation und sprechen Sie offen über das, was passiert ist. Tun Sie dies auf nicht-wertende und zugewandte Weise:

Beispiel

»Mir war nicht bewusst, dass es dir so schlecht geht. Das tut mir unendlich leid. Magst du mir erzählen, was passiert ist und was dich so verzweifelt gemacht hat?

Ich kann dir gar nicht sagen, wie glücklich ich darüber bin, dass du lebst! Ich hatte solche Angst und bin auch jetzt noch in Sorge. Was hat dich so hoffnungslos werden lassen?

Ich bin mir sicher, dass es nichts gibt, was wir nicht gemeinsam lösen oder überstehen könnten. Manchmal sieht man aber einfach keinen Ausweg … Lass uns gemeinsam gucken, was du jetzt brauchst und wie ich dich am besten unterstützen kann.«

Vermeiden Sie es, Ihrem Kind Vorwürfe zu machen (»Das hättest du nicht machen dürfen«), Ihr Kind zu belehren (»Du hättest mit uns reden müssen«) oder zu schnell zur Tagesordnung überzugehen. Ein Suizidversuch – auch wenn er in betrunkenem Zustand vollzogen wurde – ist immer absolut ernst zu nehmen. Und auch, wenn ein Suizidversuch in den allermeisten Fällen nicht wiederholt wird, so ist das Risiko für eine Wiederholung doch nie so hoch wie im ersten Folgejahr. Es ist daher sehr wichtig zu verstehen, wie es zum Versuch gekommen ist. Suchen Sie sich hierfür professionelle Hilfe.

Wichtig

Hilfe braucht es in der Regel auch, um wieder zu einem unbeschwerten Umgang miteinander zu finden. Anfangs ist es ganz normal, dass man mehr Angst um sein Kind hat und dieses auch engmaschiger kontrolliert; mit der Zeit müssen aber wieder Privatsphäre und Freiheiten gewährt werden. Hier eine gute Balance zu finden ist nicht immer leicht und kann daher professionelle Unterstützung erfordern.

Schlussendlich ist zu betonen, dass ein Suizidversuch nichts ist, wofür man sich schämen muss. Es handelt sich um einen Ausdruck tiefster Verzweiflung, vor dem niemand von uns gefeit ist. Jeder von uns kann in Situationen hineingeraten, in denen der Lebensmut verloren geht. Des Weiteren tragen Eltern nicht die Schuld am Suizidversuch ihres Kindes. Als Eltern haben wir nur begrenzten Einfluss auf das Verhalten unserer Kinder und (leider) können wir sie nicht vor allen schwierigen Erlebnissen beschützen. Wir können Sie aber sehr wohl darin unterstützen, schwierige Situationen zu überwinden.

Was kann ich tun, wenn ein*e Freund*in oder ein*e Klassenkamerad*in suizidal ist?

Wenn du befürchtest, dass ein*e Freund*in oder ein*e Klassenkamerad*in von dir darüber nachdenkt, sich das Leben zu nehmen, dann solltest du dies immer ernst nehmen. Orientieren kannst du dich an der so genannten ABS-Regel.

> **Wichtig**
>
> **A**chte auf Warnsignale.
> **B**leibe in Beziehung.
> **S**ag es einem Erwachsenen deines Vertrauens.

Achte auf Warnsignale: Zunächst geht es also darum, aufmerksam dafür zu sein, dass ein*e Freund*in oder ein*e Klassenkamerad*in möglicherweise darüber nachdenkt, sich das Leben zu nehmen. Nimm also ernst, wenn jemand von Suizidgedanken erzählt (auch wenn es auf flapsige und beiläufige Weise passiert) oder in Posts entsprechende Äußerungen und Andeutungen macht. Nimm ernst, wenn du mitbekommst, dass sich jemand selbst Verletzungen zufügt. Nimm ernst, wenn du mitbekommst, dass jemand von einem Suizidversuch berichtet. Nimm ernst, wenn du mitbekommst, dass jemand im Internet in Suizidforen unterwegs ist oder auf andere Weise Vorbereitungen für einen Suizid trifft. Nimm ernst, wenn du mitbekommst, dass jemand sich hoffnungslos, depressiv, einsam oder als Last für andere erlebt.

> **Wichtig**
>
> Warnsignale: Suizidgedanken, Suizidäußerungen, Selbstverletzungen, Suizidversuche, Besuch von Suizidforen, Depressivität, Hoffnungslosigkeit, Einsamkeit, der Eindruck, eine Last für andere zu sein

Bleibe in Beziehung: Wenn du den Verdacht hast, dass ein*e Freund*in/Klassenkamerad*in an einen Suizid denkt, dann solltest du

(1) die Person ansprechen (entweder selbst oder jemanden bitten, die/der die Person besser kennt: »Ich glaube, … geht es sehr schlecht, wenn ich ihn besser kennen würde, hätte ich ihn heute darauf angesprochen. Du kennst ihn doch besser, kannst du ihn bitte mal fragen, was los ist?«),
(2) den eigenen Eindruck schildern (»Ich habe den Eindruck, dass es dir in letzter Zeit überhaupt nicht gut geht. Was ist los?«),
(3) offen nach Suizidgedanken fragen (»Vielleicht liege ich ja völlig falsch, aber kann es sein, dass du daran denkst, dir was anzutun?«),
(4) verständnisvoll reagieren, erzählen lassen und zuhören (»Mir war gar nicht klar, dass es dir so schlecht geht! Kann ich dich irgendwie unterstützen?«) und
(5) die Person motivieren, sich einem Erwachsenen gegenüber zu öffnen (»Ich denke, dass das gerade echt schwierig ist. Kannst du deine Eltern einweihen? Oder einen anderen Erwachsenen?«).

Was kann ich tun, wenn ein*e Freund*in oder ein*e Klassenkamerad*in suizidal ist?

Wichtig

Keine Angst: Fragen nach Suizidgedanken machen nicht suizidal und tragen auch nicht dazu bei, dass Suizidgedanken stärker werden. Man kann also immer offen und direkt nach Suizidgedanken fragen.

Sag es einem Erwachsenen deines Vertrauens: Im besten Fall hilfst du deiner/deinem Freund*in/Klassenkamerad*in dabei, unmittelbar einen Erwachsenen anzusprechen und einzuweihen. Wenn das nicht gelingt, dann erzähl du (unbedingt und unmittelbar) einem Erwachsenen von deinem Gespräch mit der Person.

Wichtig

Versprich *nicht*, dass du das Gespräch geheim halten wirst!

Das ist natürlich total schwierig und die Person wird dir möglicherweise vorwerfen, dass du ihr Vertrauen missbraucht hast. Damit hat sie natürlich auch Recht. Wenn du ihr durch den Vertrauensbruch jedoch das Leben rettest, dann ist es das wert. Zumal die Chancen gut stehen, dass die Person dir zu einem späteren Zeitpunkt sehr dankbar sein wird. (Mal abgesehen von ihren Eltern, Freund*innen, Verwandten.) Denk die Situation daher immer vom Ende her: Sollte die Person wirklich sterben, wäre es dir dann lieber gewesen, du hättest unterstützende Erwachsene informiert? Die Antwort ist sicher ja. Handle entsprechend (auch wenn es schwer ist).

Wichtig

Überleg dir, mit wem du am besten über das Gespräch sprechen kannst: deine Eltern, die Eltern des/der Freund*in/Klassenkamerad*in, einem Onkel, einer Tante, einer/einem Lehrer*in, einem/einer Schulsozialarbeiter*in.

Melde dich bei der *Nummer gegen Kummer*, wenn du dich nicht entscheiden kannst: 116 111. Hier kannst du von Montag bis Samstag in der Zeit von 14 bis 20 Uhr anonym und kostenlos mit Menschen sprechen, die im Umgang mit Krisen geschult sind.

4 Psychotherapie suizidaler Patient*innen

■ **Zusammenfassung**

In diesem Kapitel werden Materialien zur Aufarbeitung einer suizidalen Krise und zur Prävention erneuter Suizidhandlungen bereitgestellt. Im Einzelnen geht es darum, ein genaues Verständnis einer suizidalen Krise zu erlangen und basierend auf einem individuellen Fallkonzept zentrale Risikofaktoren für suizidales Erleben und Verhalten mithilfe behavioraler, familienorientierter, emotionsregulativer und kognitiver Interventionen zu modifizieren. Ergänzt wird das Kapitel durch Materialien zur gezielten Rückfallprävention.

Jenseits der kurzfristigen Krisenintervention empfiehlt sich eine Psychotherapie zur weiteren Aufarbeitung der suizidalen Krise bzw. eines zurückliegenden Suizidversuchs. Bislang haben sich erst wenige Ansätze als effektiv hinsichtlich der Prävention (erneuter) Suizidhandlungen im Kindes- und Jugendalter erwiesen (Glenn et al., 2019; Iyengar et al., 2018; Kothgassner et al., 2020). Die beste Evidenz gibt es für die Dialektisch-Behaviorale Therapie (DBT-A; McCauley et al., 2018; Mehlum et al., 2016), d. h. im Fall wiederkehrender Suizidalität, anhaltender nicht-suizidaler Selbstverletzung und (zumindest) einzelnen Symptomen einer Borderline-Störung sollte immer eine DBT-A erwogen werden. In randomisiert-kontrollierten Studien an kleineren Stichproben konnte zudem gezeigt werden, dass verschiedene kognitiv-verhaltenstherapeutische Behandlungsansätze das Auftreten erneuter Suizidversuche wirksam reduzieren (Asarnow et al., 2017; Esposito-Smythers et al., 2011). Eine unterstützungsorientierte Intervention, die so genannte Youth-Nominated Support Team (YST) Intervention, hat sich in ersten Studien als nicht nennenswert überlegen gegenüber einer TAU-Behandlung erwiesen (King et al., 2006, 2009), im Rahmen einer Nachuntersuchung 11 bis 14 Jahre nach Studieneinschluss zeigte sich jedoch, dass Teilnehmer*innen der YST-Intervention eine geringere allgemeine Mortalitätsrate aufwiesen als Teilnehmer*innen der Kontrollbedingung (King et al., 2019). Diese Befunde sind natürlich mit Vorsicht zu interpretieren, genauso wie die positiven Befunde weiterer kleinerer bzw. unkontrollierter Studien zur KVT suizidaler Jugendlicher (u. a. Brent et al., 2009; Kennard et al., 2018; Spirito et al., 2015).

Nichtsdestotrotz scheinen vielversprechende Therapieprogramme verschiedene Komponenten gemein zu haben (Berk, 2019):

- Erstens umfassen alle die Gestaltung eines Notfallplans mit den Betroffenen und deren Eltern.
- Zweitens ist es von Vorteil, wenn neben Einzeltherapiesitzungen auch Eltern- und Familiensitzungen angeboten werden. Entsprechend arbeiten einige Programme unmittelbar mit mehreren Therapeut*innen, sodass die Sitzungen mit den Patient*innen und deren Eltern parallel durchgeführt werden können (Asarnow et al., 2017; Esposito-Smythers et al., 2011).
- Drittens wird suizidales Erleben und Verhalten unmittelbar fokussiert. In diesem Sinne haben Studien aus dem Erwachsenenbereich gezeigt (Meerwijk et al. 2016), dass Interventionen, die auf die Reduktion assoziierter Psychopathologie (z. B. Depression, Hoffnungslosigkeit) abzielen, zumeist keinen signifikanten Effekt auf suizidales Erleben und Verhalten haben.
- Viertens scheinen intensivere Behandlungsangebote mit mehreren Sitzungen pro Woche, ergänzenden Familien- und/oder Gruppentherapiesitzungen und zusätzlichen Telefonkontakten effektiver zu sein als weniger intensive Behandlungsangebote (vgl. Calati & Courtet, 2016).
- Fünftens, bedarf es – vor dem Hintergrund einer geringen Behandlungsnachfrage (Hom et al., 2015) – eines besonderen Fokus auf die Behandlungsmotivation und -compliance (Ougrin et al., 2010, 2011).

Schlussendlich orientieren sich die Behandlungen an einer individuellen Fallplanung, bei der zentrale Risikofaktoren in den Blick genommen werden.

Gängige KVT-Therapiekomponenten umfassen dabei
(1) Module zur Förderung der sozialen Unterstützung unter besonderer Berücksichtigung der familiären Kommunikation und des familiären Zusammenhalts,
(2) Module zur Verbesserung der Problemlösekompetenz,
(3) Module zur kognitiven Umstrukturierung und
(4) Module zur Emotionsregulation (Berk, 2019; Glenn et al., 2019; Wenzel et al., 2009).

Im Folgenden werden Materialien zu genau diesen Modulen bzw. Themenbereichen bereitgestellt.

Arbeitsmaterial

AB 22 Phasenmodell der Psychotherapie mit suizidalen Patient*innen

Die Psychotherapie suizidaler Jugendlicher lässt sich in drei Phasen unterteilen (Wenzel et al., 2009): Das Ziel der *Eingangsphase* besteht darin, die suizidale Krise zu verstehen, d.h. ein Fallkonzept zu entwickeln, auf dessen Basis die Therapieplanung erfolgen kann, und Krisenstrategien (s. Kap. 3) zu nutzen, um eine sichere Basis für die weiterführende Behandlung zu schaffen. In der eigentlichen *Therapiephase* werden sodann die o.g. Interventionsmodule genutzt, um die sogenannten Suizidtreiber (suicide drivers), d.h. solche Kognitionen, Emotionen, Verhaltensweisen und Risikofaktoren, die die suizidale Krise bedingen und/oder intensivieren, zu modifizieren. In der *Abschlussphase* werden die Therapieinhalte zusammengefasst, es wird geprüft, inwieweit Patient*innen in der Lage sind, die erworbenen Fertigkeiten zielbezogen einzusetzen und künftige suizidale Krisen werden vorweggenommen. Die Behandlung zielt darauf ab, (1) das Risiko eines Übergangs von Suizidgedanken zu Suizidhandlungen und (2) Suizidgedanken zu reduzieren. Es ist auf einen durchgängigen Einbezug von Eltern zu achten. Typischerweise werden die Sitzungen mit dem/der Jugendlichen daher sowohl durch reine Elternsitzungen als auch Familiensitzungen ergänzt.

AB 23 Narratives Interview

Das Ziel des narrativen Interviews besteht darin – vor dem Hintergrund des jeweiligen biografischen Kontextes –, ein gemeinsames Verständnis der suizidalen Krise einer Person zu entwickeln. Im Mittelpunkt stehen die Identifikation individueller Muster, die zu suizidalen Verhalten führten, wie auch persönliche Vulnerabilitäten und Trigger-Ereignisse (Gysin-Maillart, 2021). Das narrative Interview ist dabei als Teil eines diagnostischen Trichterprozesses zu verstehen: Zunächst wird der Blick ganz weit gemacht und es werden Lebensumstände, biografische Erfahrungen und Belastungen im Vorfeld einer suizidalen Krise betrachtet, um dann in einem zweiten Schritt die spezifischen Gedanken, Symptome und Verhaltensweisen in der Zeit kurz vor einem Suizidversuch (oder zum Höhepunkt einer suizidalen Krise) im Rahmen einer Kettenanalyse (**AB 24** »Kettenanalyse«) wie in Zeitlupe sehr genau und spezifisch zu betrachten.

AB 24 Kettenanalyse

Im Nachgang zum narrativen Interview lässt sich das Problemverständnis dadurch verfeinern, dass die Prozesse im unmittelbaren Vorfeld eines Suizidversuchs (bzw. des Höhepunktes einer suizidalen Krise) auf Mikroebene analysiert werden. Es geht also darum, ein detailliertes und möglichst akkurates Verständnis der suizidalen Krise zu entwickeln. Im Fokus steht insbesondere die Identifikation solcher Kognitionen (s. **INFO 35** »Suizidale Kognitionen«), die suizidales Erleben im konkreten Fall bedingt oder intensiviert haben.

AB 25 Interpersonelle Kettenanalyse

Insbesondere dann, wenn Eskalationen in der Auseinandersetzung mit Familienangehörigen oder Freund*innen suizidalem Erleben und Verhalten vorausgehen, empfiehlt es sich, diese Eskalationsketten in einem Familiengespräch herauszuarbeiten: Wer hat sich in der Streitsituation wie gefühlt, wie gedacht und welches offene Verhalten gezeigt? Wie hat das Gegenüber dies wiederum wahrgenommen und darauf reagiert (vgl. Miller et al., 2017)?

INFO 35 Suizidale Kognitionen

Im Rahmen verschiedener Suizidtheorien wird unterschiedlichen Kognitionen besondere Bedeutung für die Entstehung und Aufrechterhaltung suizidaler Krise beigemessen: Im kognitiven Modell (Wenzel & Beck, 2008) gelten Hoffnungslosigkeit und der Eindruck, eine Situation nicht länger aushalten zu können (Unaushaltbarkeit), als zentral. In der interpersonalen Theorie suizidalen Verhaltens (Joiner, 2005) gelten die Wahrnehmung, eine Last für andere (perceived burdensomeness) und nicht Teil einer wertgeschätzten sozialen Gruppe zu sein (thwarted belongingness), als zentral. Im Integrativen-Motivational-Volitionalen Modell suizidalen Verhaltens (O'Connor & Kirtley, 2018) werden der Eindruck, vom Leben besiegt worden zu sein (defeat) und einer ausweglosen Situation nicht entkommen zu können (entrapment), als zentral gesehen. Andere Autor*innen betonen die grundsätzliche Bedeutung negativer Kognitionen für das Verständnis suizidaler Krisen, ohne bestimmte Denkinhalte besonders hervorzuheben (Roeder & Cole, 2019; Rudd, 2006). Im Rahmen der Erstellung des Fallkonzeptes sollten Therapeut*innen daher einerseits theoriegeleitet explorieren und andererseits offen bleiben für individuell-relevante Problemkonstellationen. Anders als in der Therapie erwachsener Patient*innen werden suizidale Kognitionen in der Behandlung suizidaler Jugendlicher oftmals nicht unmittelbar (mithilfe von Methoden der kognitiven Umstrukturierung) angegangen, sondern es wird in stärkerem Maße versucht, über die Nutzung behavioraler und familienorientierter Methoden eine Veränderung dysfunktionaler Kognitionen herbeizuführen (Wenzel et al., 2009). Im Rahmen der Therapieplanung muss also genau überlegt werden, mithilfe welcher Methoden/Module der beste Zugang zur/zum Jugendlichen und zur Veränderung ungünstiger kognitiver Muster erreicht werden kann.

AB 26 Suizidaler Modus

Die Ergebnisse der Problemanalyse sollten in einem individuellen Störungsmodell zusammengefasst werden. Die Kognitionen, Gefühle, Verhaltensweisen und Körperzustände, die während einer suizidalen Krise aktiviert sind (suizidaler Modus; Bryan & Rudd, 2018), definieren – gemeinsam mit vorbestehenden Vulnerabilitäten – zudem die Ansatzpunkte der Behandlung. Anhand dieses Arbeitsblatts kann erläutert werden, wie suizidales Verhalten bei der betreffenden Person »funktioniert« und worauf sich die Behandlung bestenfalls konzentrieren sollte. Das Störungsmodell wird über den gesamten Therapieprozess hinweg ergänzt, modifiziert oder verändert, je nachdem, welche neuen Informationen hinzugewonnen werden.

AB 27 Verbindliche Behandlungszusage

Rudd und Kollegen (2006) empfehlen, mit Patient*innen zu Therapiebeginn eine »verbindliche Behandlungszusage » (Commitment to Treatment Statement, CTS) zu vereinbaren und zu verschriftlichen. Der/Die Patient*in verpflichtet sich hierin, Verantwortung für ihre Behandlungsbeteiligung und ihr eigenes Leben zu übernehmen. Ergänzt wird die verbindliche Behandlungszusage immer durch einen Notfallplan. Beides wird an die spezielle Situation des/der jeweiligen Patient*in angepasst und bestenfalls handschriftlich verfasst. Anders als ein Antisuizidvertrag beinhaltet die »verbindliche Behandlungszusage« kein Versprechen, sich nichts anzutun, sondern vielmehr eine Erklärung für das Leben.

Modul 1: Förderung der sozialen Unterstützung

INFO 36 Übersicht: Interventionen zur Förderung sozialer Unterstützung, familiärer Kommunikation und familiären Zusammenhalts
AB 28 Soziales Netzwerk
INFO 37 Familienintervention: Verbesserung der familiären Kommunikation
INFO 38 Dos und Don'ts im Problemgespräch
INFO 39 Aktives Zuhören
INFO 40 Mit Eltern über Probleme reden
AB 29 Lob und Anerkennung
AB 30 Dankeschön-Zettel
INFO 41 Familienintervention: familiärer Zusammenhalt
INFO 42 Elternintervention: Empathie aufbauen
INFO 43 Was ist typisch für Jugendliche und was nicht?
AB 31 Den Mittelweg wählen
INFO 44 Unterstützer*innen einbeziehen
AB 32 Unterstützer*innen nominieren
INFO 45 Infobrief Unterstützer*in werden

Der Eindruck, nicht Teil einer wertgeschätzten Gruppe zu sein, Isolation, Einsamkeit und fehlendes Zugehörigkeitserleben gelten als zentrale Risikofaktoren für suizidales Verhalten (Joiner, 2005; King & Merchant, 2008). Insbesondere der Verbesserung des inner- und außerfamiliären Unterstützungssystems kommt im Rahmen der Suizidprävention bei Jugendlichen große Bedeutung zu. Das konkrete therapeutische Vorgehen richtet sich nach dem individuellen Fallverständnis: Erfährt der/die Jugendliche ausreichende Unterstützung durch seine/ihre Eltern? Inwieweit tragen innerfamiliäre Konflikte zur Belastung und Vereinsamung des/der Jugendlichen bei? Natürlich können aber auch intrapersonelle Faktoren im Vordergrund stehen: Ist die betroffene Person tatsächlich einsam oder steht ein subjektiver Eindruck fehlender Zugehörigkeit im Vordergrund? Warum fällt es der Person schwer, soziale Kontakte aufzubauen bzw. warum werden soziale Kontakte nicht als (ausreichend) befriedigend erlebt? In Abhängigkeit vom individuellen Fallkonzept müssen sehr unterschiedliche Behandlungswege beschritten werden. Ein Interventionsinstrumentarium – mit Schwerpunkt auf der Verbesserung der innerfamiliären Kommunikation – bieten die verschiedenen Materialien. Eine zusammenfassende Beschreibung der entsprechenden Intervention/Materialien bietet **INFO 36**.

Modul 2: Verbesserung der Problemkompetenz

INFO 46 Übersicht: Interventionen zur Förderung der Problemlösekompetenz
AB 33 Problemkuchen
AB 34 Problemlöser-Briefe
AB 35 Problemlöseschema
AB 36 Familienintervention: Problemlösetraining
AB 37 Problemlöse- und Kompromissplan

In verschiedenen Suizidtheorien gilt Entrapment, d. h. der Eindruck, in einer ausweglosen Situation gefangen zu sein, als zentrale Suizidgedanken evozierende Kognition (O'Connor & Kirtley, 2018). Entrapment kann dabei durch inneres Erleben (Symptome, Gedanken) als auch durch äußere Belastungsfaktoren bedingt sein. Für den Umgang mit äußeren Belastungsfaktoren eignen sich insbesondere Methoden zur Verbesserung der Problemlösekompetenz. Problemlösetrainings sind entsprechend Teil verschiedenster Ansätze zur Behandlung suizidaler Patient*innen (Hawton et al., 2016) und sollten sowohl im Einzel- als auch im Familiensetting eingeführt und genutzt werden. Eine zusammenfassende Beschreibung der entsprechenden Intervention/Materialien bietet **INFO 46**.

Modul 3: Kognitive Umstrukturierung

INFO 47 Übersicht: Interventionen zur Kognitiven Umstrukturierung
INFO 48 Distanz zu belastenden Gedanken aufbauen
AB 38 Bedeutung von Gedanken erkennen
AB 39 Check-up von belastenden Gedanken
AB 40 Logische Denkfehler
AB 41 Held*in des Alltags
INFO 49 Schwarz-Weiß-Denken
INFO 50 Eindruck, eine Last für andere zu sein
INFO 51 Hoffnungslosigkeit
INFO 52 Wertlosigkeit
AB 42 Bewältigungskarten
Eine explizite kognitive Auseinandersetzung mit belastenden Annahmen und Überzeugungen kann die behavioral- und familien-orientierte Ausrichtung der Therapie ergänzen. Ausgehend von der individuellen Fallkonzeption geht es darum, solche Überzeugungen/Vorstellungen zu bearbeiten, die im individuellen Fall suizidales Erleben bedingen und aufrechterhalten. Die verschiedenen Materialien geben Hinweise zur allgemeinen Gestaltung der kognitiven Arbeit, wie auch zum Umgang mit einzelnen Kognitionen, die für suizidales Erleben besondere Relevanz besitzen. Eine zusammenfassende Beschreibung der entsprechenden Intervention/Materialien bietet **INFO 47**.

Modul 4: Emotionsregulation

INFO 53 Übersicht: Interventionen zur Förderung der Emotionsregulation
AB 43 Anspannungsthermometer
INFO 54 Krisen-Survival-Skills
AB 44 Leichtes Lächeln
AB 45 Radikale Akzeptanz
AB 46 Emotionssurfing
AB 47 InSEL-Skill
AB 48 Frust ausbalancieren
AB 49 Achtsamkeitsübung
Der Eindruck, emotionalen Schmerz nicht länger aushalten zu können bzw. »Ruhe« haben zu wollen, wird von Betroffenen als häufigstes Motiv für einen Suizid genannt (May et al., 2020). Zudem neigen insbesondere Jugendliche zu impulsiven Entscheidungen und Handlungen (Romer, 2010), sodass der Verbesserung der Impulskontrolle suizidpräventive Bedeutung zukommt. Strategien und Methoden zur Verbesserung von Affektregulation und Impulskontrolle werden v. a. im Rahmen der DBT-A (Fleischhaker et al., 2010; Miller et al., 2017; von Auer & Bohus, 2021) beschrieben und verwendet. Insbesondere dann, wenn Probleme der Affektregulation stark im Vordergrund stehen, sollte daher immer erwogen werden, eine DBT-A-Behandlung anzubieten. Dies gilt umso mehr, da die DBT-A Behandlung die beste empirische Absicherung für die Behandlung suizidaler Jugendlicher besitzt (Glenn et al., 2019). Gleichwohl werden Strategien zur Verbesserung der Emotionsregulation und Affektkontrolle standardmäßig auch in anderen KVT-Programmen zur Behandlung suizidaler Jugendlicher genutzt (Berk, 2019). Die verschiedenen – der DBT-A entlehnten – Materialien können hierfür genutzt werden. Eine zusammenfassende Beschreibung der entsprechenden Intervention/Materialien bietet **INFO 53**.

AB 50 Rückfallpräventionsübung
Bei der Rückfallpräventionsübung handelt es sich um eine Vorstellungsübung, in der Patient*innen angeleitet werden, sich eine zurückliegende und eine antizipierte zukünftige suizidale Krise zu vergegenwärtigen und den Einsatz von Bewältigungsstrategien in sensu zu erproben (Stanley et al., 2009;

Wenzel et al., 2009). Die Technik dient am Ende der Behandlung sowohl zur Konsolidierung der Therapieinhalte als auch zur Kontrolle, ob Patient*innen in der Lage sind, die entwickelten Strategien – zumindest in der Vorstellung – einzusetzen. Die Rückfallpräventionsübung lässt sich auch nutzen, um zu überprüfen, wie leicht es durch eine Stimmungsverschlechterung bzw. die Erinnerung an die letzte suizidale Krise zu einer erneuten Aktvierung des suizidalen Erlebens- und Verhaltensmodus kommt.

AB 51 Flagging the Minefield

Die Technik des »Flagging the Minefield« stammt aus der Systemischen Therapie und dient dazu eigene Einflussmöglichkeiten auf die Entstehung und Intensivierung psychischer Probleme (hier: Suizidalität) zu verdeutlichen (Willutzki & Teismann, 2013). Sie lässt sich nutzen, um potenzielle Rückfallszenarien zu identifizieren und alternative Bewältigungsreaktionen vorzubereiten. Es muss darauf geachtet werden, dass Patient*innen bei der Umsetzung der Übung nicht den Eindruck gewinnen, dass ihnen die Schuld an ihren Problemen zugeschrieben wird.

AB 52 Brief an das suizidale Selbst

Grundsätzlich ist das Auftreten erneuter suizidaler Gedanken nicht unwahrscheinlich, so weisen Suizidgedanken beispielsweise im Kontext rezidivierender depressiver Episoden eine erhebliche Stabilität auf (Oquendo et al., 2004; Williams et al., 2006). Vor diesem Hintergrund empfiehlt Freedenthal (2017), dass Patient*innen solche Erkenntnisse und Strategien, die in der Auseinandersetzung mit der überwundenen Krise hilfreich waren, in einem Brief an sich selbst zusammenfassen, um sie so für eine zukünftige Krise verfügbar zu haben.

AB 53 Kontaktintervention: Briefvorlage I
AB 54 Kontaktintervention: Briefvorlage II

In einer Studie von Motto und Bostrom (2001) hat sich eine so genannte Kontaktintervention als erstaunlich wirksam erwiesen. In dieser Studie boten die Autoren Patient*innen, die wegen Depression und/oder Suizidalität im Krankenhaus behandelt wurden, an, dass ihnen nach ihrer Entlassung in regelmäßigen Abständen ein kurzer Brief zugeschickt werde. Die Teilnehmer*innen der Interventionsgruppe erhielten über fünf Jahre hinweg, etwa alle drei Monate, einen individualisierten Brief. Diese unterschieden sich im Text; in allen wurde jedoch der Wunsch zum Ausdruck gebracht, es möge der Person gut gehen und es wurde ihr angeboten, sich bei Bedarf melden zu können. Die Proband*innen der Kontrollgruppe blieben ohne aktive Kontaktaufnahme. In der Gruppe, die diese Briefe erhielt, kam es in den folgenden fünf Jahren zu signifikant weniger Suiziden als in der Gruppe, die keine Briefe erhielten. Der Effekt war dabei in den ersten zwei Jahren am deutlichsten (und verlor sich über den 15-jährigen Nachuntersuchungszeitraum). Auch wenn sich die Befundlage zur Effektivität entsprechender Postkarten- bzw. Briefinterventionen in Folgestudien nicht als vollständig konsistent erwiesen hat (Milner et al., 2015) und die Intervention bislang nicht ausreichend für den Jugendbereich untersucht wurde (Robinson et al., 2012), ist die Intervention so unaufwändig und kostengünstig, dass eine Anwendung empfohlen werden kann.

Phasenmodell der Psychotherapie mit suizidalen Patient*innen

Suizidales Erleben und Verhalten zum expliziten Therapiefokus machen

(1) Suizidale Krise verstehen, Sicherheit herstellen

(Narratives Interview, Kettenanalyse, Fallkonzept Risikoabschätzung, Notfallplan, Behandlungsvereinbarung)

↕

(2) »Suizidtreiber« modifizieren

(Verbesserung sozialer Beziehungen/ familiärer Kommunikation, Emotionsregulation, Problemlösetraining, kog. Interventionen, Verhaltensaktivierung)

↕

(3) Rückfällen vorbeugen

(Rückfallpäventionsübung, Flagging the minefield, Brief an das suizidale Selbst, Kontaktintervention)

*

Ziele:
(1) Verhindern, dass Suizidgedanken in suizidales Verhalten münden
(2) Suizidgedanken reduzieren

* auf durchgängigen Einbezug von Eltern/Bezugspersonen achten

AB 23 • T

Narratives Interview

Ich würde dich bitten, mir zu erzählen, wie es zu dem Suizidversuch kam. Erzähl mir die Geschichte, so wie du sie erlebt hast. Fang einfach da an, wo du denkst, dass die Geschichte ihren Anfang genommen hat.

Hinweis: Vertrauen Sie auf die »Erzählkompetenz« Ihrer Patient*innen. Lassen Sie Pausen im Sprechfluss zu, unterbrechen Sie nicht (selbst wenn einzelne Punkte für Sie noch unklar bleiben). Unterstützen Sie nur dann, wenn Ihre Patient*innen sehr wortkarg sind.

....

....

....

....

....

....

....

....

....

....

....

....

....

....

....

Stellen Sie erst dann ergänzende offene Fragen, wenn die Geschichte zu Ende erzählt wurde: »Damit ich es richtig verstehe … Kannst du mir das genauer erklären? Kannst du mir noch mehr über …. erzählen?« Bedanken Sie sich abschließend für das Vertrauen des/der Patient*in: »Vielen Dank, dass du deine Geschichte mit mir geteilt hast!«

nach Gysin-Maillart, 2021

AB 24 • T P

Kettenanalyse

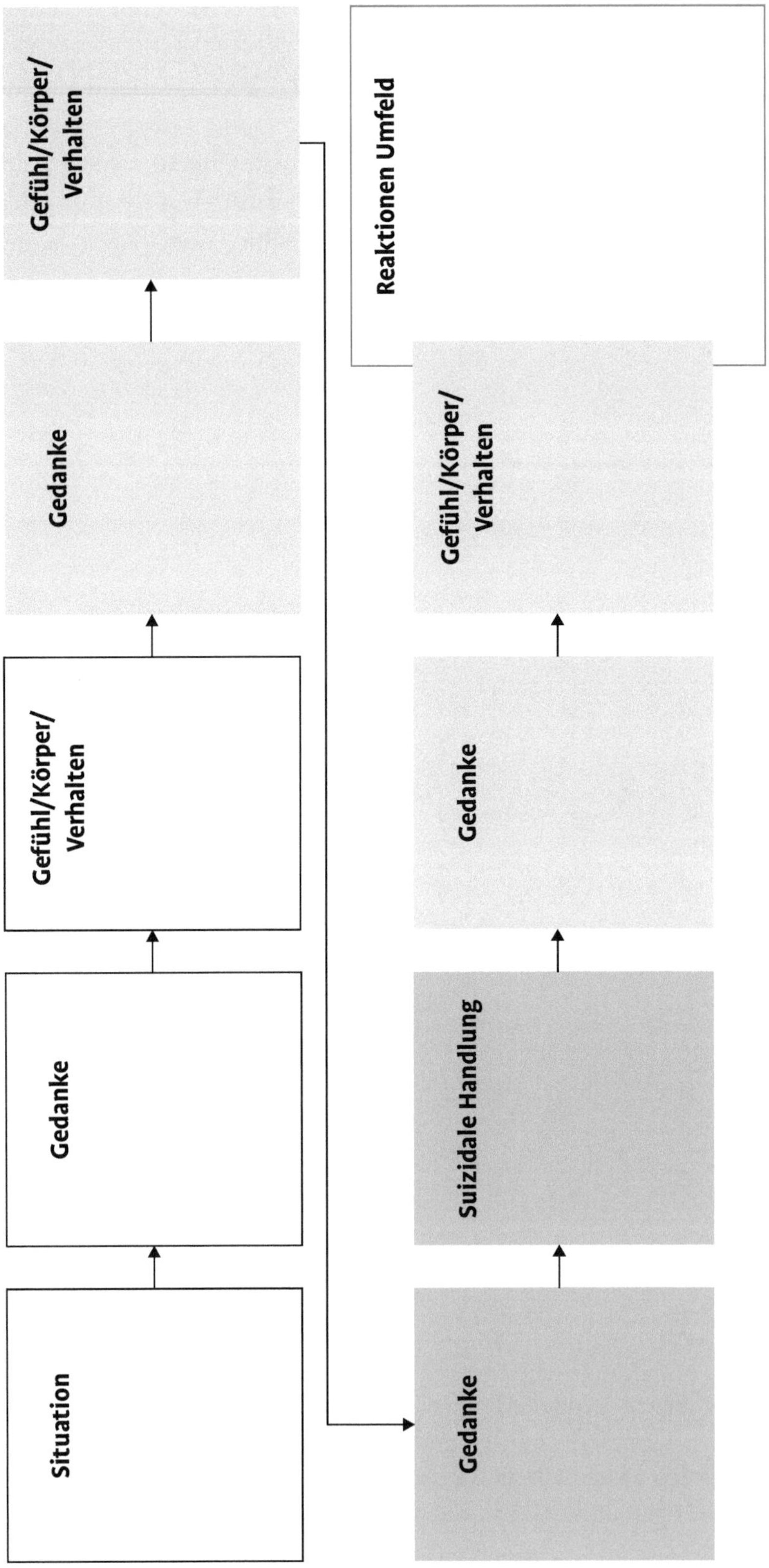

AB 25 • T P

Interpersonelle Kettenanalyse

Situation:

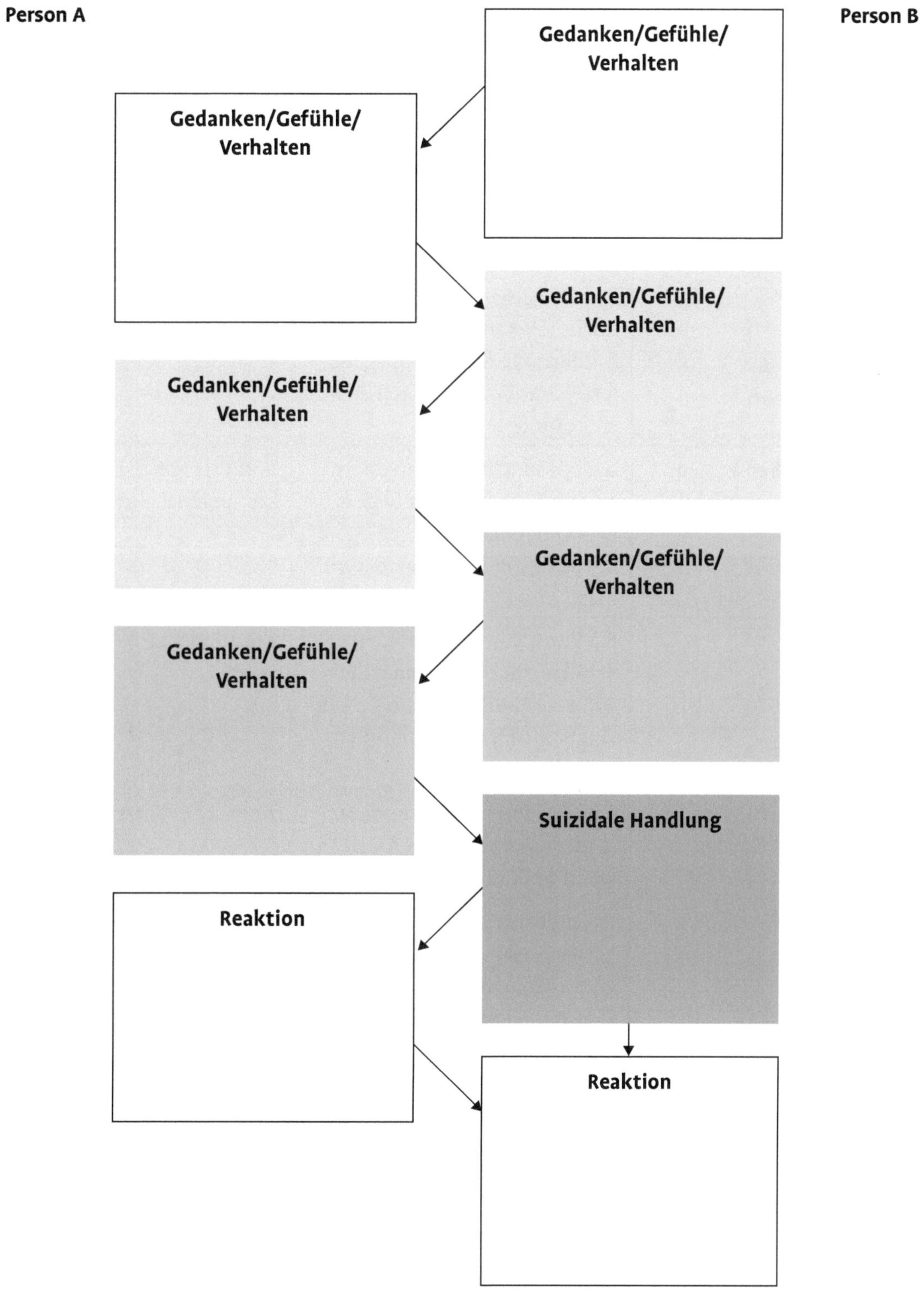

INFO 35 • T

Suizidale Kognitionen

Im Folgenden werden Beispiele für Kognitionen gegeben, die im Rahmen suizidaler Krisen besonders relevant sind und daher wichtige therapeutische Ansatzpunkte darstellen können.

Konstrukt	**Beispiel**	**Behandlungsmodul**
Eindruck fehlender Zugehörigkeit (Thwarted Belongingness)	Ich gehöre nirgendwo dazu. Niemand würde mich vermissen. Es gibt niemanden, für den ich wichtig bin. Ich bin ein Außenseiter.	Förderung sozialer Unterstützung und familiärer Kommunikation
Eindruck des Gefangenseins (Entrapment)	Ich fühle mich wie gefangen. Es gibt keinen Ausweg für mich. Ich kann nichts tun, sondern bin all dem ausgeliefert. Ich möchte mir selbst entkommen.	Förderung der Problemlösekompetenz
Eindruck vom Leben besiegt worden zu sein (Defeat)	Ich bin machtlos. Ich gehöre zu den Verlierern im Leben. Das Leben hat mich besiegt. Ich bin ganz unten angekommen.	Förderung der Problemlösekompetenz
Unaushaltbarkeit	Ich kann den emotionalen Schmerz/die Gedanken/die Symptome/die Situation nicht länger aushalten. Ich brauche Ruhe.	Emotionsregulation
Eindruck, eine Last für andere zu sein (Perceived Burdensomeness)	Ich bin eine Last für andere. Andere wären besser dran, wenn es mich nicht mehr gibt.	Kognitive Umstrukturierung
Hoffnungslosigkeit	Es ist hoffnungslos. Nichts wird sich jemals ändern. Alles wird nur noch schlimmer werden. Niemand kann mir helfen.	Kognitive Umstrukturierung
Wertlosigkeit	Ich bin nicht liebenswert. Ich bin es nicht wert, geliebt zu werden. Ich verdiene es nicht zu leben.	Kognitive Umstrukturierung

AB 26 • T P

Suizidaler Modus

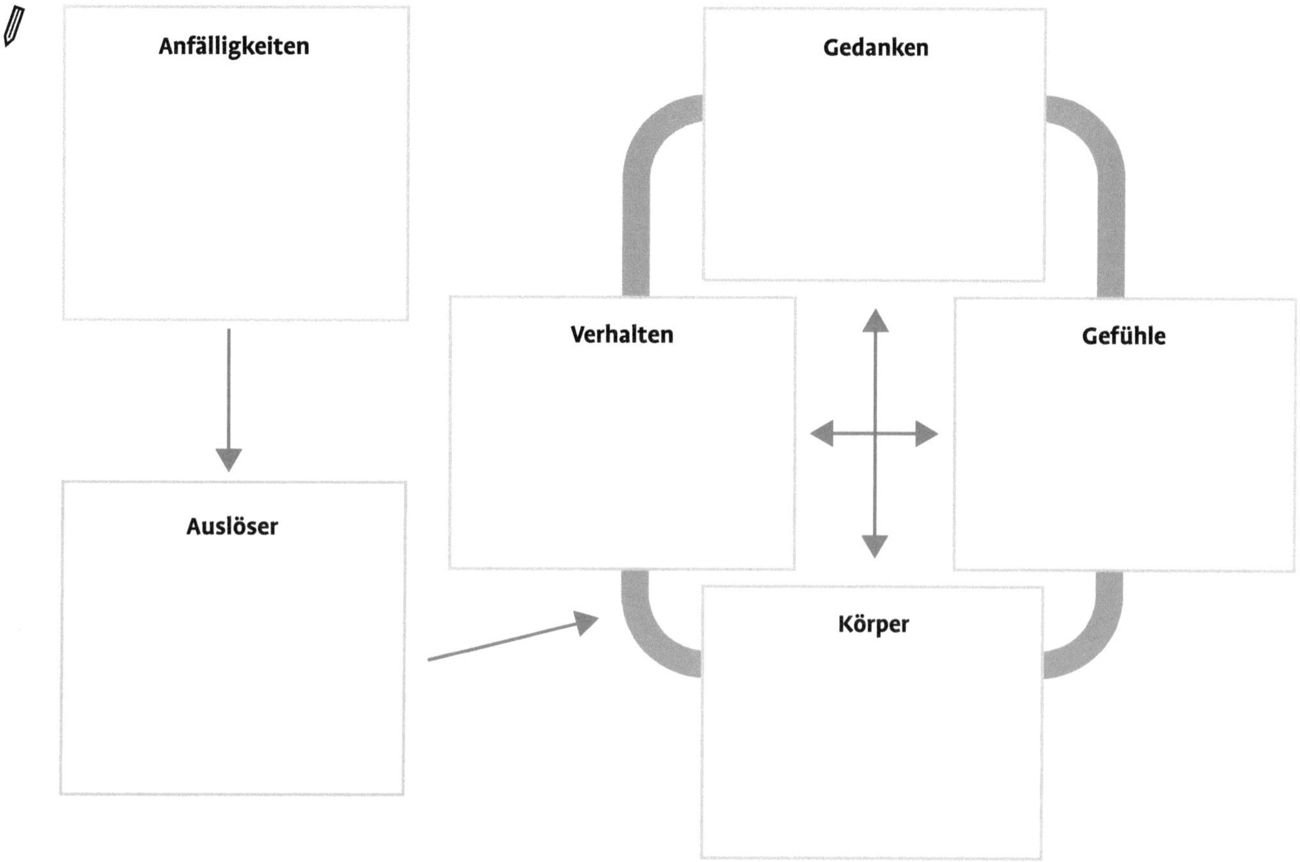

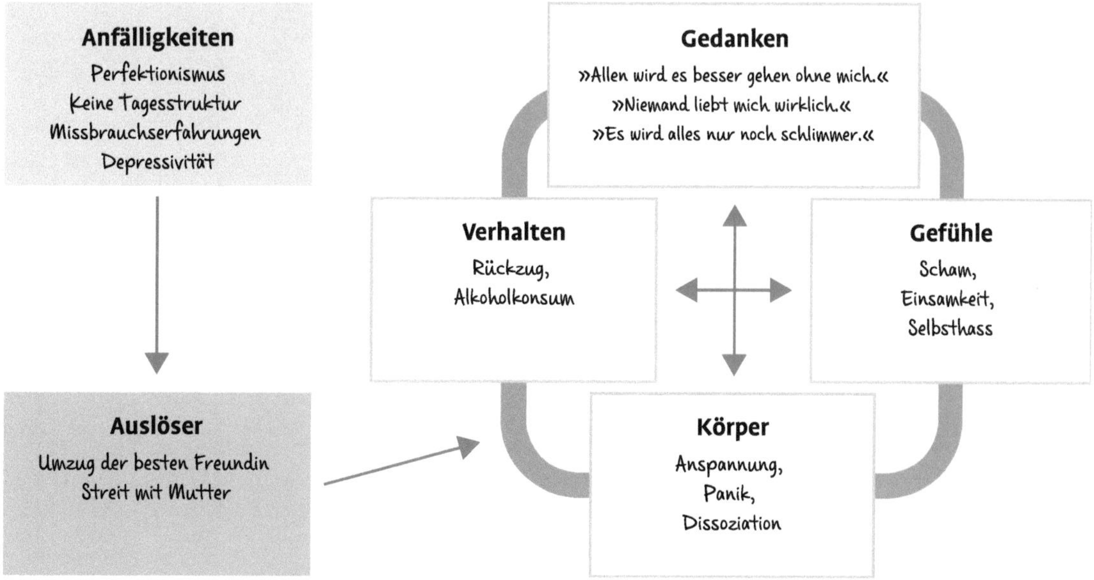

nach Bryan & Rudd, 2018

Verbindliche Behandlungszusage

Ich, ..., erkläre hiermit meine verbindliche und engagierte Beteiligung am Therapieprozess. Mir ist bewusst, dass ich damit meiner aktiven Teilnahme an allen Aspekten der Behandlung – einschließlich der folgenden –, zustimme:

(1) zu den Gesprächsterminen erscheinen (bzw. meiner/meinem Therapeut*in absagen, wenn ich es nicht schaffe),

(2) Ziele vereinbaren,

(3) meine Meinungen, Gedanken und Gefühle offen und ehrlich mit meiner/meinem Therapeut*in besprechen (unabhängig davon, ob sie positiv oder negativ sind),

(4) mich in den Therapiesitzungen aktiv beteiligen,

(5) meine Hausaufgaben erledigen,

(6) meine verschriebenen Medikamente einnehmen,

(7) mit neuen Verhaltensweisen und Herangehensweisen experimentieren und

(8) meinen Notfallplan bei Bedarf einsetzen.

Ich habe zudem verstanden und anerkannt, dass ein erfolgreiches Therapieergebnis in starkem Maße davon abhängt, wie viel Energie und Anstrengung ich hierfür aufbringen werde. Sollte ich den Eindruck haben, dass mir die Behandlung nicht hilft, dann werde ich mit meiner/meinem Therapeut*in hierüber sprechen und wir werden gemeinsam versuchen, die Probleme zu verstehen und Lösungen zu finden. Kurz gesagt, ich verpflichte mich selbst, zu leben.

Diese Erklärung gilt für die nächsten .... Tage/Wochen/Monate und wird dann erneut besprochen und angepasst.

Unterschrift: ....

Datum: ....

Zeug*in*: ....

* Zeug*in = Eltern/Bezugsperson, die in die Behandlung einbezogen wurde und den/die Patient*in unterstützt.

Übersicht: Interventionen zur Förderung sozialer Unterstützung, familiärer Kommunikation und familiären Zusammenhalts

Einsamkeit und das Gefühl, nirgendwo dazuzugehören, spielen für die Entstehung suizidaler Krisen eine zentral wichtige Rolle. Es gibt wenig, was Menschen als so belastend erleben wie Einsamkeit und Isolation. Einsamkeit kann mit Alleinsein einhergehen, d. h. es gibt tatsächlich keinen oder nur seltenen Kontakt zu anderen. Einsamkeit kann sich aber auch einstellen, obwohl man viele Leute kennt und – von außen betrachtet – gut integriert ist. So oder so kann sich im Sog suizidalen Denkens zunehmend die Idee entwickeln, dass es niemanden gibt, der für einen da ist und der an einem wirklich interessiert ist.

Der therapeutische Umgang mit Einsamkeit und Isolationserleben gestaltet sich sehr unterschiedlich. In einem Fall wird es darum gehen, Kontakte aufzubauen. In einem anderen Fall wird es darum gehen, Einsamkeit und Alleinsein auszuhalten, ohne verzweifelt dagegen anzugehen (und dafür auch zweifelhafte Kontakte in Kauf zu nehmen). Und in einem wieder anderen Fall wird es darum gehen, Kontakte in stärkerem Maße so zu gestalten, dass diese auch als vertrauensvoll und unterstützend erlebt werden. Dementsprechend kann es um die Verbesserung der sozialen Kompetenz (Jürgens & Lübben, 2021), um die Auseinandersetzung mit sozialen Ängsten (Steil et al., 2011), die Auseinandersetzung mit dem elterlichen Erziehungsverhalten und/oder den Schutz vor Mobbing und Misshandlung gehen.

In allen Fällen wird es darum gehen, die Unterstützung durch Eltern zu aktivieren, familiäre Konflikte zu klären und den familiären Zusammenhalt zu stärken. Familiäre Unterstützung ist einer der zentralen Protektivfaktoren gegenüber suizidalem Verhalten (Taliaferro & Muehlenkamp, 2014), somit ist der Wert der Familie als Quelle der Unterstützung und des Trostes nicht zu unterschätzen. Unabhängig davon, ob familiäre Ereignisse oder Prozesse die Krise nun verursacht oder verschlimmert haben (Randell et al., 2006), ist es ein Ziel, die Kommunikation zwischen Eltern und Jugendlichen insoweit zu verbessern, dass die Eltern der/dem Jugendlichen bei der Bewältigung der Krise (wieder) zur Seite stehen. In nicht wenigen Fällen müssen Familienmitglieder dabei unterstützt werden, über Verletzungen offen zu sprechen. Eine Schlüsselfrage der Attachment-based Family Therapy (ABFT; Diamond et al., 2014) lautet dementsprechend: »Warum wendest du dich nicht an deine Eltern, wenn du dich hoffnungslos fühlst und darüber nachdenkst, dich selbst zu verletzen?« bzw. »Warum wendet Ihr Kind sich nicht an Sie, wenn es sich depressiv, elend und einsam fühlt? Was steht Ihrer Tochter oder Ihrem Sohn im Weg – warum bittet er/sie Sie nicht um Ihre Unterstützung und Hilfe?«

Verschiedene Interventionen lassen sich nutzen, um soziale Zugehörigkeit und familiäre Unterstützung zu fördern.

(a) Netzwerkkarte erstellen

Eine Netzwerkkarte (s. AB 28 »Soziales Netzwerk«) kann initial genutzt werden, um sich ein erstes Bild von den sozialen Bezügen eines/einer Jugendlichen zu verschaffen. Die Netzwerkkarte sollte in Hinblick auf Größe, Struktur, Unterstützungsmöglichkeiten (Wer ist gut für instrumentelle Unterstützung? Wer ist gut für emotionale Unterstützung?), perspektivische Beziehungswünsche (Welche Beziehung soll intensiviert werden? Welche Beziehung ist gerade nicht hilfreich?) und aktuelle Zufriedenheit mit dem Beziehungsnetz analysiert werden. Auf der Basis der Netzwerkkarte kann darüber hinaus entschieden werden, ob Einsamkeit vor allem ein objektives oder ein subjektives Problem darstellt. Es kann sich anbieten, in die Auswertung der Netzwerkkarte Methoden der kognitiven Umstrukturierung einfließen zu lassen:

Übersicht: Interventionen zur Förderung sozialer Unterstützung, familiärer Kommunikation und familiären Zusammenhalts

- »Wenn ich mir das Netz deiner Beziehungen angucke, dann scheint es so zu sein, dass du diverse gute Beziehungen hast oder täusche ich mich da? Wie passt das zu deinem Eindruck, niemanden zu haben? Würden diese Leute dir zustimmen, wenn du ihnen sagen würdest, dass ihr nur eine lose Beziehung habt?«
- »Hat eine dieser Personen dir Hilfe angeboten oder dich gebeten, dich zu melden, wenn sie etwas für dich tun kann? Jeder, der sich so verhalten hat, bittet damit darum, dass du dir helfen lässt. Kannst du versuchen, diesen Wunsch zu respektieren?«
- »Du traust dich nicht, deine Eltern/Freund*innen um Hilfe zu bitten? Andererseits traust du dir wirklich schwierige Dinge zu: Sich selbst zu töten ist bestimmt nicht leichter, als Eltern/Freund*innen/Bekannte anzusprechen, oder was denkst du?«
- »Nähe wird man in Beziehungen nie aufbauen können, ohne sich auch von einer verletzlichen/schwachen Seite zu zeigen (damit macht man sich natürlich immer auch angreifbar): Das eine gibt es aber nicht ohne das andere. Wie willst du damit umgehen?«
- »Kann man dir ansehen, wenn es dir schlecht geht oder überspielst du das, wenn du mit anderen zusammen bist? Könnte es auch daran liegen, dass von deinen Freunden bisher noch niemand Hilfe angeboten hat?«

(b) Dankeschön-Zettel

Im Rahmen der Safe Alternatives for Teens and Youth (SAFETY) Intervention, einer familienbasierten KVT (Hughes et al., 2019), werden die Dankeschön-Zettel (AB »Dankeschön-Zettel«30) in der ersten Familiensitzung eingeführt und fortan zu Beginn jeder Sitzung verwendet. In der Sitzung füllen die/der Jugendliche, die Eltern und die/der Therapeut*in die Dankeszettel in Bezug auf jede andere Person im Raum aus. Aufgeschrieben wird, wofür er/sie dankbar ist oder was er/sie an den anderen schätzt. Die Zettel werden an die Empfänger*innen verteilt und jede*r sucht sich einen Zettel aus, den sie/er mit der Gruppe teilen möchte. Die Intervention zielt darauf ab, das Gefühl der Unterstützung und Zugehörigkeit der Jugendlichen zu erhöhen und den Fokus in der Familie auf positive Aspekte zu verlagern. Die Familien werden ermutigt, die Dankeszettel fortlaufend auch zu Hause zu verwenden.

(c) Familienintervention: Verbesserung der familiären Kommunikation

Die Durchführung des familiären Kommunikationstraining (Curry et al., 2005; Hahlweg et al., 2015) verfolgt das Ziel, den innerfamiliären Austausch zu verbessern und eine kommunikative Grundlage für die Auseinandersetzung mit familiären Konflikten zu schaffen. Bestenfalls werden die Familiensitzungen durch Einzelsitzungen mit dem/der Jugendlichen und den Eltern flankiert. In diesen begleitenden Sitzungen unterstützt der/die Therapeut*in den/die Jugendliche*n darin, sich einerseits über seine/ihre Wünsche an die Eltern klar zu werden und andererseits den Mut aufzubauen, mit den Eltern über sein/ihr Empfinden von Ärger, Verletztheit und Angst zu sprechen. In den begleitenden Elternsitzungen hilft der/die Therapeut*in den Eltern dabei, die Erlebensweisen des/der Jugendlichen ernst zu nehmen und sie auf nicht-wertende Weise zu explorieren. Die Förderung einer empathischen Haltung gegenüber dem/der Jugendlichen kann hierfür genauso eine Voraussetzung darstellen (INFO 42 »Elternintervention: Empathie aufbauen«), wie die Festlegung eines grenzgebenden Umgangs mit aggressivem und oppositionellem Verhalten (Petermann & Petermann, 2017; Eigenheer et al., 2016).

Die Kommunikationsregeln (INFO 38 »Dos und Don'ts im Problemgespräch«) sollten den Familienmitgliedern in schriftlicher Form mitgegeben werden, genauso wie die Informationstexte (INFO 39 »Aktives Zuhören« und INFO 40 »Mit Eltern über Probleme reden«) und die Übungsaufgabe für Eltern (AB 29 »Lob und Anerkennung«).

Übersicht: Interventionen zur Förderung sozialer Unterstützung, familiärer Kommunikation und familiären Zusammenhalts

(d) Familienintervention: Familiärer Zusammenhalt

Die Förderung des familiären Zusammenhalts ist insbesondere dann indiziert, wenn die Familienmitglieder emotional distanziert voneinander sind und/oder wenn die Eltern ein geringes Engagement für ihre Rolle als Eltern zeigen (Curry et al., 2005). Dies kann sich in Verhaltensweisen zeigen (z. B. Eltern, die keine Zeit mit ihren Teenagern verbringen, die Hausaufgaben nicht erledigen usw.) oder in verbalen Äußerungen (z. B. Eltern, die sagen, dass sie nicht wissen, warum sie in die Behandlung ihres Teenagers involviert sein sollten; Eltern, die offen sagen, dass sie es leid sind, Eltern zu sein; oder Eltern die in irgendeiner Weise sagen, dass sie so wütend oder frustriert über den Teenager sind, dass sie nichts mit ihm zu tun haben wollen usw.).

In Abhängigkeit vom Ausmaß der elterlichen Distanzierung kann es notwendig sein, eine entsprechende Familiensitzung zunächst in einer Elternsitzung vorzubereiten. Hierbei lässt sich auf eine Intervention aus der ABFT (Diamond et al., 2014) zugrückgreifen (INFO 41 »Familienintervention: Familiärer Zusammenhalt«). Zusätzlich kann es – u. a. mit Blick auf die Förderung einer verständnisvolleren Perspektive – helfen, wenn die Eltern einen Überblick über typische und normale Verhaltensmuster in der Pubertät (Miller et al., 2017; von Auer & Bohus, 2021) informiert werden (INFO 43 »Was ist typisch für Jugendliche und was nicht?«).

(e) Einbezug von Unterstützer*innen

Insbesondere dann, wenn die Eltern der Jugendlichen nur eingeschränkt als Unterstützungspersonen zur Verfügung stehen, kann es hilfreich sein, das erwachsene Unterstützungsnetzwerk zu erweitern. Im Rahmen des sogenannten Youth-Nominated Support Team (YST; King et al. 2006) werden die Jugendlichen gebeten, Erwachsene, denen sie sich nah fühlen und denen sie vertrauen, als Unterstützungspersonen zu nominieren. Aufgabe der Nominierten ist es, für 12 Wochen regelmäßig mit den Jugendlichen in Kontakt zu treten und emotionale Hilfe zu bieten. Die Unterstützer*innen werden durch die Therapeut*innen auf die Rolle vorbereitet und im gesamten Zeitraum begleitet und supervidiert. Wie bereits beschrieben, hat sich die Intervention in ersten Studien als nicht nennenswert überlegen gegenüber einer Treatment-as-usual-Behandlung erwiesen (King et al., 2006, 2009), im Rahmen einer Nachuntersuchung 11 bis 14 Jahre nach Studieneinschluss zeigte sich jedoch, dass Teilnehmer*innen der YST-Intervention eine geringere allgemeine Mortalitätsrate aufwiesen als Teilnehmer*innen der Kontrollbedingung (King et al., 2019). Der Aufbau eines breiten Unterstützer*innensystems scheint sich somit zu lohnen. INFO 44 »Unterstützer*innen einbeziehen« und INFO 45 »Infobrief Unterstützer*in werden« sowie das AB 32 »Unterstützer*innen nominieren« können für diesen Zweck verwendet werden. Ausführliche Informationen und ein englisches Manual zur Umsetzung findet sich auf der folgenden Internetseite: https://medicine.umich.edu/dept/psychiatry/programs/youth-depression-suicide-prevention-research-program/yst

Soziales Netzwerk

Zeichne alle Personen ein, mit denen du aktuell positiven Kontakt hast. In den weißen Bereich werden die engsten Freunde/Bekannten/Verwandten eingezeichnet und in den grauen Bereich weniger enge Kontakte. Markiere Personen, zu denen du ausschließlich online Kontakt hast, mit einem Sternchen (*).

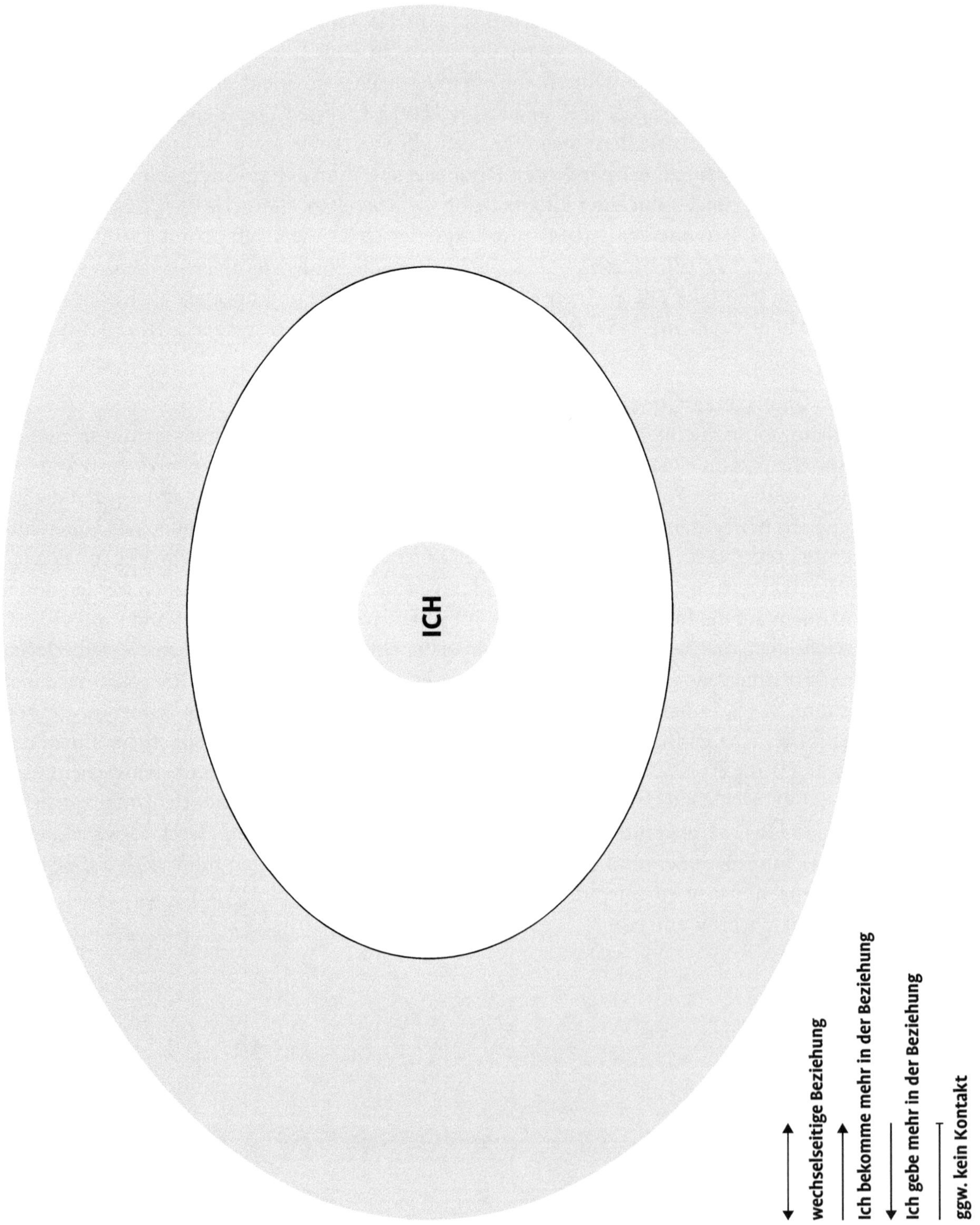

Familienintervention: Verbesserung der familiären Kommunikation

Das Kommunikationstraining vollzieht sich in mehreren Schritten und beansprucht drei bis vier Sitzungen. Das Einüben der Kommunikationsfertigkeiten stellt eine Voraussetzung für familiäres Problemlösen dar. In Rollenspielen wird geübt, wie positive und negative Gefühle angemessen zum Ausdruck gebracht werden können und wie der Eskalation eines Gesprächs durch aktives Zuhören entgegengewirkt werden kann.

(1) Spezifisches Ausdrücken positiver Gefühle

Der Versuch, neue Kommunikationsformen einzuüben, wird durch den Ausdruck positiver Gefühle erleichtert. Diese werden nicht als bedrohlich erlebt und sensibilisieren zudem für die positiven Seiten des Zusammenlebens. Hierzu lassen sich entweder so genannte Dankeschön-Zettel verwenden (AB 30 »Dankeschön-Zettel«) oder jede*r Familienangehörige wird aufgefordert, einem/einer anderen ein positives Gefühl gegenüber unmittelbar zum Ausdruck zu bringen.

Beispiel

»Zum Einstieg würde ich jede*n von Ihnen bitten, den jeweils anderen ein Kompliment zu machen. Denken Sie an etwas, für das Sie der Person dankbar sind. Denken Sie an eine ganz konkrete Situation oder Sache. Wenn Sie Ihrem Gegenüber diese Dankbarkeit nun zum Ausdruck bringen, dann achten Sie auf drei Sachen:

(1) Schauen Sie Ihre*n Gesprächspartner*in an.
(2) Sagen Sie ganz genau, was Ihnen gefallen hat bzw. wofür Sie dankbar sind.
(3) Sagen Sie, wie Sie sich in der Situation gefühlt haben.

Derjenige/Diejenige, dem/der das Kompliment gemacht wird, hat auch drei Aufgaben:

(1) Schauen Sie Ihre*n Gesprächspartner*in an.
(2) Unterbrechen Sie nicht.
(3) Bedanken Sie sich.«

Jeder sollte bei dieser Übung mindestens einmal als Sprecher*in und Empfänger*in agieren.

(2) Aktives Zuhören

Im Anschluss steht die Rolle des/der Zuhörer*in im Vordergrund. Es geht darum zu lernen, empathisch auf Gesprächspartner*innen einzugehen, unklare und widersprüchliche Botschaften zu klären, um auf diese Weise der Eskalation eines Gesprächs entgegenzuwirken.

Tipp

Es gibt diverse »Tricks«, mit denen sich jede Unterhaltung eskalieren lässt. Beispiele hierfür sind:

(1) unterbrechen, belehren, beschuldigen, beschimpfen, Gesagtes auf die Spitze treiben, in sarkastischem Ton reden oder
(2) die Person, die spricht, ignorieren, aus dem Raum gehen, die Person, die redet, nicht ansehen.

Die meisten Familien haben hunderte von Beispielen für solche Eskalationsstrategien: Wie ist das bei Ihnen? Wer nutzt v. a. welche Eskalationsstrategie?

Familienintervention: Verbesserung der familiären Kommunikation

Im nächsten Schritt werden dann die Grundzüge des aktiven Zuhörens eingeführt.

Tipp

Wenn man nicht möchte, dass ein Gespräch eskaliert, dann sollte auf zwei Aspekte geachtet werden:

(1) Nonverbale Signale: Blickkontakt, zugewandte Körperhaltung, Kopfnicken, die Person zu Ende sprechen lassen

(2) Verbale Signale: Zusammenfassen (»Fassen Sie die Gedanken und Gefühle der anderen Person in Ihren eigenen Worten zusammen«) und Nachfragen (»Fragen Sie, ob Sie es richtig verstanden haben. Wenn nicht, dann bitten Sie darum, dass Ihr Gegenüber es Ihnen nochmal erklärt und fassen Sie wieder zusammen.«)

Wichtig

Zuhören bedeutet nicht zustimmen! Man kann jemandem zuhören und ihn ausreden lassen, ohne sein Recht aufzugeben, ihm/ihr nicht zuzustimmen.

Aktives Zuhören sollte sodann in verschiedenen Rollenspielen eingeübt werden. Gestartet wird mit einem Modellrollenspiel, bei dem ein Elternteil die Rolle des/der Jugendlichen einnimmt und die/der Therapeut*in die Rolle eines Elternteils.

Beispiel

»Lassen Sie uns das in einem ersten Rollenspiel ausprobieren. Eine*r von den Erwachsenen müsste in die Kinderrolle schlüpfen und ich würde die Elternrolle übernehmen. (An das Elternteil gerichtet): Ich würde Sie nun bitten, dass Sie – aus der Perspektive Ihrer Tochter / Ihres Sohns – mit einer Bitte an mich herantreten, z. B. mit dem Wunsch, abends länger ausgehen zu dürfen. Machen Sie es genauso, wie Sie denken, dass Ihre Tochter / Ihr Sohn es machen würde.

Es geht jetzt noch nicht darum, dass wir eine Lösung für das Problem finden, sondern nur darum zu zeigen, wie aktives Zuhören aussieht.«

Besprechen Sie das Rollenspiel nach und leiten dann zum nächsten Rollenspiel über. Nun geht es darum, dass die Eltern erste Erfahrungen mit dem aktiven Zuhören machen. Fragen Sie den/die Jugendliche, ob er/sie bereit wäre, aktives Zuhören mit seinen Eltern auszuprobieren.

Beispiel

»Okay, ich würde dich bitten, dass du mit deinen Eltern über etwas sprichst, das du sie schon lange fragen oder ihnen sagen wolltest. (An die Eltern gerichtet): Sie müssen in dem Rollenspiel nicht zu einer Lösung kommen oder einen Kompromiss finden. Es geht nur darum, dass Sie üben, auf zugewandte Weise im Kontakt mit Ihrer Tochter / Ihrem Sohn zu bleiben. Fassen Sie zusammen, was Sie verstanden haben, und fragen Sie bei Unklarheiten nach.«

Familienintervention: Verbesserung der familiären Kommunikation

Helfen Sie den Eltern, während der Übung die Fähigkeiten des aktiven Zuhörens anzuwenden. Geben Sie – wenn nötig – gezielte Hilfestellungen, und zwar zum einen in Form direkter Instruktionen (»Fragen Sie Ihren Sohn, welche konkrete Situation er meint«), zum anderen durch kurze Hinweise (»Gucken Sie Ihren Sohn an«). Lassen Sie nicht zu, dass die Familie durch Meinungsverschiedenheiten zwischen den Familienmitgliedern über das Anliegen entgleist; unterbrechen Sie gegebenenfalls das Rollenspiel und versuchen Sie mit einer angepassten Instruktion dem Rollenspiel eine andere Wendung zu geben.

Fragen Sie die Familienmitglieder im Anschluss, was sie über das Rollenspiel denken. Loben Sie jeden Versuch und validieren Sie, dass es sehr schwierig sein kann, ruhig und zugewandt zu bleiben. Bitten Sie auch die Familienmitglieder, sich gegenseitig zu loben. Positive Rückmeldungen sollen in Bezug auf die Einhaltung der Regeln (und nicht bezogen auf den Inhalt oder das Gesprächsergebnis) gegeben werden.

(3) Kommunikation in der Familie: Klare Botschaften senden

Im letzten Schritt geht es darum zu üben, wie Wünsche und negative Gefühle angesprochen werden.

Tipp

Es gibt drei Regeln, auf die Sie achten sollten, wenn Sie eine klare Mitteilung machen möchten:

(1) Seien Sie konsistent, d. h. achten Sie darauf, dass Körpersprache und gesprochenes Wort zusammenpassen: Wenn Sie jemandem sagen, dass Sie traurig sind, sollten Sie dabei nicht lachen. Wenn Sie jemandem sagen, dass Sie ihn lieben, sollte Ihr Gesicht nicht hart oder wütend aussehen.
(2) Seien Sie konkret und nicht vage. Sagen Sie konkret, was Sie meinen oder was Sie wollen.
(3) Verwenden Sie, wann immer möglich, »Ich«-Aussagen anstelle von »Du«-Aussagen.

Wichtig

Stellen Sie sicher, dass die Familie versteht, dass es nicht fair ist, eine »Du«-Aussage subtil in eine »Ich«-Aussage zu verwandeln: »Ich denke, dass du ein unverantwortlicher Mensch bist« ist beispielsweise eine hinterhältige »Du«-Aussage.

Leiten Sie auch hierzu Rollenspiele an. Im Verlauf der weiteren Therapiesitzungen werden die Kommunikationsregeln zugrunde gelegt, um sich inhaltlich mit Verletzungen, Missverständnissen und Wünschen im Familienkreis und Regeln, Verpflichtungen oder anderen schwierigen Themen auseinanderzusetzen (z. B. Suiziddrohungen, Selbstverletzungen, sexuelle Identität, Mobbing, Körperbild etc.). Der Übergang zum strukturierten Problemlösen kann hierbei fließend sein.

Wichtig

Achten Sie in sämtlichen dieser Gespräche darauf, den Jugendlichen und deren Eltern dabei zu helfen, primäre Emotionen zum Ausdruck zu bringen: »Du sagst, dass dir das alles egal ist. Ich kann mir das nicht vorstellen. In so einer Situation würden die meisten sich im Stich gelassen fühlen und verletzt und enttäuscht sein. Wie ist das bei dir? Könntest du deinen Vater an diesen Gefühlen teilhaben lassen?«

Dos und Don'ts im Problemgespräch

Don'ts		Dos
Beschuldigen, Tadeln, Beschimpfen	vs.	»Ich«-Aussagen machen (»Ich fühle mich ...., wenn .... passiert«)
Herabsetzen, Beschämen	vs.	»Ich«-Aussagen machen (»Ich fühle mich ...., wenn .... passiert«)
Unterbrechen	vs.	Ruhig zuhören, ausreden lassen
Belehren, Predigen	vs.	Kurze Aussagen zum Problem machen
Gefühle abstreiten (So schlecht geht es dir gar nicht! Es ist albern, sich so zu fühlen.)	vs.	Fragen Sie die Person, wie sie sich fühlt, und hören Sie aktiv zu.
Sprechen mit sarkastischer Stimme	vs.	Neutrale Stimme verwenden
Gedankenlesen (anderen sagen was sie denken)	vs.	Fragen Sie die Person, was sie denkt.
Abschweifen	vs.	Sich selbst disziplinieren und zum Thema zurückkommen
Vergangenes hervorkramen	vs.	In der Gegenwart bleiben bzw. in die Zukunft schauen (Änderungen vorschlagen, um Probleme der Vergangenheit zu korrigieren)
Drohen	vs.	Erwartungen benennen, Alternativen anbieten, Problemlösungen (gemeinsam) erarbeiten
Sich verschließen, nicht antworten	vs.	Gesagtes zusammenfassen, validieren oder um eine kurze Auszeit bitten
Vergleiche (Nimm dir ein Beispiel an deinem Bruder)	vs.	»Ich«-Aussagen machen und danach fragen, wie man unterstützen kann
»Märtyrer«-Aussagen (Meine grauen Haare habe ich dir zu verdanken).	vs.	»Ich«-Aussagen machen und die eigenen Wünsche/Bedürfnisse äußern
Prophezeiungen (Bleib so wie du bist und du wirst nie Freunde finden.)	vs.	»Ich«-Aussagen machen und die eigene Sorge beschreiben

Aktives Zuhören

Nonverbale Zuhörfertigkeiten

(1) Augenkontakt herstellen: Schauen Sie die Person an, die spricht.

(2) Körperhaltung: Zeigen Sie durch Ihre Körperhaltung, dass Sie aufmerksam sind.

(3) Kopfnicken: Nicken Sie gelegentlich mit dem Kopf, um zu zeigen, dass Sie zuhören.

(4) Bleiben Sie ruhig, während die Person spricht; unterbrechen Sie sie nicht.

Verbale Zuhörfähigkeiten

(1) Zusammenfassungen. Fassen Sie – nachdem Ihr Gegenüber zu Ende gesprochen hat – in eigenen Worten zusammen, was Sie verstanden haben.

(2) Nachfragen. Fragen Sie, ob Sie es richtig verstanden haben. Wenn dem nicht so ist, dann bitten Sie darum, es nochmal erklärt zu bekommen.

Wichtig

Achten Sie darauf, dass Körpersprache und gesprochenes Wort konsistent sind: Wenn Sie jemandem sagen, dass Sie traurig sind, sollten Sie dabei nicht lachen. Wenn Sie jemandem sagen, dass Sie ihn lieben, sollte Ihr Gesicht nicht hart oder wütend aussehen.

INFO 40 • P

Mit Eltern über Probleme reden

Wenn es darum geht, mit Eltern über Probleme zu reden, dann gibt es oft drei Einwände:

(1) Die hören mir sowieso nicht zu. Ich bin denen egal.

(2) Meine Eltern haben genug eigene Probleme.

(3) Habe ich schon versucht und es hat nichts gebracht.

Das kann alles sein und wahrscheinlich hast du genau diese Erfahrung einmal oder auch schon mehrmals gemacht. Die Tatsache, dass deine Eltern mit dir in diese Behandlung gekommen sind und dass sie teilnehmen an Eltern- und Familiensitzungen, spricht gleichzeitig aber dafür, dass du ihnen nicht völlig egal bist und dass ihnen dein Wohlergehen wichtig ist. Möglicherweise bringen sie das jedoch auf eine Weise zum Ausdruck, die für dich nicht gut funktioniert.

Das sollten wir in der Therapie ändern. Tatsächlich sind Therapeut*innen Experten darin, Eltern zu besseren Zuhörern zu machen. Und wenn wir feststellen, dass deine Eltern wirklich gerade sehr belastet sind, dann bieten wir ihnen direkt Hilfe an. Das ist nichts, was du im Blick haben musst! Zumal es für Eltern meistens belastender ist, wenn sie nicht wissen, was ihre Kinder bedrückt, als wenn sie es wissen. Ehrlich!

Bevor wir in die Gespräche mit deinen Eltern gehen, solltest du aber auch ein paar Dinge bedenken:

(1) Überlege dir vorab genau, was du deinen Eltern sagen möchtest und was dein Ziel für das Gespräch ist.

(2) Versuche im Gespräch ruhig zu bleiben. Wenn du anfängst zu schreien, werden deine Eltern dich nicht ernst nehmen und du lieferst ihnen die beste Entschuldigung dafür, dir nicht zuzuhören.

(3) Versuche im Gespräch von deinen Gefühlen zu reden und davon, wie es dir geht (was dich traurig macht, was dich enttäuscht hat). Wenn du deine Eltern an solchen »weichen« Empfindungen teilhaben lässt, dann steigt die Wahrscheinlichkeit, dass sie dir zuhören. Wenn du dich beschwerst, sie kritisierst und sie nur deinen Ärger spüren lässt, dann gehen deine Eltern – wie die meisten Menschen – in eine Verteidigungshaltung und hören nicht mehr richtig zu.

(4) Versuch im Gespräch zu bleiben. Wenn du aufhörst zu reden und dich aus dem Gespräch zurückziehst, dann wird das deine Eltern dazu provozieren, mehr und mehr zu fragen. Je weniger du sagst, umso mehr werden sie sagen. Lass sie an deinem Leben und Erleben (teilweise) teilhaben, dann sind sie weniger besorgt und lassen dich mehr in Ruhe.

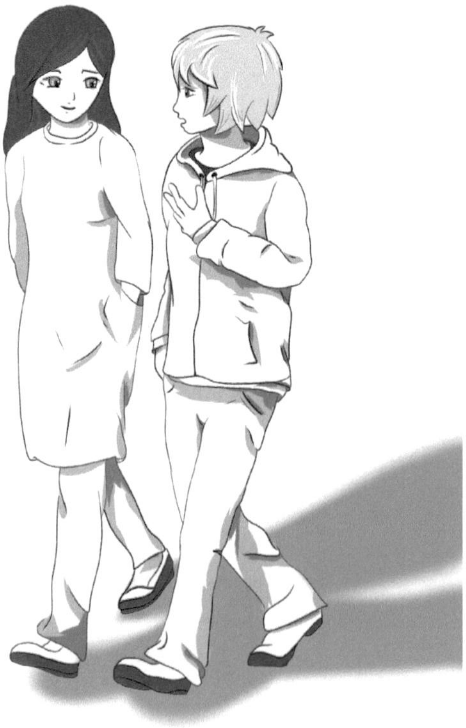

Lob und Anerkennung

Denken Sie an Ihr Kind und beantworten Sie die folgenden Punkte.

Eigenschaften, die ich an meinem Kind mag:

....

....

....

....

Etwas, das er oder sie in letzter Zeit getan hat, das ich schätze, aber nie erwähnt habe, ist …

....

....

....

....

Was könnte ich sagen, um ihm oder ihr meine Wertschätzung zu zeigen? (Seien Sie konkret!)

....

....

....

....

Tipp

Lassen Sie Ihr Kind von Zeit zu Zeit (versehentlich) mithören, wie Sie etwas Positives über es sagen.

AB 30 • T P

Dankeschön-Zettel

Liebe ………………………………,

ich bin dankbar dafür, dass du

…………………………………………………………………………………………

…………………………………………………………………………………………

…………………………………………………………………………………………

Lieber ………………………………,

ich bin dankbar dafür, dass du

…………………………………………………………………………………………

…………………………………………………………………………………………

…………………………………………………………………………………………

Liebe ………………………………,

ich möchte mich bei dir dafür bedanken, dass du

…………………………………………………………………………………………

…………………………………………………………………………………………

…………………………………………………………………………………………

Lieber ………………………………,

ich möchte mich bei dir dafür bedanken, dass du

…………………………………………………………………………………………

…………………………………………………………………………………………

…………………………………………………………………………………………

Familienintervention: familiärer Zusammenhalt

Das Ziel der Intervention liegt darauf, Gefühle der Fürsorge und des Engagements füreinander zu (re-) aktivieren. Zu diesem Zweck werden Zeiten exploriert, mit denen die Familienmitglieder positive Erinnerungen bzw. familiären Zusammenhalt verbinden.

> **Beispiel**
>
> »Aktuell gibt es wirklich viele Probleme und Sorgen, die Ihr Zusammenleben schwer machen. Und nicht ohne Grund sind Sie verärgert, wütend und angestrengt voneinander. Trotz allem gab es wahrscheinlich Zeiten in Ihrem Zusammenleben, in denen die Dinge besser waren und alle glücklicher. Auf diese Zeiten würde ich heute gerne einmal schauen.«

(1) Fragen Sie nach der positiven Beziehungsgeschichte
Fragen Sie nach der Geburt und den ersten Monaten und Jahren des Kindes. Lassen Sie sich positive Momente ausführlich beschreiben und vertiefen Sie alle positiven Aussagen über die Bindung zum Kind.

> **Beispiel**
>
> »Vielleicht können Sie einmal erzählen, wie es war, als Ihr Kind klein war. Was war toll an der Zeit? Woran erinnern Sie sich? Was gab es für Momente, in denen Sie ganz glücklich und einverstanden damit waren, ein Kind zu haben? Was gab es für Momente von großer Innigkeit miteinander? Bei welchen Tätigkeiten/Aktivitäten waren Sie sich v. a. nah?«

Fragen Sie dann den/die Jugendliche*n nach Erinnerungen an positive Zeiten in der Familie.

> **Beispiel**
>
> »Und wie ist das bei dir: Was sind deine besten Erinnerungen an die Zeit mit deinen Eltern? Wann hast du dich Ihnen nah und verbunden gefühlt? Was hast du – als du klein warst – am liebsten mit Ihnen zusammen gemacht? Wann hast du dich so richtig geborgen gefühlt bei deinen Eltern?«

Positive Erinnerungen sollten durch aktives Zuhören und Fragen nach weitergehender Aufklärung begleitet werden.

> **Wichtig**
>
> Sollten Familienmitglieder immer wieder in einen Problemfokus wechseln, dann markieren und validieren Sie dies kurz und versuchen dann den Fokus auf positive Aspekte wiederherzustellen.

Familienintervention: familiärer Zusammenhalt

(2) Explorieren Sie Vorstellungen über das Elternsein
Fragen Sie die Eltern, was ihre Vorstellung vom Elternsein früher war (d. h. als das Kind jünger war). Explorieren und verstärken Sie alle Aussagen über Engagement, Bindung und Zusammenhalt, die die Eltern machen.

Beispiel

»Was war früher – als Ihr Kind klein war oder bevor Sie Ihr Kind bekommen haben – Ihre Vorstellung davon, was es heißt, Eltern zu sein? Was wollten Sie für Eltern sein? Was für eine Familie wollten Sie haben (vielleicht auch in Abgrenzung dazu, wie es bei Ihnen zu Hause war, als Sie klein waren)?«

Fragen Sie dann alle Beteiligten, ob Sie gerne (wieder) eine engere Beziehung zueinander hätten.

Wichtig

Betonen Sie dem/der Jugendlichen gegenüber, dass man den Eltern gleichzeitig nah sein kann und trotzdem unabhängig. Es ist nicht notwendig, das eine für das andere aufzugeben.

Betonen Sie den Eltern gegenüber, dass Eltern immer (noch) sehr wichtig für den/die Jugendliche sind und dass es nicht zu spät ist, einige der früheren positiven Emotionen und Erfahrungen zurückzugewinnen.

(3) Planen Sie gemeinsame Aktivitäten
Wenn die Eltern und/oder der/die Jugendliche Anzeichen für ein wiedererwachtes Gefühl des Engagements zeigen, dann sollte dies unmittelbar aufgegriffen werden. Vielleicht ergibt sich die Chance, (kleinere) gemeinsame Aktivitäten zu vereinbaren.

Elternintervention: Empathie aufbauen

Diese Intervention verfolgt das Ziel, Eltern – im Kontext belastender Auseinandersetzungen mit ihrem Kind – dabei zu helfen, (wieder) eine versöhnliche, empathische und fürsorgliche Perspektive auf ihr Kind einzunehmen.

(1) Exploration des heutigen Verhältnisses zu den eigenen Eltern
Die Exploration von Bindungserfahrungen in der Herkunftsfamilie wird eingeleitet durch Fragen danach, welches Verhältnis heute zu den eigenen Eltern besteht. Der Fokus der Exploration liegt dabei auf Themen wie Liebe, Unterstützung, Zuspruch und Bewunderung.

> **Beispiel**
>
> »Was für ein Verhältnis haben Sie zu Ihren eigenen Eltern? Wenden Sie sich an Ihre Eltern, wenn Sie Unterstützung brauchen? Können Sie sich auf Ihre Eltern verlassen und erhalten Zuspruch und Unterstützung, wenn es Ihnen nicht gut geht?«

(2) Exploration des früheren Verhältnisses zu den eigenen Eltern
Die vorangegangene Exploration dient als Einleitung zur Frage nach dem früheren Verhältnis zu den eigenen Eltern:

> **Beispiel**
>
> »Haben Sie sich Ihren Eltern als Kind nahe gefühlt? Was hat es schwer gemacht, sich an die Eltern für Unterstützung zu wenden? Wie hat Sie sich das damals fühlen lassen?«

Ziel ist es, den Eltern über die Aktivierung eigener Bindungs- und Beziehungserfahrungen den Zugang zur momentanen Situation ihres Kindes zu erleichtern. Entsprechend wird auf die Erinnerung und emotionale Aktivierung von Bindungsbedürfnissen und -enttäuschungen fokussiert.

(3) Exploration eines spezifischen Bindungserlebnisses
Im Fall, dass sich ein beispielhaftes Ereignis für die Frustration eines Bindungsbedürfnisses eruieren lässt, sollte dieses detailliert exploriert werden:

> **Beispiel**
>
> »Wie haben Sie sich damals gefühlt? Inwiefern hat es Sie verletzt? Inwieweit haben Sie sich vernachlässigt/verraten/unbeschützt/verlassen gefühlt?«

Nutzen Sie – soweit angemessen – starke Emotionsworte (traurig, verängstigt, einsam), validieren Sie die Erfahrung und betonen Sie, dass in der Situation zentrale Bedürfnisse nicht befriedigt wurden (»Sie hatten niemanden, an den Sie sich wenden konnten. Sie müssen sich so traurig gefühlt haben. Kein Wunder, dass Sie Ihrer Mutter nicht vertraut haben.«).

Elternintervention: Empathie aufbauen

(4) Übertragung der Bindungserfahrungen auf die eigene Erziehungspraxis

Ist es gelungen, die Eltern in einen mitfühlenden emotionalen Zustand zu versetzen, so kann – auf vorsichtige Weise – versucht werden, diesen mitfühlenden Blick auch auf die heutige Situation des eigenen Kindes zu richten:

Beispiel

»Ich frage mich, ob Ihre Tochter sich manchmal genauso fühlt, wie Sie sich als Kind gefühlt haben?«

Bitten Sie um weitere Aufklärung, wenn die Eltern hierzu bestätigende Äußerungen machen und bekräftigen Sie jedweden Vorsatz, dem Kind zukünftig mehr Nähe/Unterstützung zukommen lassen zu wollen.

Was ist typisch für Jugendliche und was nicht?

Typisch		Untypisch und beachtenswert
sexuelle Reifung; vermehrter Fokus auf Körperbild, Aussehen und Selbstbewusstsein	vs.	sexuelle Promiskuität, Essanfälle, selbstinduziertes Erbrechen, restriktives Essen, sozialer Rückzug
sexuelle Experimentierfreudigkeit	vs.	mehrere Partner, unsichere Sexualpraktiken
vermehrte Eltern-Kind-Konflikte	vs.	verbale oder körperliche Aggression, Weglaufen
Experimentieren mit Drogen, Alkohol und Zigaretten	vs.	Drogenmissbrauch, Verkauf von Drogen, substanzkonsumierende Peergruppe
vermehrtes »Sensation Seeking« und erhöhte Risikobereitschaft	vs.	Wiederholte Unfälle, exzessive Risikobereitschaft (z. B. »U-Bahn-Surfen«)
vermindertes Interesse an der Schule	vs.	fehlende Bindung an die Schule oder Gleichaltrige, Schulschwänzen, Schulversagen oder Schulabbruch
Streitlust, Idealismus und Kritik	vs.	rebellisches Infragestellen von sozialen Regeln und Konventionen, Ärger mit Familienmitgliedern, Lehrern oder anderen, die versuchen, Kontrolle über den/die Jugendliche*n auszuüben
Überforderung durch alltägliche Entscheidungen	vs.	Lähmung durch Unentschlossenheit

nach Miller et al., 2017

AB 31 • E

Den Mittelweg wählen

Markieren Sie auf jedem Kontinuum mit einem X, wo Sie sich selber verorten würden.

zu nachgiebig sein — **zu streng sein**

Mittelweg: Benennen Sie klare Regeln und setzen Sie diese konsequent durch – seien Sie jedoch gleichzeitig bereit, über einzelne Aspekte zu verhandeln.

Verharmlosung von Problemverhalten — **Problematisierung von alterstypischem Verhalten**

Mittelweg: Erkennen Sie, wann ein Verhalten »die Grenze überschreitet« und suchen Sie sich Hilfe – behalten Sie gleichzeitig im Blick, welche Verhaltensweisen normal und alterstypisch sind.

zu wenig Freiheiten lassen — **Unabhängigkeit zu früh einfordern**

Mittelweg: Unterstützen Sie Ihr Kind, indem Sie ihm Anleitung, Unterstützung und Regeln an die Hand geben – gewähren Sie gleichzeitig zunehmend mehr Freiheiten.

nach Miller et al., 2017

Unterstützer*innen einbeziehen

(1) Unterstützer*innen nominieren

Überlegen Sie mit den Jugendlichen gemeinsam, welchen Erwachsenen sie vertrauen und wer sie unterstützen könnte. Es können Eltern, Tanten, Onkel und Großeltern, aber auch Lehrer*innen, Trainer*innen, Jugendgruppenleiter*innen, Gemeindemitglieder, Freund*innen der Familie, Nachbarn und die Eltern von Freund*innen sein. Insgesamt sollten vier Erwachsene nominiert werden; es reicht aber sicherlich, wenn am Ende eine Person die Rolle des/der Unterstützer*in übernimmt.

Wichtig

Bei den Eltern muss nachgefragt werden, ob sie mit den vorgeschlagenen Unterstützungspersonen einverstanden sind.

(2) Unterstützer*innen kontaktieren

Kontaktieren Sie mit den Jugendlichen gemeinsam die Unterstützer*innen und fragen diese, ob sie sich vorstellen können, für 12 Wochen eine Unterstützerrolle zu übernehmen. Dies bedeutet,

- regelmäßig (d. h. bestenfalls wöchentlich) mit dem/der Jugendlichen in persönlichen/telefonischen Kontakt zu treten,
- emotionale Unterstützung anzubieten und bei der
- Einhaltung wichtiger Termine (inkl. Behandlungstermine) zu unterstützen.

Die Unterstützer*innen haben nicht die Aufgabe, als Therapeut*in oder Coach zu agieren und sie sind nicht verantwortlich für Entscheidungen der/des Jugendlichen.

(3) Unterstützer*innen informieren

In einem persönlichen Gespräch müssen die Unterstützer*innen zum einen über das psychische Befinden und die Behandlung der/des Jugendlichen aufgeklärt werden und zum anderen muss der Umgang mit suizidalem Erleben und Verhalten besprochen werden.

Wichtig

Den Unterstützer*innen müssen Kontaktanschriften für den Notfall (inkl. Kontaktdaten des/der Therapeut*in) ausgehändigt werden.

(4) Unterstützer*innen unterstützen

Den Unterstützer*innen sollten regelmäßige unterstützende Check-in-Gespräche angeboten werden.

Unterstützer*innen nominieren

Es geht darum, vier Erwachsene auszuwählen, die dich in den folgenden 12 Wochen unterstützen können. Das können deine Eltern sein, es können aber auch andere Verwandte (Onkel, Tanten, Cousins und Cousinen, Großeltern), Lehrer*innen, Nachbarn, Sporttrainer*innen, Familienfreund*innen oder Gemeindemitglieder sein. Die Aufgabe deiner Unterstützer*innen besteht darin, sich einmal pro Woche bei dir zu melden, nachzuhören, wie es dir geht, dir bei der Auseinandersetzung mit Schwierigkeiten zur Seite zu stehen und einen Blick darauf zu haben, dass du wichtige Termine – auch in dieser schwierigen Zeit – wahrnimmst.

Die von dir ausgewählten Personen würden wir gemeinsam kontaktieren, ich würde ihnen dann in einem gesonderten Termin erklären, wie es dir aktuell geht und wie sie dich am besten unterstützen können.

Wem fühlst du dich nah? Mit wem kannst du gut sprechen? Wer könnte hilfreich für dich sein?

	Name	**Woher kennst du die Person?**	**Elterliches Einverständnis**[1]	
(1)			Ja ☐	Nein ☐
(2)			Ja ☐	Nein ☐
(3)			Ja ☐	Nein ☐
(4)			Ja ☐	Nein ☐

[1]unbedingt von den Eltern/Bezugspersonen einholen!

Prüffragen: Wissen diese Personen von deinen Problemen? Haben die Personen dich schon mal unterstützt? Fällt dir irgendetwas ein, was dagegen spricht, diese Personen zu wählen? Denkst du, dass deine Eltern mit diesen Personen einverstanden sind?

....

Unterschrift Patient*in | Unterschrift Eltern

....

Unterschrift Behandler*in

Infobrief Unterstützer*in werden

Liebe*r Unterstützer*in,

Sie wurden von einem/einer Jugendlichen als Unterstützer*in nominiert. Das bedeutet, dass der/die Jugendliche sich Ihnen nah fühlt, Ihnen vertraut und den Eindruck hat, mit Ihnen über persönliche Dinge sprechen zu können. Das ist gut! Soziale Unterstützung ist der relevante Schutzfaktor in der Auseinandersetzung mit Krisen und eine breite Unterstützung durch mehrere Personen ist der schwierigen Situation der/des Jugendlichen angemessen.

> **Wichtig**
>
> Die Eltern wissen, dass der/die Jugendliche Sie nominiert hat und haben ihr schriftliches Einverständnis hierzu gegeben.

Worum geht es genau?
Es wäre toll, wenn Sie in den kommenden 12 Wochen regelmäßigen Kontakt zu der/dem Jugendlichen halten könnten. Bestenfalls treffen Sie sich einmal pro Woche mit ihm/ihr, oder sie telefonieren miteinander oder nutzen einen Videoanruf. Zeigen Sie der/dem Jugendlichen, dass Sie da sind, trösten und ermutigen Sie ihn oder sie. Überlegen Sie gemeinsam, wie Probleme angegangen werden können und unterstützen Sie ihn/sie dabei, wichtige Termine (inkl. der Therapietermine) zuverlässig wahrzunehmen.

> **Wichtig**
>
> Sie sind kein*e Therapeut*in und natürlich tragen Sie keine Verantwortung für die Entscheidungen und das Verhalten des/der Jugendlichen.

Überlegen Sie genau, ob Sie Unterstützung anbieten können!
Der Zeitaufwand ist nicht ganz unerheblich – prüfen Sie daher genau, ob Sie ein solches Angebot aktuell anbieten können. Überlegen Sie zudem, ob Sie sich die Unterstützung zutrauen. Es ist durchaus möglich, dass es in Ihren Gesprächen mit dem/der Jugendlichen auch um Themen wie Suizidgedanken, Selbstverletzungen, Drogenkonsum, Weglauftendenzen usw. geht.

Sie sind nicht allein!
Es werden regelmäßige Check-in-Telefonate stattfinden, bei denen Sie sich mit der/dem Therapeut*in des/der Jugendlichen austauschen können. Zudem erhalten Sie natürlich Kontaktdaten für den Notfall. Bevor die Begleitung startet, wird es darüber hinaus ein persönliches Gespräch mit der/dem Therapeut*in geben, in dem Sie über die aktuelle Situation der/des Jugendlichen informiert werden, Sie ganz praktische Hinweise zum Umgang mit Suizidalität bekommen und alle Fragen rund um die Unterstützer*innenrolle klären können.

Es wäre toll, wenn Sie sich vorstellen könnten, eine Zeitlang Unterstützer*in zu werden!

INFO 46 • T

Übersicht: Interventionen zur Förderung der Problemlösekompetenz

Suizidale Krisen sind meistens Folge von schwerwiegenden Ereignissen und Veränderungen. Der Krisenzustand macht es besonders schwer, sich mit Problemen und Anforderungen auseinanderzusetzen: Man hat Schwierigkeiten, sich zu konzentrieren, es fällt schwer, gedanklich bei einer Sache zu bleiben und man guckt eher pessimistisch auf seine eigenen Möglichkeiten. Es kann daher hilfreich und notwendig sein, sich einen sehr strukturierten Rahmen zu setzen, um sich mit Problemen auseinanderzusetzen. Es geht aber nicht nur darum, aktuelle Probleme gemeinsam zu überwinden, sondern auch darum, den suizidalen Jugendlichen und ihren Familien eine Struktur an die Hand zu geben, die ihnen in der Auseinandersetzung mit zukünftigen Problemen helfen kann.
Die folgenden Strategien/Interventionen lassen sich hierzu nutzen.

(a) Problemkuchen
Struktur hilft gegen Chaos und Überforderung. Mit dem Ziel, die gegenwärtige Problemlage übersichtlicher und damit handhabbarer zu machen, kann es sich daher anbieten, einen sogenannten Problemkuchen zu erstellen (AB 33 »Problemkuchen«): Die einzelnen Problembereiche werden in Abhängigkeit von ihrer gegenwärtigen Bedeutung als »Kuchenstücke« in einen Kreis eingezeichnet. Eine Diskussion, mit welchem Ziel, wie und in welcher Reihenfolge sich den einzelnen Problembereichen gewidmet werden soll, schließt sich an.

(b) Problemlöser-Briefe
Im Hinblick auf die Förderung der Problemlösekompetenz können zunächst so genannte Problemlöser-Briefe (Curry et al., 2005; Wenzel et al., 2009) genutzt werden (AB 34 »Problemlöser-Briefe«). Es handelt sich hierbei um fiktive Briefe, in denen ein*e Jugendliche*r ein Problem schildert und um Rat fragt. Therapeut*innen können entweder alle Briefe durcharbeiten oder nur solche Briefe bearbeiten, die eine thematische Nähe zu den Problemen der/des Betroffenen haben. Bei der möglichen Lösung dieser hypothetischen Problemkonstellation werden die verschiedenen Schritte strukturierten Problemlösens herausgearbeitet und angewendet, d. h. (1) das Problem muss benannt werden, (2) es sollten so viele Lösungsansätze wie möglich gebrainstormt werden, (3) jede einzelne Problemlösung wird mit Blick auf positive und negative Konsequenzen bewertet, (4) eine Lösungsmöglichkeit wird ausgewählt, (5) es wird überlegt, wie die Umsetzung der Lösungsidee ganz konkret umgesetzt werden kann. Die Auseinandersetzung mit den Problemen anderer Personen hilft dabei, die grundlegende Struktur des Problemlöseprozesses zu verstehen, ohne durch eigene (starke) Emotionen abgelenkt zu werden.

(c) Problemlöseschema
Natürlich geht es im weiteren Therapieverlauf dann aber darum, die Problemlösestruktur für die Auseinandersetzung mit eigenen Problemen zu nutzen. Mithilfe eines Problemlösetrainings kann ein strukturierter Umgang mit Problemen modelliert und trainiert werden (AB 35 »Problemlöseschema«).

(d) Familienintervention: Problemlösetraining
Durch die konsequente Anwendung der Kommunikationsregeln (INFO 38 »Dos und Don'ts im Problemgespräch«) lassen sich viele problematische Situationen meistern. Die Bewältigung tiefergehender familiärer Konflikte macht aber nicht selten die Vermittlung und Einübung des Problemlöseschemas erforderlich (AB 35 »Problemlöseschema« und AB 36 »Familienintervention: Problemlösetraining«). Das Problemlöseschema sollte – nachdem es eingeführt wurde – bei der Bearbeitung der diversen Problemthemen einer Familie genutzt werden. Bestenfalls werden die Ergebnisse der Problemgespräche zudem für alle Beteiligten schriftlich festgehalten (AB 37 »Problemlöse- und Kompromissplan«).

Problemkuchen

Problem 1: ____________________
Problem 2: ____________________
Problem 3: ____________________
Problem 4: ____________________
Problem 5: ____________________

Zeichne die verschiedenen Probleme als größere oder kleinere »Tortenstücke« in den Kreis ein.

Problemlöser-Briefe

Die folgenden Briefe können genutzt werden, um den allgemeinen Problemlöseprozess herauszuarbeiten und einzuüben. Es können alle Briefe mit dem/der Jugendlich*en durchgearbeitet werden. Es können aber natürlich auch nur solche Briefe, die eine thematische Nähe zum Problem der/des Jugendlichen haben, ausgewählt werden.

Liebe Problemlöser,
als ich mein Fahrrad gestern in die Garage gestellt habe, habe ich kurz nicht aufgepasst und bin mit einer der Pedalen an das neue Auto von meinem Vater gekommen. Auf der Beifahrerseite befindet sich jetzt ein Kratzer von etwa 10 cm Länge. Tief ist der Kratzer auch. Papa ist im Moment auf Geschäftsreise. Bis jetzt weiß er noch nichts von dem Kratzer. Ich habe Angst, es ihm zu sagen, weil er immer so pingelig mit seinen Autos ist.
Was soll ich tun?
Vielen Dank und liebe Grüße
Luka

Liebe Problemlöser,
ich bin dieses Jahr auf eine neue Schule gekommen. Viele der Kinder dort sind total abgehoben, so dass es echt schwer ist, Freunde zu finden. Am besten verstehe ich mich mit Marie. Letztes Wochenende war ich mit Marie und einigen ihrer Freundinnen in der Stadt. Sie haben dann immer wieder kleinere Sachen in den Läden geklaut. Marie hat Zigaretten geklaut und Karla hat einen Lippenstift mitgehen lassen. Ich sollte auch etwas klauen, um dazuzugehören. Ich habe mich das aber nicht getraut. So ein Mist. Nächstes Wochenende wollen sie wieder losziehen und haben gefragt, ob ich mitkomme. Ich weiß nicht, was ich tun soll: Ich möchte meine einzige Freundin nicht verlieren, aber ich habe große Angst, dass ich erwischt werde und in große Schwierigkeiten gerate. Was soll ich tun?
Vielen Dank und liebe Grüße
Kim

Liebe Problemlöser,
mein Problem ist meine Mathelehrerin. Sie ist eine echte Nervensäge. Letzte Woche war sie sauer auf mich, weil ich angeblich »so genervt« geguckt hätte. Die mag mich einfach nicht und ich kann Mathe nicht. Konnte ich noch nie. Inzwischen bin ich total im Rückstand und kann dem Unterricht überhaupt nicht mehr folgen. Ich habe total Angst, wegen Mathe sitzenzubleiben und nicht in meiner Klasse bleiben zu können.
Was soll ich tun?
Vielen Dank und liebe Grüße
Michi

Problemlöser-Briefe

Liebe Problemlöser,
ich werde ständig von Leuten im Stich gelassen. Ich habe nahezu alle Kontakte abgebrochen.
Früher hatte ich etwa sechs gute Freunde. Aber dann fand ich heraus, dass einer eine total bescheuerte Freundin hat. Ein anderer war ein schlechter Schüler und wahrscheinlich ein bisschen dumm. Ein anderer spielt sich damit auf, in einer Band Gitarre zu spielen, obwohl er überhaupt nicht gut spielen kann. Irgendwie entpuppen sich immer alle als Loser.
Mit den Mädchen ist es noch schlimmer. Eine hat einfach viel zu viel geredet. Die nächste steht total auf Schlagermusik. Und eine andere, die ist einfach perfekt, aber die hat schon einen Freund. Was ist los mit den Leuten? Mit allen stimmt etwas nicht.
Was soll ich tun?
Ben

Liebe Problemlöser,
niemand mag mich. Kein Junge wird mich jemals fragen, ob ich mit ihm ausgehe. Ich werde wahrscheinlich nie ein Date haben. Wahrscheinlich bin ich einfach zu hässlich. Und die Lehrer mögen mich auch nicht. Erst letzte Woche hatte ich eine schlechte Note in einem Test. Aber selbst wenn ich gute Noten bekomme, weiß ich, dass die mich nicht mögen.
Sie werden sich wahrscheinlich auch nicht die Mühe machen, diesen Brief zu beantworten. Wenn Sie mich jemals treffen würden, würden Sie mich auch nicht mögen. Soll ich eine Schönheitsoperation machen, damit die Leute mich mögen?
Mit freundlichen Grüßen
Manu

Liebe Problemlöser,
ich habe nur noch Angst. Ständig machen sich alle über mich lustig. Ich traue mich in der Schule überhaupt nicht mehr, etwas zu sagen, weil dann alle über mich lachen oder mich nachmachen. In den Pausen bin ich immer allein. Wenn ich Glück habe, dann lassen die anderen mich in Ruhe. Wenn ich Pech habe, dann fangen sie an, mich anzurempeln, schmeißen mein Schulbrot auf den Boden oder wischen mir Seife in die Haare. Einmal haben sie mich sogar total ekelig angespuckt. Mein Papa sagt, dass ich mich wehren soll. Ich habe aber keine Idee, wie.
Was soll ich tun?
Dani

Problemlöser-Briefe

Liebe Problemlöser,
meine Eltern streiten sich immer. Mir geht das total auf die Nerven und gleichzeitig habe ich Angst, dass sie sich scheiden lassen. Meistens geht es darum, dass wir nicht genug Geld haben. Wenn die dann so richtig in Fahrt sind, bekommen mein Bruder und ich es irgendwann dann auch ab: Wir würden zu wenig im Haushalt helfen, wir wären nicht gut genug in der Schule, wir wären zu anstrengend usw. Mann, die nerven mich so. Ich rede deshalb auch fast gar nicht mehr mit denen. Warum kann es nicht wieder so sein wie früher? Da war es zu Hause einfach friedlicher.
Was soll ich tun?
Karim

Liebe Problemlöser,
Ich habe richtig Angst. Ich habe bei so einem Sexchat im Internet mitgemacht und jetzt erpresst die Frau mich. Sie hat eine Webcam mitlaufen lassen und will jetzt Geld von mir, weil sie das Video ansonsten ins Netz stellt und an meine Freunde schickt. Das wäre mein sozialer Tod. Gleichzeitig habe ich das Geld aber nicht und außerdem weiß ich nicht, ob sie das Video wirklich löscht. Ich kann da mit niemandem drüber sprechen. Fuck!
Was soll ich tun?
Max

Liebe Problemlöser,
ich bin unglücklich in meiner Beziehung. In vielen Dingen passen wir wirklich gut zusammen, aber manches passt einfach gar nicht. Ich gehe nicht ganz so gerne aus und bin sicher etwas schüchterner im Umgang mit anderen. Er wirft mir das manchmal vor. Außerdem will er viel öfter Sex als ich. Ich habe gar nichts gegen Sex, aber manchmal ist mir einfach nicht danach. Es muss doch okay sein, abends einfach nur eine Serie zusammen zu gucken und nicht immer auf Party oder ins Bett miteinander zu gehen. Ich habe Angst, langweilig zu sein und bald verlassen zu werden.
Was soll ich tun?
Ronja

Problemlöseschema

Wenn es uns gelingt, Probleme zu lösen, dann durchlaufen wir – ohne, dass uns das bewusst sein muss – immer wieder verschiedene Phasen. Die folgenden Schritte können dir helfen, überlegt und konstruktiv an Probleme heranzugehen.

> **Wichtig**
>
> Versuche nicht, ein Problem zu lösen, wenn du gerade wütend oder verärgert bist.

1. Schritt: Was ist das Problem?
Wähle ein Problem aus, mit dem du beginnen möchtest. Versuche, so genau wie möglich zu beschreiben, was dich stört.

»Ich bin unzufrieden damit, dass …«

....

....

....

....

2. Schritt: Was ist dein Ziel?
Beschreibe nun ganz genau, was du erreichen möchtest. Schreib keine Ziele auf, die für dich nicht erreichbar sind, weil du keine Kontrolle über ihr Eintreten hast (»Ich möchte, dass meine Englischlehrerin kündigt und die Schule verlässt«). Formuliere deine Ziele positiv, d. h. schreib auf, was du erreichen möchtest und nicht, was du loswerden möchtest (statt »Ich möchte mich weniger antriebsarm fühlen« ist es leichter, das Ziel »Ich möchte mich wieder aktiver verhalten« anzustreben).

....

....

....

....

Problemlöseschema

3. Schritt: Was gibt es für Lösungen?

Meistens können mehrere Wege zum Ziel führen. Je mehr Lösungen dir einfallen, desto eher findest du eine, die passen könnte. Schreibe daher alle Lösungen auf, die dir in den Kopf kommen – selbst wenn sie vielleicht total verrückt erscheinen.

(1) ....

....

....

(2) ....

....

....

(3) ....

....

....

(4) ....

....

....

(5) ....

....

....

(6) ....

....

....

Problemlöseschema

4. Schritt: Welche Lösung ist die beste?
Schreibe für jede Lösung die Konsequenzen, d. h. Vor- und Nachteile, auf.

Idee	Konsequenz (kurzfristig)	Bewertung			Konsequenz (langfristig)	Bewertung		
(1)		-	-/+	+		-	-/+	+
(2)		-	-/+	+		-	-/+	+
(3)		-	-/+	+		-	-/+	+
(4)		-	-/+	+		-	-/+	+
(5)		-	-/+	+		-	-/+	+
(6)		-	-/+	+		-	-/+	+

5. Schritt: Entscheide dich!
Wähle die Lösung oder die Lösungen aus, die am meisten Vor- und am wenigsten Nachteile haben und die auch durchführbar sind.

....

....

6. Schritt: Mach einen Plan!
Schreib dir genau auf, was du wann tun willst. Plane vor allem den ersten Schritt ganz genau. Überlege dir auch, was dazwischenkommen oder was schwierig werden könnte. Was könntest du dann tun?

....

....

....

....

Familienintervention: Problemlösetraining

Vor der Anwendung des Problemlöseschemas in einer Familiensitzung sollte dieses bestenfalls in einer Einzelsitzung sowohl mit dem/der Jugendlichen als auch mit den Eltern eingeführt worden sein. In der Familiensitzung wird das Schema zur familiären Problemlösung angewendet, um einen aktuellen Konflikt oder ein Problem zu lösen. Es bietet sich an, mit einem vergleichsweise unbedeutenden Problem zu starten.

> **Wichtig**
>
> Die Auseinandersetzung mit familiären Problemen ist kein neutraler Prozess. Achten Sie darauf, dass alle Familienmitglieder emotional bereit sind. Manchmal hilft auch eine kurze Entspannungsübung zu Sitzungsbeginn.

1. Schritt: Um welches Problem geht es?
Jedes Familienmitglied bekommt Zeit, die für ihn/sie wichtigen Aspekte des Problems – unter Beachtung der Kommunikationsregeln – und seine Wünsche in Bezug auf das Problem zu beschreiben (»Ich bin unzufrieden damit, dass … und ich wünsche mir, dass …«).

> **Wichtig**
>
> Es muss darauf geachtet werden, dass Wünsche/Ziele konkret (»Ich würde mir wünschen, dass wir mindestens 10 Minuten am Tag darüber sprechen, wie es dir geht«) und nicht vage (»Ich möchte, dass du weniger unzugänglich bist«) formuliert werden.

Im Anschluss wird das Gesagte zu einer gemeinsamen Problemdefinition zusammengefasst und schriftlich festgehalten (AB 37 »Problemlöse- und Kompromissplan«).

2. Schritt: Lösungsmöglichkeiten sammeln
Jeder sollte möglichst einen Vorschlag machen, wie das Problem gelöst werden könnte. Gesammelt werden so viele Vorschläge wie möglich.

> **Wichtig**
>
> Die Familie muss angeleitet werden, die generierten potenziellen Lösungen nicht unmittelbar zu bewerten bzw. abzuwerten. Mit dem Ziel, neue Perspektiven zu entwickeln, sollen zunächst so viele verschiedene Lösungswege wie möglich generiert werden (egal wie unwahrscheinlich, albern oder abwegig einige davon zunächst erscheinen mögen).

Familienintervention: Problemlösetraining

3. Schritt: Lösungsmöglichkeiten diskutieren
Jedes Familienmitglied äußert sich kurz zu jedem Lösungsvorschlag, nennt Vor- und Nachteile und gibt eine Bewertung ab (von ++ bis –).

4. Schritt: Beste Lösungsmöglichkeit(en) auswählen
Es wird sich für eine oder mehrere Lösungsmöglichkeiten entschieden. In Frage kommen nur Vorschläge, die von keinem Familienmitglied völlig abgelehnt wurden.

5. Schritt: Planung der Umsetzung
Die einzelnen Handlungsschritte werden konkret festgelegt. Wer übernimmt was? Müssen noch Informationen eingeholt werden? Welche Hindernisse sind zu erwarten und wie wird mit diesen umgegangen? Die jeweiligen Schritte werden für jede Person schriftlich festgehalten. Dabei wird auch notiert, wann die jeweiligen Schritte unternommen werden.

Ergänzend können – für jede einzelne Person – Konsequenzen bei Einhaltung und Nicht-Einhaltung des Plans festgelegt werden.

Wichtig

Die Umsetzung des Plans muss immer in einer Folgesitzung nachbesprochen werden.

Problemlöse- und Kompromissplan

Name der Familie: .... Datum: ....

Thema: ....

Definitionen des Problems:

Mutter: ....

Vater: ....

Jugendliche*r: ....

Gemeinsame Definition:

....

....

....

Lösungsmöglichkeiten	**Bewertung ++ od. + od. +/- od. -**		
	Mutter	**Vater**	**Jugend-liche*r**
(1)			
(2)			
(3)			
(4)			
(5)			
(6)			
(7)			
(8)			
(9)			
(10)			

Problemlöse- und Kompromissplan

Ausgewählte Lösung:

....

....

Umsetzungsplan: Wann und wie wird der Plan/Kompromiss umgesetzt.

....

....

....

Datum, an dem überprüft wird, wie der Kompromiss funktioniert hat: ....

Konsequenzen für Nicht-Einhaltung und Einhaltung des Plans

	Negative Konsequenz bei Nicht-Einhaltung	Positive Konsequenz bei Einhaltung
Mutter		
Vater		
Jugendliche*r		

....

Unterschrift Mutter Unterschrift Vater

....

Unterschrift Jugendliche*r

Übersicht: Interventionen zur Kognitiven Umstrukturierung

Methoden der kognitiven Umstrukturierung können genutzt werden, um Patient*innen dabei zu helfen, Distanz zum eigenen Denken aufzubauen und kritisch zu prüfen, ob Ideen/Vorstellungen, die eine Selbsttötung nahelegen, die Situation tatsächlich gut beschreiben. Im Einzelfall muss entschieden werden, ob die explizite kognitive Auseinandersetzung sehr ausführlich gestaltet werden soll oder ob einzelne Strategien der kognitiven Umstrukturierung ausschließlich flankierend zu einer stärker behavioralen oder familienorientierten Behandlung eingesetzt werden sollen.

Die folgenden Strategien/Interventionen lassen sich zur speziellen Auseinandersetzung mit suizidalitätsrelevanten Kognitionen nutzen.

(a) Allgemeine Techniken der Infragestellung

Die kognitive Arbeit orientiert sich am jeweiligen Fallkonzept (AB 22 »Phasenmodell der Psychotherapie mit suizidalen Patient*innen«) und der Identifikation solcher Kognitionen, denen im individuellen Fall besondere Bedeutung für die Entstehung und Aufrechterhaltung suizidalen Erlebens und Verhaltens zukommt (vgl. INFO 35 »Suizidale Kognitionen«). Bei der kognitiven Arbeit wird somit ein expliziter Fokus auf suizidassoziierte Kognitionen genommen; es geht nicht um eine grundsätzliche Aufarbeitung dysfunktionaler Kognitionen.

Die Informations- und Arbeitsblätter können genutzt werden, um das kognitive Modell zu vermitteln (INFO 48 »Distanz zu belastenden Gedanken aufbauen«) und einzuüben (AB 38 »Bedeutung von Gedanken erkennen«). Zudem werden Materialien und Informationen zur Auseinandersetzung mit belastenden Kognitionen ausgegeben. In weiteren Informationsblättern finden sich Hinweise zum Umgang mit spezifischen suizidalitätsassoziierten Kognitionen.

(b) Eindruck, eine Last zu sein

Eine bedeutsame Kognition im Kontext suizidaler Krisen ist die Annahme, eine Last für andere zu sein (Joiner, 2005; Chu et al., 2017). Diese Beurteilung kann sich zu der Ansicht steigern, dass der eigene Tod eine (erwünschte) Erleichterung für das Umfeld darstellen würde. Tatsächlich fühlen sich Familienmitglieder durch das Zusammenleben mit einer psychisch erkrankten Person oft stark belastet – dies bedeutet aber keineswegs, dass es ihnen lieber wäre, wenn die Person tot wäre. Das Informationsblatt INFO 50 »Eindruck, eine Last für andere zu sein« fasst verschiedene Interventionen zusammen, die sich zur speziellen Infragestellung entsprechender Kognitionen nutzen lassen.

(c) Hoffnungslosigkeit

Eine generalisierte negative Erwartungshaltung gegenüber der eigenen Person, der eigenen Handlungsmöglichkeiten und der Zukunft steht im Zentrum vieler suizidaler Krisen (Wenzel & Beck, 2008): Das Eintreten hoch aversiver Ereignisse wird als wahrscheinlich, das Eintreten erwünschter Ereignisse als extrem unwahrscheinlich angesehen und eine Veränderung der Situation zum Besseren erscheint illusorisch. Das Informationsblatt INFO 51 »Hoffnungslosigkeit« fasst verschiedene Interventionen zusammen, die sich zur speziellen Auseinandersetzung mit Hoffnungslosigkeit nutzen lassen.

Übersicht: Interventionen zur Kognitiven Umstrukturierung

(d) Wertlosigkeit
Der Eindruck, nicht liebenswert, inkompetent und wertlos zu sein, beschäftigt viele suizidale Patient*innen (Bryan et al., 2014) und kann sich bis zu weitreichendem Selbsthass steigern. Entsprechende Kognitionen sollten immer dann zum therapeutischen Fokus gemacht werden, wenn sie nicht nur allgemein zu depressivem Erleben Anlass geben, sondern auf spezifische Weise suizidalem Erleben Vorschub leisten. INFO 52 »Wertlosigkeit« fasst verschiedene Interventionen zusammen, die sich zur speziellen Auseinandersetzung mit Wertlosigkeitskognitionen nutzen lassen.

(e) Bewältigungskarte verfassen
Um funktionales Denken während suizidaler Krisen zu erleichtern, empfehlen Wenzel et al. (2009) den Einsatz sogenannter Bewältigungskarten (AB 42). Bewältigungskarten sind kreditkartengroße Kärtchen, die Patient*innen mit sich herumtragen können und auf die u. a. zentrale dysfunktionale Annahmen/Überzeugungen samt funktionaler Alternativannahmen geschrieben werden können. Auf der Karte werden also in prägnanter Form die Ergebnisse der Disputationen zusammengefasst. Patient*innen sollten die Karten regelmäßig – auch außerhalb krisenhafter Zuspitzungen – lesen, um sie möglichst stark zu internalisieren.

Distanz zu belastenden Gedanken aufbauen

In einer suizidalen Krise gehen den meisten Betroffenen ganz viele negative Gedanken durch den Kopf:

- Man denkt, dass man eine Belastung für andere ist.
- Man denkt, dass sich die Situation nie verändern wird (dass also keine Hoffnung besteht).
- Man denkt, dass man es nicht verdient weiterzuleben (dass man nicht liebenswert ist).
- Man ist überzeugt davon, in einer ausweglosen Situation festzustecken.
- Man ist überzeugt davon, dass niemand einen so richtig mag.
- Man ist überzeugt davon, dass man das alles keine Minute länger aushalten kann.

Klar ist, aktuell läuft wirklich viel mies. Es ist daher kein Wunder, dass dir viele dieser Gedanken durch den Kopf gehen! Gleichzeitig ist es sinnvoll, sich diese Gedanken mal ganz genau anzugucken. Nicht selten erscheinen sie als »wahrer« und »richtiger«, als sie es tatsächlich sind.

Was machen wir in der Therapie?
In der Therapie wird es daher darum gehen, dass wir gemeinsam – wie Wissenschaftler*innen – gucken, ob die Gedanken, die dich belasten, überhaupt richtig sind. Wenn wir feststellen, dass die Gedanken nicht stimmen oder zumindest nicht so ganz stimmen, dann hilft dir das dabei, deine Meinung in Bezug auf dich, andere Leute und deine Zukunft zu verändern. Und das wiederum kann dir dabei helfen, am Leben zu bleiben.

Wie bekommen wir jetzt raus, ob die Gedanken richtig sind? In vielen Fällen werden wir nach Beweisen, die für den Gedanken sprechen, und solchen, die gegen den Gedanken sprechen, suchen. Wir denken nach, fragen Leute oder probieren aus, ob der Gedanke stimmt. In anderen Fällen prüfen wir, ob der Gedanke überhaupt logisch ist, oder ob vielleicht ein Denkfehler drinsteckt. Und in wieder anderen Fällen gehen wir der Frage nach, ob der Gedanke hilfreich für dich ist oder eben nicht.

Keine Sorge, es wird nie darum gehen, dass du dich morgens vor den Spiegel stellen und dir sagen sollst, dass »du cool und okay bist«. Es geht nicht darum, dass du dir irgendeinen positiven Kram einredest. Es geht darum, dass wir wirklich sorgfältig prüfen, ob es okay wäre, auf andere Weise über dich und andere nachzudenken.

Macht es überhaupt einen Unterschied, wie ich denke?
Ja, das macht einen riesigen Unterschied. Die Art, wie wir denken und wie wir mit uns selbst reden, bestimmt darüber, wie wir uns fühlen und wie wir uns verhalten. Stell dir die folgende Situation vor:

Du wirst beim Fahrradfahren von einem Autofahrer beleidigt. Der pöbelt dich an, du hättest ihm den Weg abgeschnitten. Wie könntest du dich in der Situation fühlen?

....

....

Distanz zu belastenden Gedanken aufbauen

Genau, du könntest wütend sein. Du könntest aber auch ängstlich reagieren. Oder du wirst traurig. Oder du musst lachen und fühlst dich belustigt. Oder du schämst dich. Oder es ist dir egal. Richtig? Und wie du nun reagierst, hängt davon ab, wie du über die Situation denkst.

- Wenn du denkst: »Der hat sie doch nicht alle, so ein unverschämter Spinner«, dann wirst du dich wütend fühlen.
- Wenn du denkst: »Nicht, dass der anhält und mir eine reinhaut«, dann wirst du dich ängstlich fühlen.
- Wenn du denkst: »Ich habe bestimmt wieder einen Fehler gemacht – ich bin zu blöd zum Fahrradfahren«, dann wirst du dich traurig fühlen.
- Wenn du denkst: »Was für ein crazy Spinner«, dann wirst du dich belustigt fühlen.
- Wenn du denkst: »Wie peinlich, alle haben mitbekommen, dass mit mir geschimpft wurde«, dann wirst du dich schämen.
- Wenn du denkst: »Ist doch egal, was der hat«, dann wird dir das Geschehene gleichgültig sein.

Es ist also nicht die Situation, die uns auf eine bestimmte Weise fühlen lässt, sondern die Art, wie wir über die Situation denken. Und zwar immer.

Gedanken bestimmen aber nicht nur darüber, wie wir uns fühlen (und verhalten), sondern auch darüber, wie unser Körper reagiert. Stell dir mal eine Zitrone vor. Ganz bildlich. Und stell dir vor, wie du die Zitrone aufschneidest. Und stell dir jetzt vor, wie du in die Zitrone hineinbeißt. Ist irgendwas passiert?

Viele bemerken bereits bei der Vorstellung einer Zitrone, wie sich Speichel im Mund bildet. Das heißt: Durch unsere Gedanken beeinflussen wir auch die Reaktionen unseres Körpers.

Es ist also sinnvoll, genau darauf zu achten, was man so denkt. Einverstanden?

Und jetzt?

Versuchen wir in der Therapie Spielräume auszuloten und dir zu etwas Distanz zum eigenen Denken zu verhelfen. Das ist nicht ganz einfach, aber wichtig.

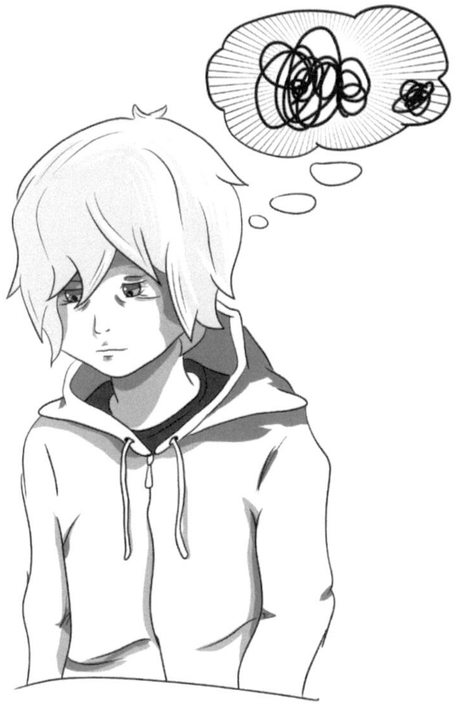

Bedeutung von Gedanken erkennen

Situation:

Person A

Gedanke

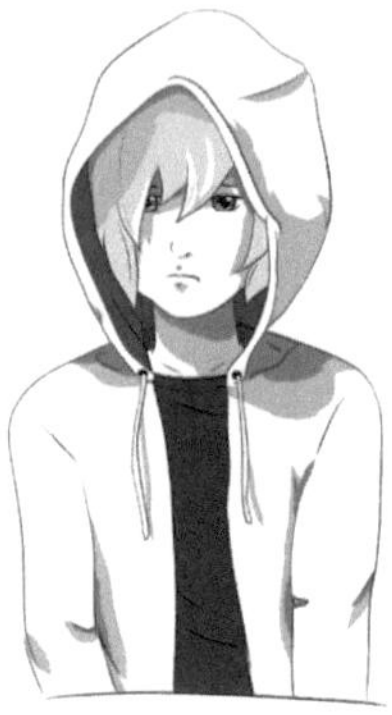

Person B

Gedanke

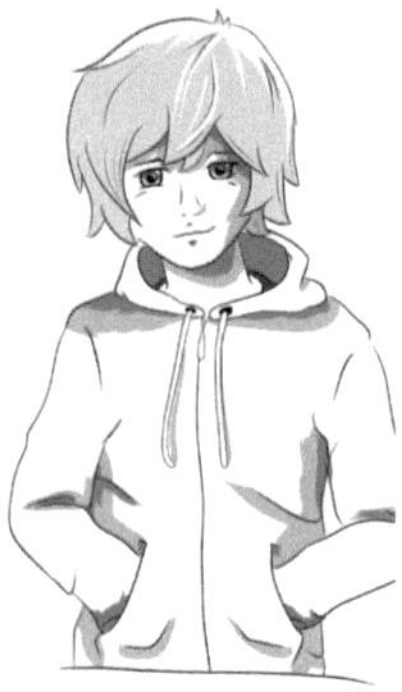

Gefühl

Gefühl

Verhalten

Verhalten

Anmerkung: Person A und Person B sollten zwei Personen sein, die die gleiche Situation ganz unterschiedlich bewerten

Check-up von belastenden Gedanken

Verschiedene Fragen können dabei helfen, belastende Gedanken kritisch zu prüfen. All diese Fragen und Denkanstöße zielen darauf ab, die Richtigkeit oder die Nützlichkeit eines Gedankens unter die Lupe zu nehmen.

Schreib als erstes den Gedanken auf, der dich zurzeit belastet:

....

Wie überzeugt bist du jetzt im Moment von diesem Gedanken?

gar nicht überzeugt 0 – 10 – 20 – 30 – 40 – 50 – 60 – 70 – 80 – 90 – 100 absolut überzeugt

Prüfe den Gedanken mithilfe der folgenden Fragen. Beachte, dass manche Fragen weniger gut auf manche Gedanken anzuwenden sind als andere. Lass Fragen, die nicht passen, einfach weg.

☐ **Realitäts-Check**: Welche Belege sprechen für und welche gegen diesen Gedanken? Welche Beweise gibt es? Ist deine Wahrnehmung der Situation zu unrealistisch, um stimmen zu können? Ist deine Informationsquelle zuverlässig? Fühlt es sich einfach so an, ohne dass es Beweise hierfür gibt?

....

....

....

☐ **Extremismus-Check**: Beinhaltet der Gedanke Worte, die extrem oder übertrieben sind (immer, nie, soll, muss, die ganze Zeit)? Denkst du in »Schwarz-Weiß-Kategorien«?

....

....

....

☐ **Katastrophen-Check**: Was ist das Schlimmste, was passieren könnte? Was wäre dann? Was wäre das Beste, was passieren könnte? Was ist das Realistischste was passieren könnte?

....

....

....

Check-up von belastenden Gedanken

☐ **Logik-Check**: Wie kommst du darauf? Bedeutet das eine wirklich das andere? Ist der Gedanke logisch?

....

....

....

☐ **Ziel-Check**: Hilft dir dieser Gedanke dabei, dein Ziel zu erreichen? Was solltest du dir besser sagen?

....

....

....

☐ **Freunde-Check**: Was würdest du einem Freund oder einer Freundin in dieser Situation sagen oder raten?

....

....

....

☐ **Alternativen-Check**: Kann man auch anders über die Situation denken?

....

....

....

Logische Denkfehler

Gerade dann, wenn es uns nicht so gut geht, neigen wir alle dazu, beim Denken logische Fehler zu machen. Guck dir die folgenden Denkfehler einmal an und kreuze diejenigen an, die du von dir selbst kennst.

☐ **Gedanken lesen**: Wir glauben zu wissen, warum andere auf eine bestimmte Weise reagiert haben. *Beispiel*: Die Person hat so komisch geguckt, die mag mich nicht.

Eigenes Beispiel:

....

....

☐ **Schwarz-Weiß-Denken**: Erfahrungen werden in »entweder/oder« eingeordnet. Es gibt keine Zwischenstufen. *Beispiel*: Entweder ich bin perfekt oder ich bin ein*e Versager*in.

Eigenes Beispiel:

....

....

☐ **Personalisieren**: Bestimmte Erfahrungen beziehen wir auf uns, obwohl sie nichts mit uns zu tun haben. *Beispiel*: Dass meine Eltern streiten, liegt an mir.

Eigenes Beispiel:

....

....

☐ **Gefühlsdenken**: Wir nehmen unser Gefühl als Beweis dafür, dass eine bestimmte Sichtweise wahr sein muss. *Beispiel:* Wenn ich mich hässlich fühle, dann bin ich hässlich.

Eigenes Beispiel:

....

....

Logische Denkfehler

☐ **Willkürliches Schlussfolgern**: Bestimmte Schlüsse werden gezogen, ohne dass Beweise vorliegen. *Beispiel*: Mein neuer Freund hat sich seit sechs Stunden nicht gemeldet, also liebt er mich nicht.

Eigenes Beispiel:

....

....

☐ **Minimierung** und **Maximierung**: Gute Leistungen werden als selbstverständlich bewertet; schlechte Leistungen als Katastrophe. *Beispiel:* Die Eins in Mathe bedeutet nichts, das hätte jede*r geschafft. Die Drei in Deutsch bedeutet, dass ich ein totaler Loser bin.

Eigenes Beispiel:

....

....

Held*in des Alltags

Denk einmal in aller Ruhe über die folgende Frage nach:

> Gibt es eine Person, die du sehr schätzt (und vielleicht etwas bewunderst)? Jemanden, den du sowohl nett als auch kompetent findest? Es darf ein echter Mensch sein, es darf aber auch eine Person aus einem Buch, einem Comic, einem Film oder einer Serie sein. Ganz egal. Du musst auch niemandem sagen, an wen du denkst. Die Hauptsache ist, dass du denkst, dass diese Person mit vielen schwierigen Situationen zurechtkommt und sie dir Ratschläge geben kann.

Dieser Person bezeichnen wir als deine **Heldin** oder deinen **Held des Alltags**.

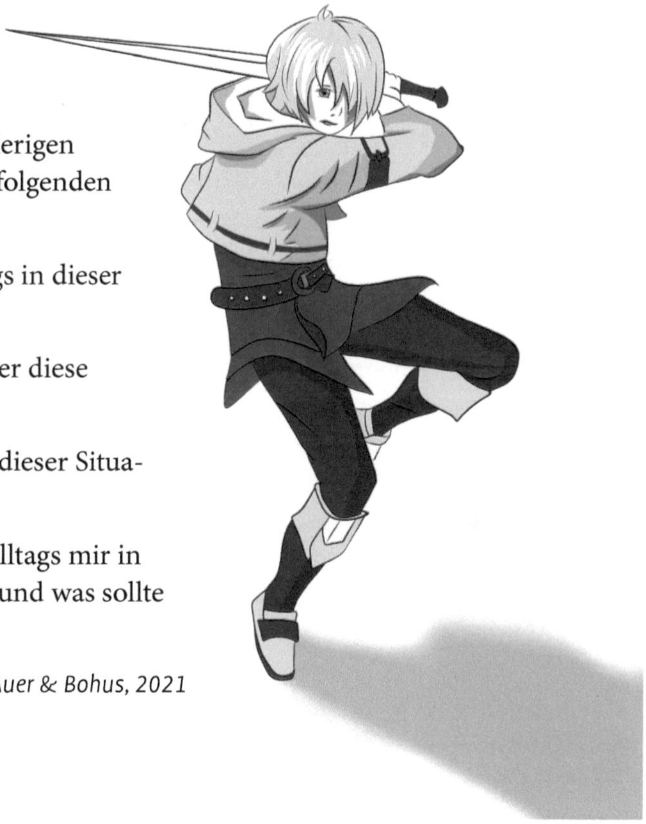

Wenn du jetzt und zukünftig mit einer schwierigen Situation konfrontiert bist, dann stell dir die folgenden Fragen:

(1) Wie würde sich mein*e Held*in des Alltags in dieser Situation fühlen?

(2) Wie würde mein*e Held*in des Alltags über diese Situation denken?

(3) Wie würde mein*e Held*in des Alltags in dieser Situation handeln?

(4) Welchen Rat würde mein*e Held*in des Alltags mir in dieser Situation geben? Was sollte ich tun und was sollte ich nicht tun?

nach von Auer & Bohus, 2021

INFO 49 • P

Schwarz-Weiß-Denken

Die allermeisten Menschen sind mittelmäßig. Das klingt schrecklich, stört meistens aber überhaupt nicht und wird oft sogar angestrebt: Man möchte nicht zu dick, aber auch nicht zu dünn sein; zu klein sein ist genauso doof wie zu groß sein; man will es nicht zu heiß und nicht zu kalt haben; manches geht einem zu schnell und anderes zu langsam. Mittelmaß ist in diesen Dingen attraktiv.

Mittelmäßigkeit zu akzeptieren fällt jedoch schwer, wenn es um Aussehen und Leistung geht: Lieber möchte man superschlau und superhübsch sein. Sind aber natürlich nicht alle. Vielmehr sind die meisten Dinge normalverteilt, das heißt die allermeisten Menschen sind durchschnittlich hübsch und durchschnittlich schlau.

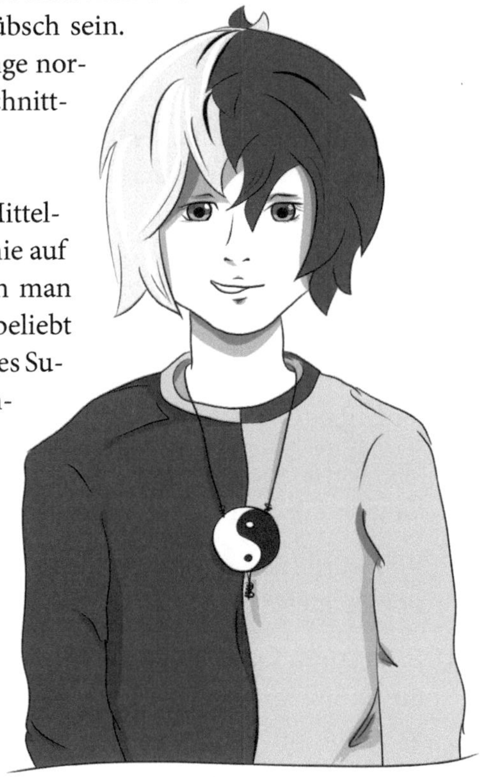

Jetzt spricht überhaupt nichts dagegen, zu versuchen, dem Mittelmaß zu entkommen. Ohne diesen Ehrgeiz wären Menschen nie auf dem Mond gelandet. Man sollte sich jedoch vorsehen, wenn man denkt, dass man nur dann glücklich, erfolgreich, geliebt und beliebt sein kann, wenn man superschlau, superhübsch oder ein anderes Superlativ ist. Das ist Quatsch. Denn wie gesagt: die meisten Menschen sind nicht superirgendwas, sondern genauso mittelmäßig wie der Rest. Den Stress kann man sich somit sparen.

Stell dich einmal in die Innenstadt und guck dich um: Nicht nur superhübsche Menschen haben Partner*innen. Oder mach den Fernseher an: Nicht nur superhübsche Menschen sind erfolgreich. Oder öffne Instagram: Nicht nur superschlaue Menschen sind reich und beliebt. (Das gilt im Übrigen für Männer wie Frauen gleichermaßen.)

Lehn dich daher auf, wenn du feststellst, dass du in Schwarz-Weiß Kategorien denkst: Entweder ich bin erfolgreich oder ich bin ein*e Versager*in. Entweder alle mögen mich, oder ich bin wertlos. Entweder ich sehe super aus oder ich werde immer einsam sein. Falsch. Zwischen den beiden Polen halten sich 80 Prozent aller Menschen auf.

Guck ein bisschen gütiger auf dich selbst und versuche die Mitte, die Graustufen zu akzeptieren: Ich wäre gerne hübscher, aber ich kann trotzdem glücklich, erfolgreich und beliebt sein. Ich wäre gerne schlauer, aber ich kann trotzdem ein sehr gutes Leben führen. So wie die allermeisten anderen auch.

Eindruck, eine Last für andere zu sein

Die Überzeugung, eine Last für andere zu sein, und die Vorstellung, dass man Freund*innen/Familie/Gesellschaft durch den eigenen Suizid entlasten würde, ist für die Entstehung und Aufrechterhaltung suizidaler Krisen sehr bedeutsam und stellt daher einen wichtigen Ansatzpunkt für therapeutische Interventionen dar. Es ist sicher richtig, dass Betroffene im Rahmen der suizidalen Krise in stärkerem Maße auf die Hilfe von anderen angewiesen sind, sie weniger für andere tun können, sie zudem unter trauriger und reizbarer Stimmung leiden und in der Konsequenz nicht nur sich, sondern auch andere belasten. Gleichzeitig handelt es sich bei der Vorstellung, dass Freund*innen und Familie durch einen Suizid *entlastet* würden, in den allermeisten Fällen um eine unzutreffende Überzeugung. Ein Suizid führt regelhaft bei den Hinterbliebenen zu langen und schwierigen Trauerverläufen (bis hin zu Folgesuiziden). Erleichterung und Entlastung sieht definitiv anders aus.

Zur speziellen Auseinandersetzung mit der Überzeugung, eine Last für andere zu sein, lassen sich die folgenden Interventionen nutzen.

(a) Infragestellung

- Woher weißt du, dass es anderen besser gehen würde, wenn du dich getötet hast? Hat das schon mal jemand gesagt?
- Stell dir vor, deine Schwester ist sehr krank und braucht viel Unterstützung im Alltag: Würdest du von ihr erwarten, dass sie sich umbringt, damit es dir besser geht?
- Gibt es andere Möglichkeiten, deine Familie zu entlasten, als dich umzubringen?
- Wer sagt, dass du niemanden in seiner Lebensführung belasten dürftest? Wir werden doch durch viele Dinge in unserer Lebensführung beeinflusst und belastet: Schule, Arbeit, Haustiere – das macht doch auch nicht immer alles nur Spaß. Man kann gleichzeitig durch Dinge belastet sein und trotzdem grundsätzlich einverstanden sein, dass es diese Dinge gibt, oder?
- Würde es deiner Familie besser gehen, wenn du tot wärst, oder wenn du wieder hoffnungsvoller und lebendiger wärst?
- Welche Personen sind derzeit sehr besorgt um dich, wer hat dir gesagt, dass er nicht will, dass du stirbst? Hast du mit jemandem über deine Suizidwünsche gesprochen? Wie wurde reagiert? Hattest du den Eindruck, dass diese Menschen versuchen würden, dich von einem Suizid abzuhalten? Wenn ja, warum sollten sie das tun, wenn sie dich als eine Last erleben?

(b) Arbeit mit dem leeren Stuhl

Stell dir bitte einmal vor, dass deine Mutter dir auf diesem leeren Stuhl gegenübersitzt. Stell dir das ganz konkret vor […] und dann sag ihr, dass du dir das Leben nehmen wirst und dass es das Beste für sie sein wird. Sprich das bitte einmal laut aus: »Mama, ich werde mir das Leben nehmen, um nicht länger eine Last für dich zu sein.«

Wie würde deine Mutter reagieren? Wie würde sie sich fühlen?

(c) Verhaltensaktivierung

Wie könntest du deine Familie oder deine Freund*innen entlasten? Was müsstest du mehr machen, um dich weniger als Last zu erleben?

Eindruck, eine Last für andere zu sein

(d) Angehörige einbeziehen
Im Gespräch mit den Angehörigen sollte die Befürchtung, diese würden sich den Tod des Betroffenen wünschen, um nicht länger belastet zu sein, unmittelbar erfragt und geklärt werden.

(e) Bewältigungskarte verfassen
Individuell bedeutsame Gegenargumente bzw. alternative Sichtweisen sollten auf einer Bewältigungskarte festgehalten und für zukünftige Krisensituationen verfügbar gemacht werden.

Hinweis

Manchen suizidalen Jugendlichen wurde (anhaltend) vermittelt, dass sie als eine Last erlebt werden (»Hätte ich dich doch nie zur Welt gebracht …« oder »Wenn du nicht wärst, dann hätte ich ein ganz anderes Leben führen können« usw.). In solchen Fällen bieten sich die o. g. Interventionen nicht an; vielmehr geht es dann darum, den Betroffenen zu helfen, mehr emotionale Distanz zu den »Täter*innen« zu bekommen.

Hoffnungslosigkeit

Die Überzeugung, dass sich nichts jemals zum Besseren wenden wird, bildet den Kern vieler suizidaler Krisen. Gleichzeitig ist Hoffnungslosigkeit eines der Hauptmerkmale depressiver Zustände. So wie ein grippaler Infekt mit Kopfschmerzen einhergeht, gehen depressive Zustände mit Hoffnungslosigkeit einher. Interventionen, die gegen Depressionen helfen, wirken auch gegen Hoffnungslosigkeit. Das braucht allerdings Zeit und ist für Betroffene oft schwer zu glauben. Schon unter undramatischen Umständen fällt es meist schwer, sich vorzustellen, dass sich eine Sichtweise ändern könnte: Wenn man sich überessen hat, kann man kaum glauben, dass man am nächsten Tag wieder Interesse an Essen haben könnte. Wenn man massive Rückenschmerzen hat, dann fällt es einem schwer zu glauben, dass man jemals wieder normal laufen könnte. Betroffenen muss daher vielfach »stellvertretende Hoffnung«, in dem Sinne, dass Behandelnde ihren Glauben an Veränderung explizit und implizit in der Behandlung zum Ausdruck bringen, angeboten werden.

Zur speziellen Auseinandersetzung mit Hoffnungslosigkeitserleben lassen sich die folgenden Interventionen nutzen.

(a) Infragestellung

- Woher weißt du, dass es so weitergehen wird; dass du keine Möglichkeit finden wirst, mit diesen Schwierigkeiten klarzukommen? Was ist, wenn deine Entscheidung, dir das Leben zu nehmen, auf einer Annahme beruht, die falsch ist, wenn es vielleicht gar nicht stimmt, dass alles für immer so bleibt, wie es gerade ist?
- Ich fürchte, es ist ein Denkfehler anzunehmen, dass die Zukunft eine schlechte sein wird, nur weil die Vergangenheit oft schlecht gewesen ist. Die wenigsten würden ja andersherum ihre Hand dafür ins Feuer legen, dass ihre Zukunft immer toll sein wird, nur weil die Vergangenheit gut gewesen ist!

(b) Bewältigungserfahrungen erfragen

»Gab es schon einmal eine Krise in deinem Leben? Wann war das? Was ist damals passiert? Wie hoffnungslos hast du dich damals gefühlt? Was hast du in dieser Situation getan? Wer hat dir geholfen und welche Hilfestellungen waren gut und nützlich? Wie hast du um Hilfe und Unterstützung gebeten? Wenn du damals auch suizidal gewesen sein solltest: Was hat dich davon abgehalten, dir das Leben zu nehmen? Was hat dir damals Hoffnung gemacht?«

(c) Ausnahmen erfragen

»Im Laufe der jetzigen Krise, gab es da auch mal Ausnahmen, d. h. Momente, in denen du die Möglichkeit, dir das Leben zu nehmen, anders sehen konntest? Wann gab es einen solchen – vielleicht auch nur flüchtigen – Moment, in dem du die Idee hattest, doch weiterzuleben / in dem du etwas hoffnungsvoller warst? Wie war das, wo warst du, wer war bei dir? Was hast du in diesem Moment zu dir selbst gesagt?«

(d) Verhaltensaktivierung

Um Hoffnung entwickeln zu können, muss man den Eindruck haben, dass man sich relevanten Zielen und Werten annähert bzw. annähern kann. Neben der kognitiven Arbeit ist es daher unerlässlich, dass Betroffene sich in der aktiven Auseinandersetzung in ihrem Alltag als selbstwirksam erleben. Zu diesem Zweck können Strategien der Verhaltensaktivierung genutzt werden.

(e) Bewältigungskarte verfassen
Individuell bedeutsame Gegenargumente bzw. alternative Sichtweisen sollten auf einer Bewältigungskarte festgehalten und für zukünftige Krisensituationen verfügbar gemacht werden.

(f) Hope Box erstellen
Alternativ zu einer Bewältigungskarte kann auch eine Hope Box erstellt werden (AB 13 »Hope Box«).

Hinweis

Insbesondere im Umgang mit sehr hoffnungslosen Jugendlichen sollten Behandelnde sich die Ressourcen der Person – im Sinne eines Ressourcenprimings (AB 10 »Ressourcenpriming«) – vor jeder Sitzung erneut ins Bewusstsein rufen.

Wertlosigkeit

Globale negative Selbstabwertungen spielen eine bedeutsame Rolle im Kontext suizidaler Krisen. Man hält sich für minderwertig, nicht liebenswert, unfähig und erfolglos. Im Kern von Selbstwertproblemen steht oft der Abgleich des eigenen Selbstbilds mit den wahrgenommenen Anforderungen und Maßstäben: Bin ich so, wie ich sein sollte? Bin ich gut genug? Erfülle ich, was von mir erwartet wird? Oftmals wird dabei von der negativen Bewertung *einzelner* Aspekte, Erfahrungen und Rückmeldungen auf den Wert der *gesamten* Person geschlossen. Man spricht von einem multiplikativen Selbstwertmodell (Selbstwert $1 + 1 + 1 \times 0 = 0$). Im Zuge der Intervention geht es darum, die Komplexität des Selbstbildes für die/den Jugendlichen salient werden zu lassen und übergeneralisierenden Schlussfolgerungen ein komplexeres und realistischeres Bild der eigenen (positiven und negativen) Eigenschaften und Fähigkeiten gegenüberzustellen.

Zur speziellen Auseinandersetzung mit Wertlosigkeitserleben lassen sich die folgenden Interventionen nutzen.

(a) Infragestellung

- Was spricht dafür/dagegen, dass du ein*e Versager*in/wertlos bist?
- Wo ist der Beweis, dass du ein*e Versager*in/wertlos/nicht liebenswert bist? Wie macht eine schlechte Prüfung / eine Zurückweisung dich zu einem/einer Versager*in?
- Wenn andere meinen, dass du ein*e Versager*in bist, bist du das dann? Wenn deine Eltern dich für einen undankbaren Sohn / eine undankbare Tochter halten, bist du das dann? Wenn ich dir – mit meiner langjährigen Erfahrung als Therapeut*in – sage, dass du die wertvollste/liebenswerteste Person auf der Welt bist, bist du das dann? Wenn ich dir sage, dass deine Jacke die schönste Jacke der Welt ist, ist sie es dann?

(b) Analogien (nach Beaulieu, 2013; Wilken, 2018)

Es geht darum zu verdeutlichen, dass es unmöglich ist, den Menschen als Ganzes in seiner Komplexität zu bewerten; das geht mit Blick auf einzelne Eigenschaften/Verhaltensmuster, aber eben nicht in Bezug auf die gesamte Person.

Analogie von der gemischten Tüte: »Stell dir eine gemischte Tüte mit Gummibärchen, Lakritz, Colafläschchen, Brausebonbons, Karamellbonbons und Marshmallows vor. Wenn du eine dieser Süßigkeiten nicht magst, heißt das dann, dass die ganze Tüte schlecht ist?«

Aufforderung, einen Tisch zu beschreiben: »Beschreibe mir bitte einmal diesen Tisch. (…). Das heißt, schon um einen einfachen Gegenstand wie diesen Tisch zu beschreiben, müssen mindestens drei Dimensionen berücksichtigt werden – Höhe, Breite und Tiefe. Wie gerechtfertigt kann es sein, einen Menschen mit nur einer Maßzahl (wertlos vs. wertvoll) zu beschreiben?«

Geldschein zerknittern: Nehmen Sie einen Geldschein und fragen Sie den/die Patient*in nach dem Wert des Scheins. Zerknittern Sie diesen anschließend in Ihrer Hand und treten mit einem Fuß drauf. Halten Sie den zerknitterten Schein hoch und fragen Sie erneut nach dessen Wert. Arbeiten Sie heraus, dass der Wert eines Menschen nicht davon abhängt, wie mit diesem umgegangen wurde.

(c) Kognitives Kontinuum

Mit dem Ziel, eine differenzierte Selbstbewertung anzuregen, kann die Technik des kognitiven Kontinuums verwendet werden.

(1) Betroffene werden gebeten, eine Liste mit Begriffen zu erstellen, die aus ihrer Sicht einen wertvollen Menschen ausmachen (z. B. erfolgreich, hilfsbereit, loyal, intelligent, liebevoll, zuverlässig). Die Begriffe werden untereinandergeschrieben und neben jeden Begriff wird eine Skala von 1 bis 10 aufgezeichnet.

(2) Im nächsten Schritt sollen zwei Personen, die der/die Betroffen wirklich mag, auf diesen Skalen eingeschätzt werden. Hierzu wird mit unterschiedlichen Farben oder Symbolen markiert, wie gut die beiden Personen auf den jeweiligen Skalen abschneiden würden. Zumeist fällt auf, dass auch geliebte Personen nicht in allen Bereichen die Höchstpunktzahl erreichen. *Was bedeutet das?*

(3) Im nächsten Schritt soll die/der Betroffene sich selbst auf diesen Skalen einschätzen. Eine Nachbefragung schließt sich an: *Wie schneidest du ab? Und wie stehst du im Vergleich zu den beiden anderen da? Was kannst du daraus ableiten?*

(4) Schlussendlich kann auch die Wahl der Kriterien kritisch reflektiert werden: Warum sind gerade diese Merkmale für dich wichtig? Würde jemand anders vielleicht andere Kriterien aufstellen? Welche Kriterien sind denn dann die richtigen? Gibt es überhaupt so etwas wie objektive Kriterien für den Wert des Menschen? Das ist doch immer subjektiv und damit willkürlich, oder? Wie belastbar oder aussagekräftig ist ein solches Werturteil?

(d) Selbstwertlisten

Betroffene werden aufgefordert alle Eigenschaften und Fähigkeiten, die Sie an sich selbst gut/okay finden könnten, aufzulisten. Hierzu können verschiedene Rollen und Lebensbereiche durchgegangen werden: *Was macht dich zu einer guten Tochter? Einer guten Partnerin? Einer guten Freundin? Was magst du an deinem Körper?* Wenn die Person sich schwertut, Dinge zu benennen, dann kann sie auch überlegen, was andere an ihr gut finden könnten.

Wenn gute, belastbare Kontakte bestehen, dann sollten diese (Familie/Freund*innen) ergänzend gebeten werden, eine Liste darüber zu verfassen, was sie an der Person mögen und schätzen.

(e) Führen eines Positiv-Tagebuchs

Die/der Betroffene bekommt die Aufgabe am Ende jedes Tages zu notieren, was ihr/ihm an jenem Tag *gelungen* ist oder was positiv gelaufen ist.

(f) Verhaltensaktivierung

Selbstwert lässt sich schlussendlich daraus schöpfen, dass man sich in stärkerem Maße entsprechend seiner Werte verhält. Die kognitive Arbeit sollte daher durch Strategien der Verhaltensaktivierung ergänzt werden.

Bewältigungskarten

Wenn du für dich hilfreiche Gedanken gefunden hast, dann ist es wichtig, dass du dich an diese – auch in schwierigen Situationen – erinnerst. Schreibe die für dich wichtigen hilfreichen und unterstützenden Gedanken auf eine Karte und bewahre diese so auf, dass du sie jeden Tag einmal durchlesen kannst.

Belastender Gedanke

Alternative Sichtweise/Gegenargumente

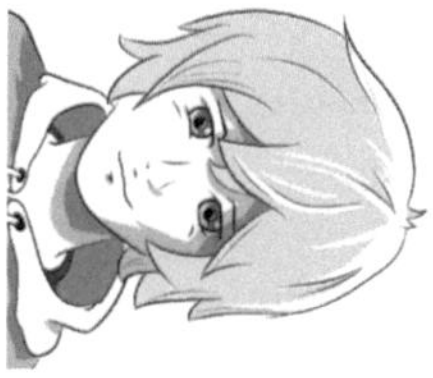

Übersicht: Interventionen zur Förderung der Emotionsregulation

Der Eindruck, emotionalem Schmerz, anhaltendem Grübeln und belastenden Situationen nicht länger gewachsen zu sein, ist nicht selten ein zentrales Suizidmotiv (»Ich möchte endlich Ruhe haben«). Strategien und Methoden zur Verbesserung von Affektregulation und Impulskontrolle werden v. a. im Rahmen der DBT-A (von Auer & Bohus, 2021) beschrieben, finden aber – in weniger intensiver Form – auch Verwendung in diversen KVT-Programmen zur Suizidprävention bei Jugendlichen (Berk, 2019).

Die folgenden Methoden lassen sich nutzen, um Jugendliche, insbesondere in Krisen, zu einer verbesserten Emotionskontrolle zu verhelfen.

(a) Skills
Die Etablierung von Skills und Skillsketten soll Patient*innen in die Lage versetzen, belastende Emotionen zu regulieren, ohne auf Selbstverletzungen oder suizidale Verhaltensweisen zurückzugreifen. Die Auseinandersetzung mit Skills kann anhand der Informationsblätter zum Umgang mit Anspannung, Dissoziation, Rückzug und Grübeln (s. Kap. 3: Krisenintervention) strukturiert werden. Eine zusammenfassende Übersicht gibt INFO 54 »Krisen Survival Skills«. Es ist dabei wichtig zu differenzieren zwischen Skills, die bei absolutem Hochstress verwendet werden können, und solchen, die einer Hochstresssituation vorbeugen können. Zur Differenzierung lässt sich das Bild eines Thermometers nutzen (AB 43 »Anspannungsthermometer«; vgl. Wenzel et al., 2009). Skills, die im absoluten Notfall Verwendung finden, müssen einerseits ausprobiert und geübt werden, sie sollten andererseits jedoch nicht zu oft verwendet werden, da sie sich abnutzen können. Entsprechend ist darauf zu achten, dass Notfall-Skills immer wieder erneuert werden müssen.

Neben kurzfristig wirksamen Skills werden im Folgenden auch verschiedene, eher langfristig wirksame Skills aus der DBT-A (von Auer & Bohus, 2021) vorgestellt: Leichtes Lächeln (AB 44), Annehmen der Realität und Radikale Akzeptanz (AB 45), Emotionssurfing (AB 46), InSEL-Skill (AB 47), Frust ausbalancieren (AB 48). Mit dem Ziel, (suizidbezogene) Grübelprozesse und/oder Symptomstress zu begrenzen bzw. einer (automatischen) Aktivierung suizidrelevanter kognitiver Inhalte entgegenzuwirken, lassen sich zudem achtsamkeitsbasierte Interventionen einsetzen. AB 49 »Achtsamkeitsübung« stellt eine Achtsamkeitsübung vor, die von Bryan und Rudd (2018) im Rahmen ihres Behandlungsprogramms für suizidale Patient*innen genutzt wird (weitere Achtsamkeitsübungen werden von von Auer und Bohus, 2021 sowie Williams et al., 2017, beschrieben). Natürlich können auch Entspannungsverfahren eingeführt und trainiert werden.

Zwei Punkte sollten schlussendlich beachtet werden:
(1) Hilfreiche Skills müssen immer auch in den Notfallplan (AB 16) eingetragen werden.
(2) Eltern sollten über Skills/Skillsketten ihrer Kinder informiert werden, sodass sie deren Nutzung im Alltag anregen und unterstützen können. In diesem Sinne wird das Skills-Training in der DBT-A entweder im Familienverbund durchgeführt (Miller et al., 2017) oder die Eltern werden zu einzelnen Sitzungen des Skillstrainings eingeladen (von Auer & Bohus, 2021).

Übersicht: Interventionen zur Förderung der Emotionsregulation

(b) Infragestellung

Methoden zur Infragestellung der Vorstellung, »etwas könne nicht länger ausgehalten werden«, sollten nur mit größter Zurückhaltung verwendet werden. Es darf nie der Eindruck entstehen, man wolle das Leid der Betroffenen bagatellisieren. Gleichwohl kann es Situationen geben, in denen Betroffene von einer kritischen Auseinandersetzung mit der Vorstellung, »sie seien zu schwach, um Dinge aushalten und durchstehen zu können«, profitieren.

- Was spricht dafür, dass du die Situation auch noch länger wirst aushalten können?
- Wieso solltest du das nicht länger aushalten können?
- Was kann ein Mensch »nicht aushalten«?
- Was war der schlimmste körperliche Schmerz, den du jemals ertragen musstest? Wie hast du das ausgehalten?
- Warst du schon mal in einer solchen Situation? Wie hast du es damals geschafft, die Situation auszuhalten? Was hat dir geholfen?
- Kennst du andere Menschen in ähnlichen Situationen? Wie glaubst du, schaffen die es, das auszuhalten?

Anspannungsthermometer

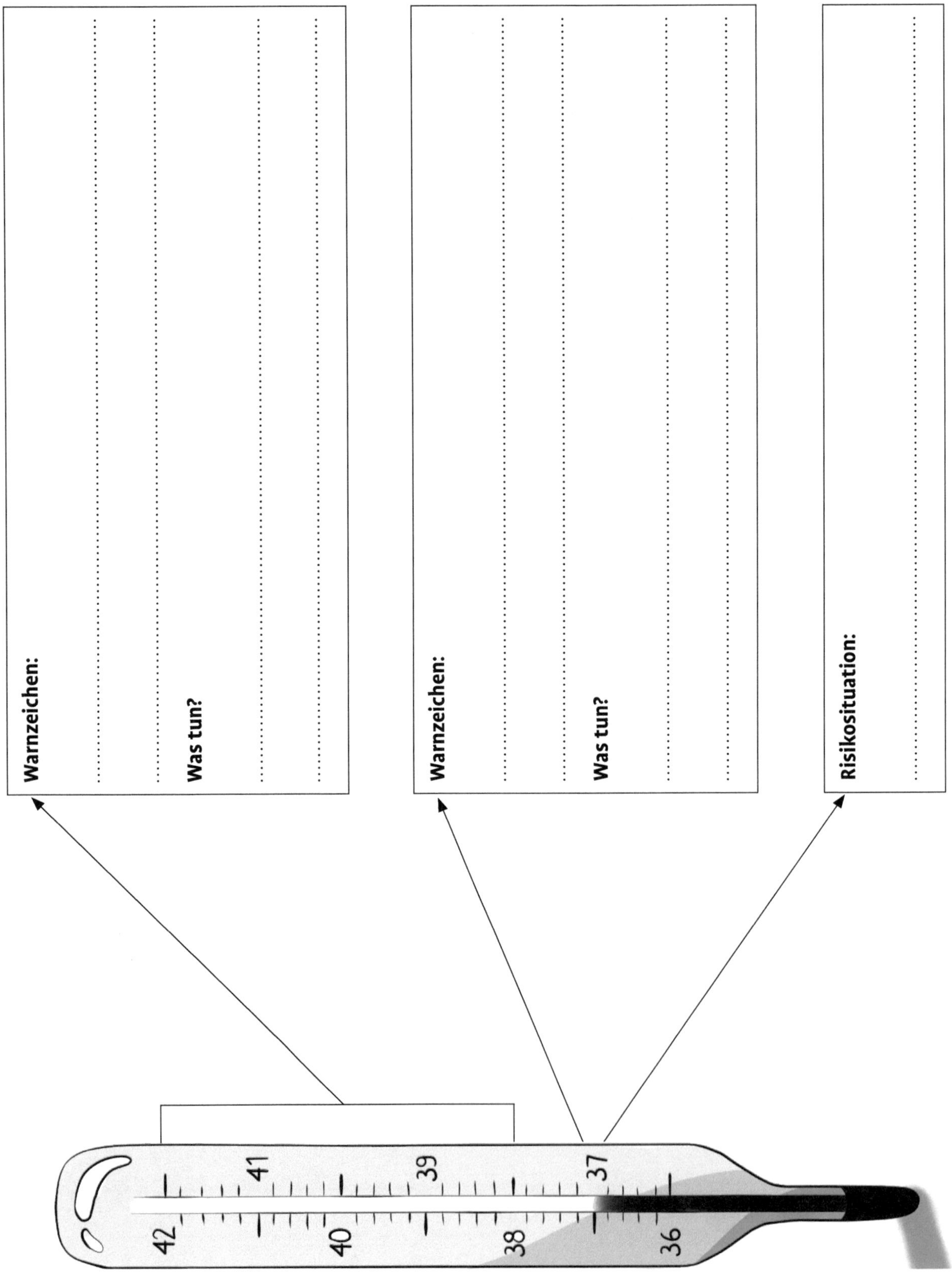

Krisen-Survival-Skills

Aktivitäten	*Tu etwas.* Rufe einen Freund oder eine Freundin an, schreibe E-Mails oder Textnachrichten. Besuche einen Freund oder eine Freundin. Streame deine Lieblingssendung. Mache Sport. Spiel Videospiele. Schreib in dein Tagebuch. Räum dein Zimmer auf. Jongliere. Spiel ein Instrument.
Nettes tun	*Tu etwas Nettes für jemanden.* Hilf einem Freund oder einer Freundin oder deinen Geschwistern bei den Hausaufgaben. Geh mit dem Hund raus. Kauf Blumen für jemanden. Schreib eine nette Karte an jemandem.
Vergleiche	*Nimm einen Vergleich vor, der dich besser dastehen lässt.* Vergleiche dich mit Personen, denen es noch schlechter geht als dir. Vergleiche dich jetzt und heute mit einer Zeit in deinem Leben, in der es dir schlechter ging.
Gefühle	*Verändere deine Gefühle.* Guck einen lustigen Film. Lies Comics. Hör aktivierende Musik. Handle entgegengesetzt zu deinem Gefühl.
Tagträumen	*Verlasse die Situation in Gedanken.* Stell dir eine angenehme Situation in deiner Fantasie vor – einen Ort, an dem es dir gut geht und du sicher bist. Erinnere dich an eine schöne Situation aus deinem Leben und stell dir diese ganz genau vor. So, als würdest du sie gerade wiedererleben.
Gedanken	*Ersetze deine Gedanken.* Zähl in 13er Schritten von 369 rückwärts. Geh Vokabeln durch. Lerne den Text von Lieblingssongs auswendig.
Körperempfindungen	*Intensiviere andere Körperempfindungen.* Kaue Eiswürfel oder halte sie fest. Nimm eine kalte Dusche. Tauche dein Gesicht in kaltes Wasser. Presse einen Gummiball fest zusammen. Lauf schnell.

nach Miller et al., 2017

Leichtes Lächeln

Dein Körper hat Einfluss auf deine Gedanken und deine Gefühle. Mit einem leichten Lächeln kannst du daher Einfluss darauf nehmen, wie es dir geht.

Und so geht das:

(1) Entspanne dein Gesicht, deinen Nacken und deine Schultern, indem du diese Bereiche erst sehr stark anspannst und nach 10 Sekunden plötzlich wieder locker lässt. Ganz locker lässt!
Hinweis: Den Nacken kannst du am besten anspannen, indem du deinen Kopf nach vorne beugst, bis dein Kinn deine Brust berührt. Die Schultern kannst du am besten anspannen, indem du sie nach hinten drückst, so als sollten die beiden Schultern sich hinter deinem Körper berühren. Dein Gesicht kannst du am besten anspannen, indem du ein Gesicht machst, als würdest du dich richtig vor etwas ekeln.

(2) Wenn dein Körper nun etwas entspannt ist, dann versuche vorsichtig zu lächeln (auch wenn dir nicht danach ist). Deine Mundwinkel sollten dazu leicht nach oben zeigen. Achte darauf, dass es ein lockeres Lächeln ist und du keine übertriebene Grimasse ziehst.
Hinweis: Wenn du irgendwo bist, wo dein Lächeln falsch verstanden werden könnte, kannst du versuchen, innerlich zu lächeln, ohne, dass man es von außen sieht.

(3) Übe das leichte Lächeln jeden Morgen nach dem Aufwachen, in freien Augenblicken am Tag und immer dann, wenn du angespannt oder gereizt bist.

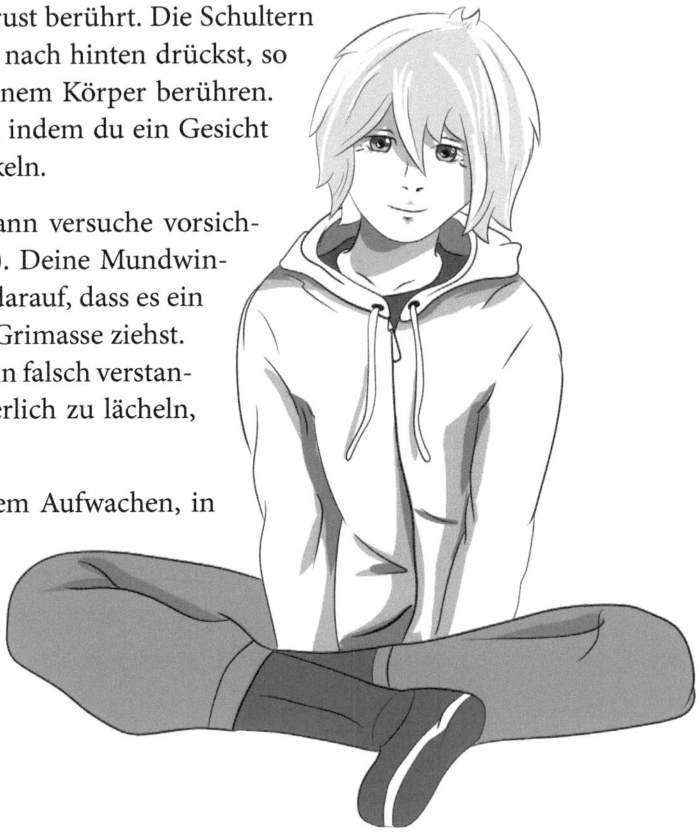

nach von Auer & Bohus, 2021

Radikale Akzeptanz

Radikale Akzeptanz hilft dann, wenn sich Situationen einfach nicht ändern lassen und Problemlösungen nicht möglich sind. Radikale Akzeptanz führt nicht dazu, dass sich Gefühle, Symptome oder Situationen verändern. Akzeptanz verhindert aber zusätzliches Leid, das durch »*Nicht-wahrhaben-Wollen*« und »*Dagegen-Ankämpfen*« entsteht.

Worum geht es also?

Es geht darum, Situationen und eigene Gefühle so anzunehmen, wie sie sind, ohne dass versucht wird, sie zu verändern:

- »Mein Vater hat mich in meiner Kindheit jahrelang verprügelt. Darum fällt es mir schwer, anderen Menschen zu vertrauen. Das ist schmerzhaft – aber so ist das.«
- »Meine beste Freundin sieht besser aus als ich. Das fühlt sich nicht gut an – aber so ist das.«
- »Ich komme aus einfachen Familienverhältnissen und fühle mich meinen Klassenkamerad*innen oft unterlegen. Ich mag das nicht – aber so ist das.«
- »Mein Freund hat den Kontakt zu mir abgebrochen. Das macht mich sehr traurig – aber so ist das.«
- »Mein Hund ist gestorben. Ich vermisse ihn sehr – aber so ist das.«

In Bezug auf welche Situationen wäre radikale Akzeptanz für dich hilfreich?

(1) ....

....

(2) ....

....

(3) ....

....

Lies die Sätze immer wieder durch und sag am Ende immer laut und deutlich: »Ja, so ist das.«

Wichtig

Bevor du startest, radikal zu akzeptieren, solltest du die Punkte zunächst mit jemandem besprechen. Nicht, dass du anfängst, Dinge zu akzeptieren, die sich vielleicht doch durch Handlungen verändern ließen.

nach von Auer & Bohus, 2021

AB 46 • P

Emotionssurfing

Der Skill des Emotionssurfings basiert auf der radikalen Akzeptanz. Es geht darum, schmerzhafte Gefühle zuzulassen, ohne zu versuchen, sie zu verändern.

Wichtig

Gefühle kommen und gehen wieder. Immer. Versprochen! Es gibt kein intensives Gefühl, das für immer anhält. Gefühle kommen und gehen vielmehr (wie Wellen) – mal sind sie stärker und dann wieder schwächer.

Gefühle bleiben nur dann, wenn wir uns gegen sie wehren oder uns in sie hineinsteigern. Und so wie es wenig hilft, sich gegen Wellen zu wehren, hilft es oft nicht, sich gegen Gefühle zu wehren.

Probiere also Folgendes einmal aus, wenn du ein starkes Gefühl erlebst:

(1) Tritt einen Schritt zurück.

(2) Benenne das Gefühl (z. B. »Das ist Traurigkeit …«) und schätze die Stärke des Gefühls ein (0–100)

(3) Beobachte und beschreibe deine Körperempfindungen (z. B. »Ich habe Druck auf der Brust …«)

(4) Beobachte und beschreibe deine Gedanken (z. B. »Das ist echt unangenehm …«)

(5) Beobachte und beschreibe deinen Handlungswunsch (z. B. »Ich würde mich gerne verkriechen …«)

(6) Sag zu dir selbst: »Du erlebst ein Gefühl – Du bist nicht das Gefühl.«

(7) Atme durchgängig ruhig ein und aus.

(8) Und nochmal alles von vorne.

Mit der Zeit wird das Gefühl abklingen.

nach von Auer & Bohus, 2021

InSEL-Skill

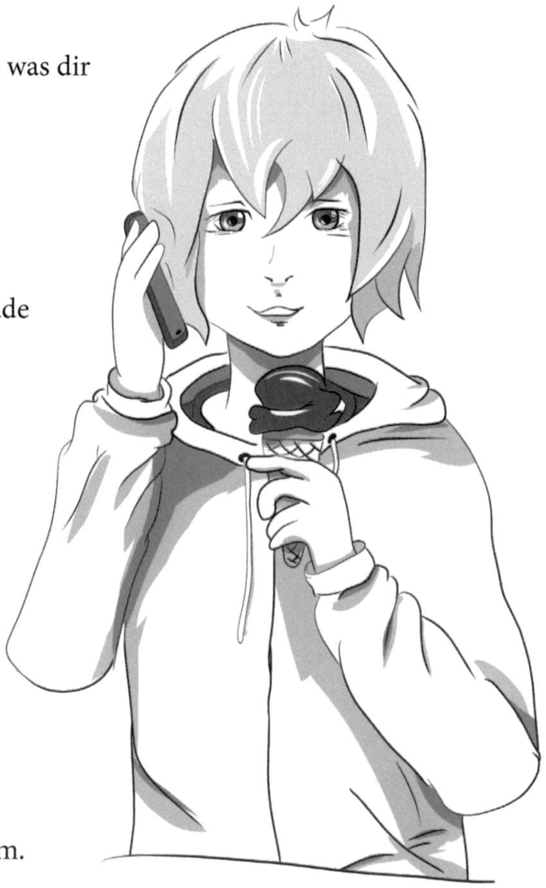

Das Ziel dieses Skills ist es, im Alltag mehr darauf zu achten, was dir gerade guttun würde (und danach zu handeln).

Und das geht so:

In = Innere Achtsamkeit:

Konzentriere dich auf deinen Körper. Wie fühlt der sich gerade an? Wie kannst du gut zu ihm sein?

S = Selbstvalidierung:

Nimm dich und deine Bedürfnisse ernst. Sei nett zu dir und nimm deine Empfindungen ernst. Es geht jetzt gerade nicht darum, sich »mehr zusammenzureißen«.

E = Experimentieren:

Nun probiere verschiedene Sachen aus. Was könntest du tun, um gut zu dir und deinem Körper zu sein?

L = Lösungen finden:

Was passt am besten? Wähle eine Lösung aus und setze sie um.

Wichtig

Es geht bei diesem Skill oft um Kleinigkeiten: sich eine Auszeit gönnen (und auf dem Sofa liegen), in die Badewanne gehen, etwas essen, eine Runde joggen, eine*n Freund*in anrufen, sich wärmer anziehen usw.

nach von Auer & Bohus, 2021

AB 48 • P

Frust ausbalancieren

Wenn der Alltag stressig und frustig ist, dann ist es besonders wichtig, auf ein Gegengewicht achtzugeben und nette und angenehme Erfahrungen aktiv zu nutzen, um den Frust »auszubalancieren«.

> **Wichtig**
>
> »Anti-Frust Regel«: Jede gute Erfahrung wiegt dreimal so viel wie eine schlechte!

Wenn du dreimal in Folge von etwas gefrustet worden bist, dann solltest du ganz gezielt eine positive Erfahrung herbeiführen. Tag für Tag, Woche für Woche. Nutze hierzu den folgenden Protokollbogen:

Frusterlebnisse: **Positiver Konter:**

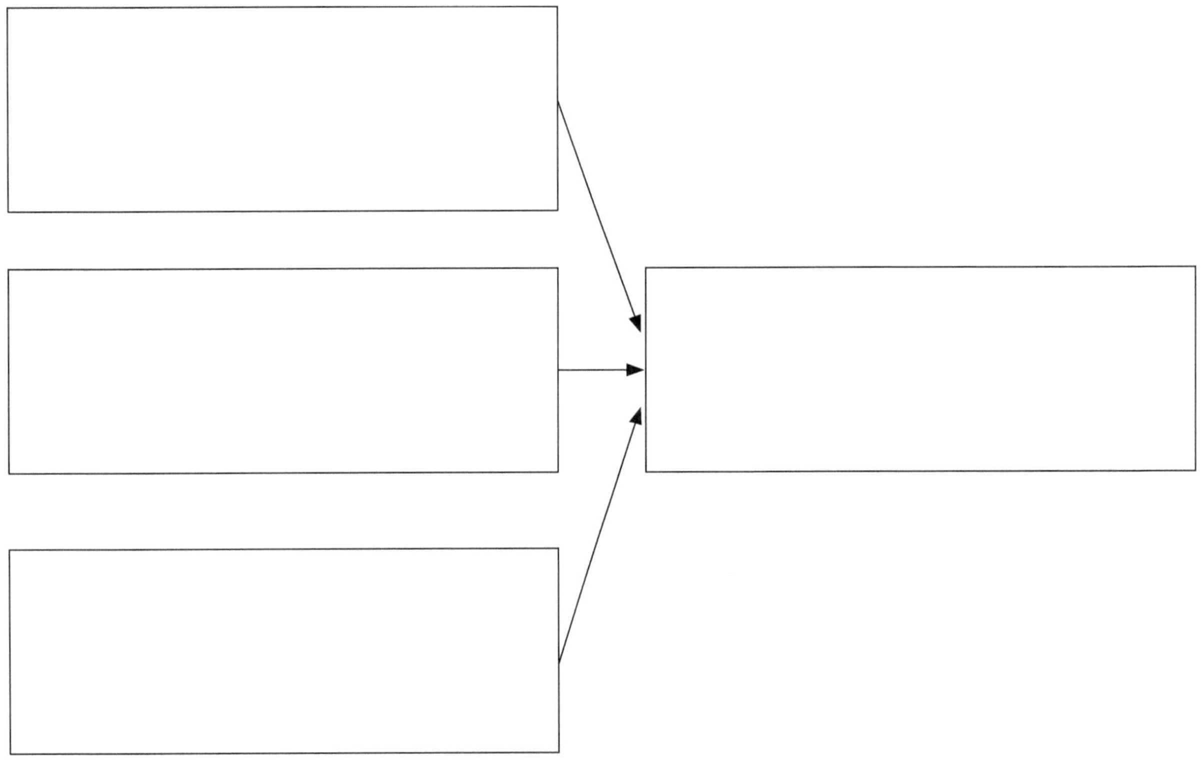

Datum: ....

nach von Auer & Bohus, 2021

Achtsamkeitsübung

Bitte nimm eine bequeme Körperhaltung ein und schließ deine Augen … Spüre, wo deine Füße Kontakt mit dem Boden haben … Spüre, wo dein Körper den Stuhl berührt … und wo diese Berührung wieder aufhört. … Verlangsame dann deinen Atem; atme langsam und gleichmäßig ein … und aus …, ein … und aus …, ein … und aus …, sehr gut, …. atme weiter langsam und tief ein …

(Pause für 15 Sekunden)

Richte deine Aufmerksamkeit auf deine Atmung … nimm wahr, wie sich die Luft anfühlt, die in deinen Körper einströmt … nimm wahr, wie sich dein Brustkorb anfühlt, wenn sich deine Lunge mit Luft füllt … und nimm dann wahr, wie sich die Luft anfühlt, wenn sie deinen Körper verlässt … konzentriere dich ganz auf das Ein- und Ausatmen … Und wenn du bemerken solltest, dass deine Gedanken abschweifen, dann ist das absolut okay … Nimm es nur wahr und komm mit deiner Aufmerksamkeit zu deiner Atmung zurück.

(Pause für 15 Sekunden)

Richte deine gesamte Aufmerksamkeit nun auf Geräusche, die du wahrnehmen kannst … versuche alle Geräusche wahrzunehmen, die jetzt im Moment zu hören sind … versuche auch ganz leise Geräusche wahrzunehmen … Mach deine Aufmerksamkeit ganz weit und versuche wirklich alle Geräusche wahrzunehmen … Und wenn du bemerkst, dass deine Gedanken abschweifen, dann nimm das nur wahr und komm mit deiner Aufmerksamkeit zu deinem Atem zurück … immer wieder zurück … egal, wohin deine Gedanken abschweifen … konzentriere dich einfach wieder auf deine Atmung, immer … und immer wieder.

(Pause für 15 Sekunden)

Nimm dir jetzt einen Moment Zeit, um Gedanken zu bemerken, die dir jetzt gerade durch den Kopf gehen … versuche nicht, die Gedanken zu ändern … versuche nicht, sie zu stoppen … sieh einfach zu, wie sie sich durch deinen Kopf bewegen, als wären sie auf einem Fließband und würden an dir vorbeiziehen … Manchmal sind unsere Gedanken wie Wörter oder Sätze … wenn dir Wörter oder Sätze durch den Kopf gehen, dann lege diese Wörter einfach auf das Fließband und lass sie an dir vorüberziehen …

Manchmal sind unsere Gedanken wie Bilder oder Vorstellungen … wenn dir Bilder oder Vorstellungen durch den Kopf gehen, dann leg diese Bilder einfach auf das Fließband und lass sie an dir vorüberziehen …

Beobachte, wie die Gedanken an dir vorbeiziehen … Wann immer du einen Gedanken bemerkst, beobachte einfach, wie er durch deinen Kopf geht … ohne zu versuchen, ihn zu verändern … ohne ihn weiterzudenken … Richte deine Aufmerksamkeit nun wieder auf Geräusche … versuche alle Geräusche, die im Moment vorhanden sind, wahrzunehmen … Beobachte, wie du deine Aufmerksamkeit von deinen Gedanken auf etwas anderes verlagern kannst … wann immer du das willst … Du wirst wahrscheinlich bemerken, dass immer mehr Gedanken in deinem Kopf auftauchen … was auch gut so ist … Beobachte einfach, wie die Gedanken an dir vorbeiziehen und konzentriere dich dann wieder auf deine Atmung … nutze deine Atmung als Anker … und komme immer wieder zur Atmung zurück.

Achtsamkeitsübung

Wiederhole diesen Vorgang, wann immer ein Gedanke in deinen Kopf kommt ... auch wenn es ein stressiger oder lästiger Gedanke ist ... immer wieder ... und immer wieder ... richte deine Aufmerksamkeit immer wieder auf deine Atmung aus.

(Pause für 15 Sekunden)

Nimm dir jetzt einen Moment Zeit und denk an etwas Stressiges ... vielleicht ist es ein Problem, mit dem du konfrontiert bist oder etwas, worüber du dir Sorgen gemacht hast ... Beobachte einfach, wie dieser stressige Gedanke an dir vorbeizieht ... wie alle anderen Gedanken auch ... und konzentriere dich dann wieder auf deine Atmung ... Oft kehren stressige Gedanken immer wieder in unseren Kopf zurück ... und wir bemerken sie wieder und wieder ... das ist in Ordnung .... wann immer das passiert, beobachte einfach, wie der Gedanke vorbeizieht ... dann kehre zu deiner Atmung zurück.

Mach das immer und immer wieder ... jedes Mal, wenn dir ein Gedanke in den Sinn kommt. Nimm den Gedanken einfach nur wahr und konzentriere dich dann auf deine Atmung ... gut.

(Pause für 15 Sekunden)

Atme noch einmal langsam und tief ein ... und aus. Komm dann mit deiner Aufmerksamkeit in den Raum zurück.

nach Bryan & Rudd, 2018

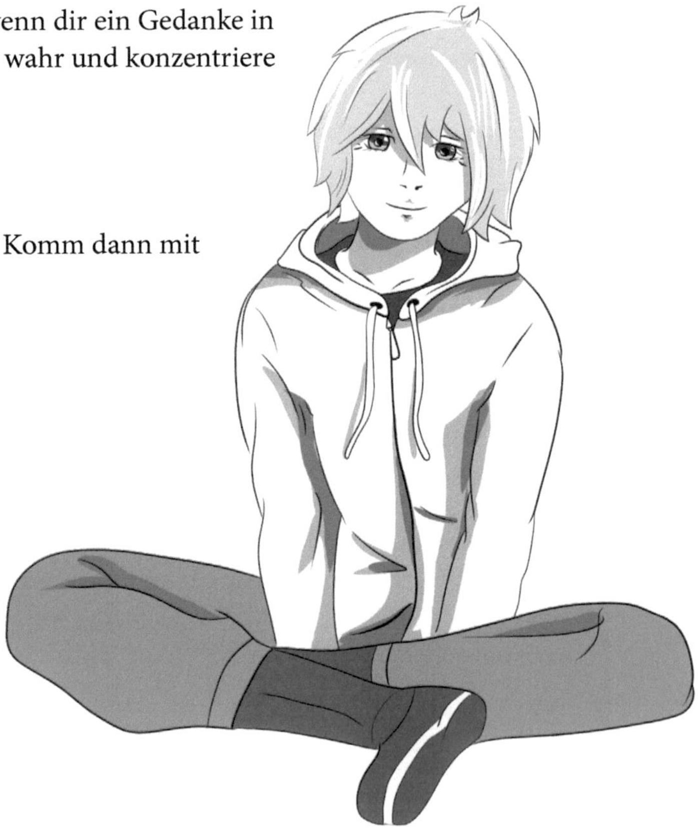

Rückfallpräventionsübung

Diese Übung besteht aus fünf Schritten:

(1) Vorbereitungsphase

(2) Wiedererleben der letzten suizidalen Krise

(3) Wiedererleben der letzten suizidalen Krise unter Einbezug erlernter Bewältigungsstrategien

(4) Imagination einer zukünftigen suizidalen Krise

(5) Nachbesprechung

Die ersten drei Schritte erfolgen bestenfalls in der gleichen Sitzung.

Schritt 1: Vorbereitung der Patient*innen auf die Rückfallpräventionsübung

»Im Rahmen der Therapie haben wir verschiedene Strategien und Fertigkeiten im Umgang mit suizidalen Krisen erarbeitet. In der letzten Therapiephase geht es nun darum zu testen, ob die Dinge, die wir erarbeitet haben, wirklich hilfreich für dich sind. Das machen wir im Rahmen einer Vorstellungsübung, okay? Im Rahmen der Übung werde ich dich bitten, dich in deiner Vorstellung in die letzte suizidale Krise hineinzuversetzen. Ich werde dich bitten, deine Augen zu schließen und dir die Details der Situation sowie die Dinge, die du gedacht, gefühlt und gemacht hast, nochmal ganz genau vorzustellen. Ich werde dir dabei helfen, dass das gut klappt! Wir machen das dann insgesamt drei Mal: Erst geht es darum, dich nochmal ganz genau in die Situation von damals hineinzuversetzen, dann geht es darum, die Dinge und Techniken, die wir in der Therapie zuletzt besprochen haben, in deiner Vorstellung auszuprobieren. So können wir rauskriegen, ob die Sachen wirklich hilfreich sind. Und zum Abschluss überlegen wir dann, in was für einer Situation du in der Zukunft möglicherweise nochmal Suizidgedanken haben könntest. Für die Situation probieren wir dann nochmal die Sachen aus, die wir im Umgang mit Suizidgedanken und Suizidimpulsen besprochen haben.

Lass uns zur Vorbereitung alle Sachen, die wir besprochen haben, nochmal sammeln und auf dem Flipchart zusammentragen.

Die Übung ist nicht ganz leicht. Sag deshalb bitte direkt Bescheid, wenn du aus der Vorstellung aussteigen möchtest!«

Hinweis

Schreiben Sie alle Strategien/Alternativgedanken/Notfallkontakte gut sichtbar für den/die Patient*in auf ein Flipchart. Bieten Sie Variationen der Übung an, wenn Ihr*e Patient*in der Intervention ablehnend gegenübersteht, z. B. nur Bewältigungsszenario oder nur zukünftige Krise imaginieren.

Schritt 2: Wiedererleben der zurückliegenden suizidalen Krise

»Ich möchte dich nun bitten, deine Augen zu schließen und dich an den Tag des Suizidversuchs zu erinnern. Denk an die Situation, kurz bevor du entschieden hast, dir das Leben zu nehmen. Beschreibe die Ereignisse an diesem Tag, so als würdest du sie jetzt gerade erleben. Wo bist du? Was passiert um dich herum? Beschreib das mal. Was geht dir durch den Kopf? Wie fühlst du dich? Was machst du? Und was passiert dann? […] Was genau geht dir durch den Kopf, als du dich entscheidest, allem ein Ende zu setzen? Wie fühlt sich dein Körper an? Was passiert dann?«

Rückfallpräventionsübung

Tipp

Loben Sie den/die Patient*in fürs Mitmachen und klären ab, ob er/sie sich gegenwärtig suizidal fühlt. Gehen Sie dann gleich zur nächsten Übung über.

Schritt 3: Wiedererleben der letzten suizidalen Krise unter Einbezug erlernter Bewältigungsstrategien

»Nun geht es darum, dass du dir vorstellst, wie du heute mit der Situation umgehen würdest. Ich möchte dich daher bitten, dir die Situation erneut vorzustellen; schließ dazu auch wieder deine Augen und versetze dich erneut in die Situation. Lass dir Zeit. (...) In dem Moment, in dem du denkst »Ich halte das nicht mehr aus – ich mache Schluss mit allem« – was könnte dir da helfen? Was könntest du zu dir sagen? Was könntest du machen? Was von dem, dass wir gerade aufgeschrieben haben, könnte jetzt helfen? (...) Wie fühlt sich das an? Wie geht es dir jetzt? Was tust du, um dich weiter zu beruhigen? Wer könnte dir jetzt helfen? Was rät dein Notfallplan? Wenn das nicht hilft, was könntest du stattdessen tun? Wie stark sind deine Suizidgedanken jetzt?«

Tipp

Loben Sie den/die Patient*in fürs Mitmachen und besprechen sie, wie er/sie sich aktuell fühlt und wie zuversichtlich er/sie ist, die imaginierten Strategien auch in einer tatsächlichen Krise anwenden zu können. Wiederholen Sie die Übung, wenn der/die Patient*in große Schwierigkeiten hatte, Strategien in der Vorstellung anzuwenden.

Schritt 4: Imagination einer zukünftigen suizidalen Krise

»In dieser Sitzung möchte ich mit dir prüfen, wie gut die erarbeiteten Strategien sich auch in anderen Krisensituationen anwenden lassen. Dazu möchte ich dich bitten, dir eine Situation vorzustellen, in der es in der Zukunft erneut zu Suizidimpulsen kommen könnte. Was für Situationen könnten besonders gefährlich sein (Situation kurz beschreiben lassen). Okay, dann versetze dich in diese Situation bitte so hinein, als würde sie jetzt gerade passieren. Schließe dazu die Augen. Lass dir ruhig Zeit. (...) Wo bist du? Was geht dir durch den Kopf? Wie fühlst du dich? Was machst du? Wie suizidal bist du? Gut, was könnte jetzt helfen? Was könntest du zu dir sagen? Was könntest du machen? (...) Wie fühlt sich das an? Wie geht es dir jetzt? Was tust du, um dich weiter zu beruhigen? Wenn das nicht hilft, was könntest du stattdessen tun? Wer könnte dir jetzt helfen? Wie stark sind die Suizidgedanken jetzt?«

Tipp

Loben Sie den/die Patient*in fürs Mitmachen und gehen zur Nachbesprechung über.

Schritt 5: Nachbesprechung

Besprechen Sie zunächst, wie der/die Patient*in sich aktuell fühlt. Werten Sie dann aus, welche Strategien sich – in der Vorstellung – als effektiv erwiesen haben und welche nicht (oder weniger). Klären Sie, wie zuversichtlich der/die Patient*in sich fühlt, die Strategien in einer echten Krise nutzen zu können. Besprechen Sie zudem, ob der/die Patient*in weitere Strategien braucht und wünscht.

Flagging the Minefield

Im Sinne der Rückfallprävention würde ich heute gerne einmal aus einer anderen Perspektive mit dir auf suizidales Erleben und Verhalten schauen. Und zwar möchte ich gerne von dir lernen, wie ich es schaffen kann, suizidal zu werden. Ist das okay?

Worauf muss ich achten, um suizidal zu werden? Was kann ich dafür tun? Wie sollte ich mich bestenfalls verhalten und denken, um richtig in die Krise reinzurutschen? Was müssen andere tun, damit alles schlimmer wird? Und wie kann ich andere dazu einladen, so zu handeln, dass alles schlimmer wird?

Und was darf ich auf gar keinen Fall tun (da ich dann nicht suizidal werden würde)?

....

....

....

....

....

....

....

....

....

....

....

....

Hinweis

Achten Sie darauf, durchgängig in der Rolle derjenigen bzw. desjenigen zu bleiben, der/die das Problem lernen möchte. Lachen Sie bei der Übung nicht mehr als Ihre Patient*innen. Setzen Sie die Übung erst ein, wenn die suizidale Krise überwunden ist und erwecken Sie nicht den Eindruck, dass die Patient*innen Schuld an ihren Schwierigkeiten haben.

AB 52 • P

Brief an das suizidale Selbst

Die Überwindung deiner Krise war ein mühsamer Prozess. Das hast du wirklich super gemacht! Um auf zukünftige Krisen vorbereitet zu sein, würde ich dir empfehlen, die Dinge und Erkenntnisse, die nützlich und hilfreich waren, in einem kurzen Brief, den du an dich selbst schreibst, festzuhalten. Welchen Rat möchtest du dir geben (im Fall, dass du nochmal in eine suizidale Krise hineingerätst): Was solltest du tun und was solltest du lassen? Welche Gedanken, welche Verhaltensweisen, welche Aktivitäten, welche Notfallstrategien und welche Personen sind hilfreich? Welche Personen sind nicht hilfreich?

Wenn du nicht gerne schreibst, dann kannst du auch einen kurzen Videoclip drehen.

Kontaktintervention: Briefvorlage I

Liebe*r ....,

es ist ein bisschen Zeit vergangen, seit wir uns gesehen haben. Ich hoffe wirklich, dass es dir gut geht!

Denk daran, dass du dich jederzeit bei mir melden kannst. Schreib mir einfach eine E-Mail (..) oder hinterlasse mir eine Nachricht auf dem Anrufbeantworter (..). Ich melde mich dann bei dir. Sollte es dir aktuell sehr schlecht gehen, dann nutze deinen Notfallplan und melde dich bei den dort eingetragenen Stellen.

Lass dich nicht verunsichern, wenn dir von Zeit zu Zeit noch immer Suizidgedanken in den Kopf kommen. Das ist normal, wenn man – wie du – eine starke suizidale Krise durchlebt hat. Nimm einfach noch mal deine Therapiemappe heraus, mach dir deine Gründe weiterzuleben bewusst oder melde dich bei mir, sodass wir gemeinsam noch mal überlegen, was gerade hilfreich für dich wäre.

Ich würde mich freuen, von dir zu hören. Fühle dich aber bitte nicht bedrängt – natürlich musst du dich nicht bei mir melden!

Ganz liebe Grüße

....

Kontaktintervention: Briefvorlage II

Liebe*r ....,

es sind nun …….. Monate vergangen, seit wir uns zuletzt gesehen haben und ich hoffe sehr, dass es dir gut geht!

Denk daran, dass du dich jederzeit bei mir melden kannst. Schreib mir einfach eine E-Mail (..) oder hinterlasse mir eine Nachricht auf dem Anrufbeantworter (..). Ich melde mich dann bei dir. Sollte es dir aktuell sehr schlecht gehen, dann nutze deinen Notfallplan und melde dich bei den dort eingetragenen Stellen.

Lass dich nicht verunsichern, wenn es dir gelegentlich weiterhin schlecht geht oder du dich im Alltag manchmal überfordert fühlst. Du hast die letzte Krise toll gemeistert und es gibt keinen Grund anzunehmen, dass du mit neuen Schwierigkeiten nicht wieder genauso gut zurechtkommst. Überleg einmal, ob du vielleicht jemanden um Unterstützung bitten solltest.

Ich würde mich freuen, von dir zu hören. Fühle dich aber bitte nicht bedrängt – natürlich musst du dich nicht bei mir melden!

Ganz liebe Grüße

....

5 Therapeutisches Vorgehen nach einem Suizid

Zusammenfassung

In diesem Kapitel werden Hinweise zum Vorgehen nach einem Suizid gegeben. Im Einzelnen finden sich Hinweise zum Umgang mit Suiziden im stationären, im ambulanten und im schulischen Setting, ein Psychoedukationstext für Hinterbliebene eines Suizids und eine Anleitung zum Gespräch mit Kinder/Jugendlichen, die einen Suizid in der Familie erlebt haben. Abschließend umfasst das Kapitel noch Übersichten zu Notfalladressen und Internetressourcen, die Betroffenen und Angehörigen ausgehändigt werden können.

Das Erleben eines Suizids stellt für Angehörige – wie auch für Behandelnde – eine Extrembelastung dar. Hinterbliebene nach einem Suizid weisen häufig selbst ein erhöhtes Risiko für suizidales Erleben und Verhalten auf (Molina et al., 2019). Entsprechend dient die Postvention, d. h. die Betreuung vom Suizid mitbetroffener Personen, immer auch der Prävention. Die Darstellung von Behandlungs- und Unterstützungsmöglichkeiten für Suizidhinterbliebene geht über den Rahmen dieses Buches hinaus. Interessierte Leser seien daher auf die einschlägige Literatur (Andriessen et al., 2017; Wagner, 2019, 2021) und die Internetseite der Selbsthilfeorganisation AGUS (Angehörige um Suizid e. V., www.agus-selbsthilfe.de) verwiesen.

Arbeitsmaterial

INFO 55 Suizid im stationären Setting I: Organisatorischer Ablaufplan nach einem Suizid

INFO 56 Suizid im stationären Setting II: Informieren von Mitpatient*innen

Für die organisatorischen Abläufe sollten Institutionen Verfahrensregeln (mit genauer Angabe von Zuständigkeiten) erstellen und kommunizieren, um auf diese Weise Struktur in eine unübersichtliche Notfallsituation zu bringen. Die Inhalte und Schritte eines solchen Plans müssen dabei auf die strukturellen Bedingungen der jeweiligen Institution abgestimmt werden. Die beiden Informationsblätter bieten Vorschläge einerseits für einen organisatorischen Ablaufplan und andererseits für den Umgang mit Mitpatient*innen. Eine ausführliche Darstellung zum Umgang mit Suiziden im beruflichen Setting findet sich bei Illes et al. (2014).

INFO 57 Umgang mit Suiziden im Schulkontext

In dem Informationsblatt werden Hinweise dazu gegeben, wie im schulischen Kontext mit dem Bekanntwerden eines Suizids umgegangen werden sollte. Zu achten ist auf eine unmittelbare und offene Kommunikation, wie auch die Bereitstellung von (Einzel-)Gesprächsangeboten. Gleichzeitig dürfen vor dem Hintergrund von potenziellen Nachahmungssuiziden keine Details über den Suizid kommuniziert werden. Auf eine öffentliche Zurschaustellung von institutioneller Trauer ist zu verzichten (In-Albon & Kraus, 2021; Miller, 2011; http://www.jehli.ch/suizid/).

INFO 58 Informationen für Suizidhinterbliebene

Auf diesem Informationsblatt für Betroffene werden verschiedene Informationen zusammengetragen, die u. E. in der bisherigen Psychoedukation von Suizidhinterbliebenen oft zu kurz kommen. Weitergehende Informationen und Hilfsangebote für Suizidhinterbliebene bietet die bundesweite Selbsthilfeorganisation AGUS – Angehörige um Suizid e. V. auf ihrer Internetseite an: www.agus-selbsthilfe.de.

INFO 59 Suizide im ambulanten Setting
Das Informationsblatt fasst Punkte zusammen, die Therapeut*innen im Umgang mit einem Patient*innensuizid beachten sollten.

INFO 60 Mit einem Kind/Jugendlichen über den Suizid eines Familienangehörigen sprechen
Für Kinder und Jugendliche ist es von entscheidender Bedeutung, dass in der Familie offen über einen durchgeführten Suizid gesprochen werden kann. Das Informationsblatt gibt Hinweise für ein solches Gespräch mit Kindern und Jugendlichen. Eine ausführliche Anleitung zum Umgang mit Kindern und Jugendlichen nach einem Suizid in deren Umfeld kann auf der folgenden Internetseite heruntergeladen werden: https://www.agus-selbsthilfe.de/fileadmin/common/broschueren/downloads/18-03_kinder_und_jugendliche.pdf

AB 55 Notfalladressen
AB 56 Apps und Internetseiten
Zusammengestellt sind zum einen Notfalladressen für Betroffene und deren Angehörige und zum anderen Apps und Internetressourcen, die in der Auseinandersetzung mit Suizidalität von Betroffenen, Angehörigen und Behandler*innen genutzt werden können. Vor dem Hintergrund eines sich schnell entwickelnden Feldes sollten Behandelnde aufmerksam bleiben für neue Angebote.

Suizid im stationären Setting I: Organisatorischer Ablaufplan nach einem Suizid

(1) Erstversorgung vornehmen
Lebenszeichen des/der Suizidant*in kontrollieren, Kolleg*innen informieren, Reanimation beginnen, Notärzt*in (112) und Polizei (110) alarmieren, Einsatzort gegenüber Mitpatient*innen abschirmen, Notärzt*in an der Pforte in Empfang nehmen und zum/zur Suizidantin bringen.

(2) Vorgesetzte und Kolleg*innen informieren
Ärztliche Leitung informieren, Stationsteam/betroffene Mitarbeiter*innen in einer unmittelbar anberaumten Teamsitzung informieren sowie das weitere Vorgehen planen und die Aufgabenverteilung festlegen (wer kümmert sich um was?), Ereignis dokumentieren.

(3) Gesprächsangebote unterbreiten
Gesprächsangebote für am Vorfall beteiligte Mitarbeiter*innen aussprechen (durch leitende Psycholog*innen/Ärzt*innen) und Mitpatient*innen informieren (mit Verweis auf eine noch am gleichen Tag stattfindende Gesprächsrunde).

(4) Angehörige informieren
Angehörige in einem persönlichen Kontakt (und nicht am Telefon) informieren (erfolgt durch Führungskraft und direkte Behandler*innen), ausreichend Zeit für das Gespräch einplanen, Fragen zum Suizid (Wie, Wo, Wann) und zum weiteren Procedere beantworten (BEACHTE: Die Schweigepflicht gilt über den Tod hinaus), Anteilnahme und Verständnis signalisieren (auch wenn Vorwürfe von den Angehörigen gemacht werden), Unterstützungsmöglichkeiten erfragen und vermitteln.

(5) Kooperierende Einrichtungen/Behandler*innen informieren
Kooperierende Einrichtungen, in denen der/die Suizidant*in verkehrte (Werkstätten, Wohngruppen) genauso wie externe Behandler*innen (Psycholog*innen, Ärzt*innen, Betreuer*innen) informieren.

(6) Interdisziplinäre Fallbesprechung/Supervision
In einer (oder mehreren) anschließenden Teambesprechungen die Ereignisse und den organisatorischen Ablauf reflektieren, Notwendigkeit von weitergehenden Unterstützungsangeboten für (einzelne) Mitarbeiter*innen eruieren.

Suizid im stationären Setting II: Informieren von Mitpatient*innen

(1) Gesprächsrunde einberufen

Die Mitpatient*innen müssen zeitnah über den Suizid informiert werden. Hierbei sollte – um das Risiko von Nachahmungshandlungen zu reduzieren – keine Auskunft zur Suizidmethode gegeben werden. Die Mitarbeiter*innen dürfen und sollten jedoch ihre eigene emotionale Betroffenheit zum Ausdruck bringen. Den Mitpatient*innen wird sodann die Möglichkeit gegeben, eigene Gedanken und Gefühle zu äußern. Einer »Heroisierung« ist dadurch entgegenzuwirken, dass eine Außenperspektive angeregt wird (»Habt ihr im Vorhinein irgendwelche Veränderungen bei … wahrgenommen?«) und alternative Handlungsoptionen thematisiert werden (»Ich hätte mir wirklich gewünscht, … hätte sich auf … eingelassen«).

Besonders betroffenen Mitarbeiter*innen (z. B. Bezugstherapeut*innen) sollte die Leitung der Gesprächsrunde nicht zugemutet werden.

(2) Einzelgespräche anbieten

Allen Patient*innen sollte die Möglichkeit von Einzelgesprächen angeboten werden. Schweigsamen, zurückgezogenen Patient*innen, suizidalen Patient*innen und Patient*innen, die mit dem/der Verstorbenen befreundet oder im gleichen Zimmer untergebracht waren, müssen zu einem Einzelgespräch eingeladen werden. Im Rahmen dieser Gespräche muss immer auch eine Risikoabschätzung erfolgen.

(3) Ablenkung ermöglichen und Bedarfsmedikation erlauben

Manche Patient*innen wünschen sich Ablenkung von Trauer und eigenen Suizidgedanken; entsprechend sollten Stationsangebote aufrechterhalten bleiben. Zudem sollte die Ausgabe von Bedarfsmedikation nicht restriktiv erfolgen.

(4) Nachtwachen verdoppeln

Um auch in der Nacht eine engere Patient*innenbetreuung zu ermöglichen, sollte die Nachtwache aufgestockt werden. In Settings, in denen sonst nachts nur Aushilfen tätig sind, sollten für einige Nächte feste Mitarbeiter*innen eigesetzt werden.

(5) Aufmerksam bleiben und Trauerritual anbieten

Suizidales Erleben muss über einen längeren Zeitraum hinweg besonders in den Blick genommen werden. Zudem sollte überlegt werden, ob eine gemeinsame Trauerfeier veranstaltet werden kann bzw. eine Teilnahme an der Bestattung des/der Verstorbenen möglich ist.

nach Wolfersdorf, 2000

Umgang mit Suiziden im Schulkontext

Im Fall, dass der Suizid eines Schülers / einer Schülerin oder eines Lehrers / einer Lehrerin bekannt wird, sollte auf die folgenden Schritte achtgegeben werden. Ein zentraler Fokus des Vorgehens liegt darauf, Nachahmungssuizide zu verhindern.

Wichtig

Es muss sichergestellt sein, dass der/die Schüler*in oder der/die Lehrer*in tatsächlich durch einen Suizid verstorben ist. Solange dies nicht der Fall ist, wird von einem Todesfall unklarer Ursache gesprochen.

(1) Die Schulleitung nimmt Kontakt zur Familie der/des Verstorbenen auf, kondoliert, bietet Unterstützung an und klärt ab, welche Informationen innerhalb der Schule weitergegeben werden dürfen. Die Schulleitung informiert die Lehrerschaft und verschriftlicht die bekannten Informationen, sodass alle Lehrer*innen den gleichen Kenntnisstand haben. Es wird zudem mit den Klassenlehrer*innen und/oder Stufenkoordinator*innen abgestimmt, wann und wie die betroffene Klasse informiert wird.

Wichtig

Es ist sinnvoll, eine außenstehende Fachperson in das schulische Kriseninterventionsteam einzubeziehen.

(2) Die Information an die Schülerinnen und Schüler erfolgt mündlich (und möglichst frühzeitig, bevor es über soziale Medien die Runde macht). Die Information sollte in kleinem Kreis, d. h. im Klassenverband, erfolgen und *nicht* in der Aula.

Wichtig

Mitschüler*innen, die ein besonderes enges Verhältnis zu der/dem Verstorbenen hatten, sollten separat informiert werden, eventuell gemeinsam mit einer Freundin oder einem Freund oder den Eltern.

(3) Die Mitteilung über das Geschehene sollte nur die grundlegenden Tatsachen zum Suizid beinhalten und keine Hinweise zur Methode. Es sollten keine Vermutungen über die Ursachen angestellt und keine Informationen über die Begleitumstände der Tat gegeben werden.

Wichtig

Nach einem Suizid besteht die Gefahr der Nachahmung und der Identifikation mit dem/der Toten (Werther-Effekt). Vor diesem Hintergrund muss auf eine detaillierte Beschreibung des Suizids genauso verzichtet werden wie auf Äußerungen, die einen Suizid glorifizieren oder als gangbare Möglichkeit darstellen.

Umgang mit Suiziden im Schulkontext

(4) Den Schüler*innen sollte vermittelt werden, dass niemand an dem Suizid einer Person Schuld hat und dass es immer Lösungsmöglichkeiten für ausweglos erscheinende Situationen gibt; dass Suizide vermeidbar sind und die zugrundeliegenden Probleme behandelt werden können.

(5) Es sollte thematisiert werden, dass es normal ist, dass verschiedene und intensive Gefühle vorliegen und Hilfe zu deren Bewältigung angeboten werden. Lehrer*innen dürfen und sollen ihre eigene emotionale Betroffenheit zum Ausdruck bringen.

Wichtig

Es ist zu beachten, dass Jugendliche anders trauern als Erwachsene. Gefühle können sehr übersteigert zum Ausdruck gebracht oder hinter demonstrativ »coolem« Verhalten versteckt werden. Es gibt keine »normale« Trauerreaktion.

(6) Es müssen Einzelgespräche und Beratung angeboten werden (z. B. durch Vertrauenslehrer*innen, Schulsozialarbeiter*innen, schulpsychologischen Dienst) und die Schüler*innen müssen dafür freigestellt werden. Besonders betroffene Schüler*innen sollten aktiv zu einem Gespräch eingeladen werden.

(7) Abgeraten wird von einer stark öffentlichen Zurschaustellung der Trauer wie durch Blumenkränze, Fotos, schwarze Fahnen, Halbmast-Beflaggung; all dies könnte dem Geschehen eine negative Faszination geben und zur Nachahmung herausfordern. In diesem Sinne sollten Schüler*innen für den Besuch der Beerdigung zwar freigestellt werden, es sollte aber auf einen durch die Schule organisierten Besuch der Beerdigung (inkl. Bustransfer) verzichtet werden. Im Fall, dass die Schülerschaft ein Andenken organisieren möchte, kann alternativ für Vereine und Organisationen, die der Suizidprävention verpflichtet sind, gesammelt werden. Im Umgang mit dem nunmehr leeren Stuhl im Klassenraum sollte mit der Klasse ein Umgang abgesprochen werden (z. B. Stuhl für eine Zeit leer lassen; den gesamten Raum umgestalten; Veränderung der Sitzordnung).

(8) Die Elternschaft sollte schriftlich über den Suizid informiert werden. Das Ziel einer solchen knapp und sachlich gehaltenen Information besteht v. a. darin, die Eltern für etwaige Warnzeichen suizidalen Erlebens und Verhaltens bei ihren eigenen Kindern zu sensibilisieren.

Informationen für Suizidhinterbliebene

Suizide sind plötzliche und gewaltsame Tode. Auch wenn es im Vorfeld vielleicht Ankündigungen gegeben hat, ist niemand auf den Suizid einer nahestehenden Person vorbereitet. Zusätzlich zum Schmerz und der Trauer, die mit jedem Todesfall einhergehen, rufen Jugendsuizide extreme, widersprüchliche und belastende Empfindungen bei den Hinterbliebenen hervor: Schuldgefühle (»Ich hätte es merken müssen!«), die Frage nach der eigenen Bedeutung für den/die Verstorbene (»Warum hat er/sie sich uns nicht anvertraut?«) und Zweifel an der Erziehung (»Haben wir uns nicht ausreichend um ihn/sie gekümmert?«) drängen sich vielen Betroffenen auf. Natürlich kann keine dieser Fragen mehr mit Sicherheit geklärt werden, gleichwohl bringt das Wissen um abgesicherte Forschungsbefunde möglicherweise ein klein wenig Entlastung.

Ich hätte das vorhersehen müssen.

Suizide lassen sich nicht vorhersehen – durch niemanden! In unzähligen Studien der letzten 50 Jahre wurde versucht, Suizide vorherzusagen und das Suizidrisiko einer Person einzuschätzen. Die vielfältigsten Informationen wurden hierzu berücksichtigt – Behandlungsdaten, biografische Daten, biologische Daten, Persönlichkeitsmaße usw. Die Vorhersage gelingt nicht besser als durch einen Münzwurf. Es wurde des Weiteren untersucht, ob sich die Vorhersage verbessern lässt, wenn man nur solche Risikovariablen einbezieht, die aus einem theoretischen Verständnis heraus besonders wichtig sein sollten. Ohne nennenswerten Erfolg. Man hat versucht, spezifische Symptommuster akuter Suizidalität zu definieren und durch deren Diagnose die Vorhersage zu verbessern. Ohne nennenswerten Erfolg. Man hat Behandler*innen gebeten, das Risiko zukünftiger Suizidhandlungen ihrer Patient*innen einzuschätzen. Ohne nennenswerten Erfolg. Man hat Verfahren entwickelt, um Suizidabsichten, die vom Betroffenen nicht offen geäußert werden, erfassbar zu machen und so die Vorhersage zu verbessern. Ohne nennenswerten Erfolg. Zum jetzigen Zeitpunkt gelingt eine Vorhersage am allerbesten, wenn man künstliche Intelligenz zu Rate zieht, die in der Lage ist, Hunderte von Risikofaktoren und deren Zusammenwirken gleichzeitig zu berücksichtigen. Aber selbst künstliche Intelligenz erlaubt keine wirklich präzise Vorhersage und vor allem keine Vorhersage des Zeitpunkts, wann eine Suizidhandlung ausgeführt wird.

Warum ist es so schwer, Suizidhandlungen vorherzusehen?

- *Erstens*, weil Betroffene ihre Absichten natürlich oft geheim halten.
- *Zweitens*, weil suizidale Krisen eine erhebliche Dynamik aufweisen, sodass Betroffene mitunter selbst nicht sagen können, wie gefährdet sie sind (s. u.).
- *Drittens*, weil sich Betroffene in aller Regel in einem Zustand der Ambivalenz befinden: Auf der einen Seite steht der Wunsch zu sterben bzw. so nicht mehr leben zu wollen, und auf der anderen Seite gibt es noch Wünsche an das Leben bzw. Ängste vor dem Sterben oder Totsein. Ambivalenz kann sich so äußern, dass eine betroffene Person einerseits von drängenden Suizidgedanken und Suizidplänen berichtet und sich andererseits mit Freund*innen trifft, für Klassenarbeiten lernt und eine Urlaubsreise plant. Diese zweideutigen Informationen machen es sehr schwer, sich ein klares Bild von der Gefährdung einer Person zu machen.
- *Viertens*, Suizidhandlungen sind selten, sodass sich Zusammenhänge im Nachhinein als bedeutsam erweisen (»Er hat mich an dem Tag länger als sonst beim Abschied angeguckt«), die im Vorhinein aber nicht als Risikomerkmal erkennbar sind. So kündet eine leicht ungewöhnliche Verhaltensweise (z. B. eine längere Umarmung) eines Kindes in nahezu 100 Prozent der Fälle keine Suizidhandlung an. Wie soll man also im Vorhinein wissen, welche Verhaltensvariation hochrelevant ist und welche nicht?

Informationen für Suizidhinterbliebene

Es lässt sich festhalten, dass Sie und niemand anderes eine Chance hatte, sicher vorherzusagen, dass ein Suizid droht. Zu betonen bleibt schlussendlich, dass die suizidale Person selbst – und niemand anderes – die Entscheidung zum Suizid getroffen hat. Andere Leute treffen diese Entscheidung unter vergleichbaren Umständen nicht. Niemand ist daher am Suizid eines anderen schuld!

Er/Sie hat das vor mir geheim gehalten, warum?

Negative und/oder beschämende Informationen werden häufig vor anderen geheim gehalten. In Studien berichten zwischen 40 und 70 Prozent der Untersuchten, ein bedeutsames, sie selbst betreffendes Geheimnis zu wahren. Themen, die schwierig für einen sind und von denen man nicht weiß, wie auf eine Offenlegung reagiert wird, werden nicht nur gegenüber Freund*innen verschwiegen, sondern auch gegenüber Familienmitgliedern sowie Therapeut*innen. Überlegen Sie einmal selbst, ob es nicht Dinge gibt, die auch Sie nicht jeder nahestehenden Person erzählen würden. Typische Themen, die anderen gegenüber verschwiegen werden, beziehen sich z. B. auf sexuelle Wünsche und Vorlieben, traumatische Erlebnisse, psychische Probleme, Suchtprobleme, Delinquenz und eben auch Suizidgedanken. Verschwiegen werden diese Dinge, weil man sich schämt – und nicht weil man sein Gegenüber nicht mag.

Grundsätzlich leiden suizidale Menschen unter der irrigen Vorstellung, sowohl eine Last für andere als auch inkompetent und defizitär zu sein. Solche Vorstellungen machen es natürlich besonders schwer, sich anderen gegenüber zu offenbaren und von Dingen, die man als peinlich und bedrückend erlebt, zu berichten. Das ist schon schwer genug, wenn man ein ausgeprägtes Selbstbewusstsein hat. Geheimnisse sind also – auch in engen Beziehungen – etwas Normales und bedeuten nicht, dass eine verstorbene Person einen nicht geliebt, geschätzt oder ernstgenommen hat.

Er/Sie hat sich bei uns zu Hause umgebracht, warum?

Etwa 60 Prozent aller Suizide werden zu Hause vollzogen. Insbesondere Vergiftungssuizide und Suizide durch Erhängen erfolgen zumeist daheim. Sich selbst das Leben zu nehmen kostet Kraft und Mut. Letztlich muss man einen grundlegenden menschlichen Trieb, den Selbsterhaltungstrieb, überwinden. Viele Suizidant*innen trauen es sich – im Zustand der Krise – nicht zu, ein entsprechendes Vorhaben in einer unvertrauten Umgebung umzusetzen. Es sei daher davor gewarnt, einen Suizid zu Hause als aggressiven Akt zu verstehen.

Vielmehr ist davon auszugehen, dass die Person in ihrem Denk- und Handlungsspielraum massiv eingeengt gewesen ist. Denken Sie an eine eigene Situation, in der Sie starke Schmerzen erlitten haben oder körperlich sehr krank waren: In solchen Situationen fällt es uns allen schwer, den Blick auf andere und deren Situation zu richten. Das heißt jedoch nicht, dass wir dies außerhalb einer Extremsituation nicht könnten und es heißt auch nicht, dass uns andere Menschen grundsätzlich egal sind. »Für jemanden, dessen Finger von einer zuschlagenden Tür getroffen ist, gibt es nichts in der Welt außer Finger und Schmerz. Ebenso für den Suizidanten: Der Schmerz macht die ganze Welt aus« (Omer & Elizur, 2003, S. 354). Fragt man Personen, die versucht haben, sich von einem Zug überfahren zu lassen, warum sie diese – scheinbar aggressive – Methode gewählt haben, dann antworten diese, dass es ihnen darum ging, eine schnelle, sichere und verfügbare Methode zu nutzen; es ging ihnen nicht darum, andere Leute zu treffen oder die Gesellschaft zu bestrafen. Dies spricht dafür, dass Suizidant*innen vor allem bei sich sind und (leider) nicht (mehr) bei anderen Menschen.

Informationen für Suizidhinterbliebene

Er/Sie hat noch nicht einmal einen Abschiedsbrief hinterlassen.
Nur 25 Prozent der Suizidant*innen hinterlassen einen Abschiedsbrief. Abschiedsbriefe sind somit eher selten und meist sind sie kurz und knapp geschrieben. Thematisch finden sich in den meisten Abschiedsbriefen Instruktionen an die Hinterbliebenen (»Kümmert euch um den Hund …«) und kurze Äußerungen persönlicher Verbundenheit (»Ihr meine lieben Alle«), wie auch die Bitte um Entschuldigung (»Es tut mir leid, dass ich euch das antue …«). Selten finden sich feindselige Anschuldigungen (»Kein Mensch will mich verstehen …«). Frauen schreiben nicht häufiger Abschiedsbriefe als Männer und alte Menschen nicht häufiger als junge Menschen. Es ist zu vermuten, dass Abschiedsbriefe so selten (bzw. so nüchtern geschrieben) sind, weil die suizidale Person sich kurz vor der Suizidhandlung in einem Zustand absoluter gedanklicher Einengung befunden hat. Hätte sie in dem Moment noch an andere Menschen denken können, dann hätte sie sich möglicherweise nicht das Leben nehmen können.

Wann hat er/sie wohl angefangen, darüber nachzudenken?
Fragt man Personen, die einen Suizidversuch überlebten, so berichten die allermeisten, dass nur wenige Minuten bis maximal einige Stunden zwischen der Entscheidung zum Suizid und der Umsetzung vergingen. Das bedeutet jedoch nicht, dass die Betroffenen nicht schon lange vorher über einen Suizid nachgedacht haben. Es gibt Hinweise darauf, dass Suizidgedanken bereits Jahre vor einer Suizidhandlung erstmals aufgetreten sind. Wenige Wochen vor der Suizidhandlung intensiviert und konkretisiert sich dann die Auseinandersetzung und Betroffene fangen an, Vorbereitungen für eine Suizidhandlung zu treffen. Eine intensive Beschäftigung mit einer Selbsttötung scheint also oft nur über vergleichsweise kurze Zeit stattzufinden und die endgültige Entscheidung wird erst sehr kurzfristig vor der Suizidhandlung getroffen. Es kann somit sein, dass sich eine betroffene Person am Vorabend der Selbsttötung selbst noch nicht darüber im Klaren war, dass sie sich am kommenden Tag das Leben nehmen wird.

Tipp

Vielfältige weitere Informationen und Hilfsangebote für Suizidhinterbliebene bietet die bundesweite Selbsthilfeorganisation AGUS – Angehörige um Suizid e. V. auf ihrer Internetseite an: www.agus-selbsthilfe.de.

Die Trauer von Suizidhinterbliebenen ist aus verschiedenen Gründen besonders schwierig; gleichzeitig zeigt die Forschung sehr klar, dass Suizidtrauer genauso wie die Trauer nach anderen Todesfällen überwunden wird. Es dauert lange und es ist sehr schmerzhaft, aber es ist möglich. Passen Sie daher gut auf sich auf und suchen Sie sich die Hilfe und Unterstützung, die zu Ihnen passt und die Sie brauchen.

Suizide im ambulanten Setting

(1) Gespräch mit Angehörigen gestalten
In der ambulanten Praxis wird man in den meisten Fällen von Angehörigen über den Suizid eines/einer Patient*in informiert. Im Rahmen eines persönlichen Kontaktes sollten die genauen Umstände des Suizids erfragt werden. Die Angehörigen sollten – wenn gewünscht – auch bei der Inanspruchnahme psychosozialer Hilfsangebote unterstützt werden. Vorwürfen der Angehörigen sollte defensiv und mit Anteilnahme und Verständnis begegnet werden. (Wenn erforderlich, dann lassen sich Vorwürfe in einem Folgegespräch immer noch entkräften.)

(2) Supervision/Intervision in Anspruch nehmen
Ein Patient*innensuizid hat erhebliche Auswirkungen auf das emotionale Befinden und das berufliche Selbstverständnis. Es ist daher dringend zu empfehlen, das Geschehene im Rahmen einer Supervision/Intervision ausführlich zu reflektieren. Zweifeln und Selbstvorwürfen muss durch eine sorgfältige Analyse der Ereignisse (Umstände des Suizids, therapeutische Beziehung, Risikoeinschätzung, therapeutische Interventionen) begegnet werden. Das Wissen um die Unmöglichkeit, Suizide vorherzusehen und Suizide (immer) zu verhindern, wie auch die Grenzen jeder therapeutischen Einflussnahme müssen im Gespräch mit einem/einer Kolleg*in wieder an Glaubwürdigkeit gewinnen. Perspektivisch sollte immer dann erneut Supervision/Intervision in Anspruch genommen werden, wenn wieder suizidale Patient*innen behandelt werden. Die Erfahrung eines Patient*innensuizids führt natürlicherweise dazu, dass Ängste zunehmen und man potenziell konservativer mit diesen Patient*innen umgeht, als geraten erscheint – dies sollte in der begleitenden Supervision/Intervision reflektiert werden.

(3) Akte vervollständigen
Die nach einem Suizid üblichen kriminalpolizeilichen Ermittlungen sind weniger auf fehlerhaftes therapeutisches Handeln bezogen, sondern dienen vor allem dazu, Fremdeinwirkungen (i. S. eines Tötungsdeliktes) auszuschließen. Eine Akte wird daher nur in Ausnahmefällen eingesehen. Nichtsdestotrotz sollte die Akte sorgfältig abgeschlossen werden (inkl. einer Dokumentation über das Folgegespräch mit Angehörigen und die Supervision im Nachgang des Suizids) und es sollten keine nachträglichen Veränderungen der Akte vorgenommen werden.

(4) Beileidsbekundung
Die Teilnahme an Trauerfeierlichkeiten für bzw. der Beisetzung des/der Suizidant*in stellt eine Möglichkeit dar, Abschied zu nehmen und das Geschehene emotional zu bewältigen. Die Angehörigen müssen vorab gefragt werden, ob eine Teilnahme erwünscht oder unerwünscht ist. Eine schriftliche Beileidsbekundung sollte in jedem Fall erfolgen.

Mit einem Kind/Jugendlichen über den Suizid eines Familienangehörigen sprechen

Sprechen Sie mit Ihrem Kind über den Suizid! Und dies unabhängig davon, ob es sich um ein Kind oder eine*n Jugendliche*n handelt. Verschweigen Sie die Todesursache nicht und sprechen Sie eindeutig von »tot«. Umschreibungen wie »weggegangen« oder »eingeschlafen« sind v.a. für jüngere Kinder beängstigend (»Was ist, wenn Mama jetzt auch einschläft. Ist die dann auch weg?«).

Wichtig

Nutzen Sie ein Bilderbuch zum Thema Suizid, wenn es Ihnen bei jüngeren Kindern schwerfallen sollte, einen Gesprächseinstieg zu finden. Gut geeignet sind etwa »Da spricht man nicht drüber. Wie Jakob den Suizid seines Vaters erlebt« (Hüsch & Roth, 2009) oder »Molly und das große Nichts. Ein Bilderbuch über Leben- und Nicht-leben-Wollen« (Backhaus & Linke, 2018).

Durch ein offenes Gespräch verhindern Sie, dass Ihr Kind sich aus Gesprächsfetzen und zufällig Mitangehörtem ein Bild der Situation machen muss. Durch ein offenes Gespräch verhindern Sie, dass Ihr Kind alleine mit seinen Ängsten zurechtkommen muss. Sie werden Ihr Kind vor dem Geschehenen nicht bewahren können. Sie können ihm aber als Gesprächspartner*in zur Seite stehen und signalisieren, dass Sie da sind und nicht weggehen werden.

Erläutern Sie Ihrem Kind, wie es zu dem Suizid gekommen ist (»Papa war sehr krank ...«) und weisen Sie ungefragt darauf hin, dass niemand – und vor allem das Kind nicht – schuld an dem Suizid ist (»Niemand nimmt sich das Leben, weil seine Tochter mal frech war. Echt nicht. Kinder sind nicht verantwortlich für Eltern. Nie.«). Beantworten Sie alle Fragen des Kindes.

Sollten Sie selbst zu einem solchen Gespräch (aus verständlichen Gründen) nicht in der Lage sein, dann bitten Sie einen anderen Erwachsenen, diese Gespräche mit Ihrem Kind zu führen.

Wichtig

Sprechen Sie – insbesondere bei jugendlichen Suizidhinterbliebenen – offen über eigene Gedanken an den Tod und Nachsterbewünsche. Nehmen Sie Suizidgedanken Ihres Kindes immer ernst!

Beachten Sie, dass Kinder anders trauern als Erwachsene. Oftmals ist das emotionale Erleben viel sprunghafter. Im einen Moment weinen sie und sind tieftraurig und im nächsten wird bereits wieder über ein neues Legomodell gesprochen. Jugendliche Suizidhinterbliebene wirken manchmal so, als würden sie nicht trauern. Fordern Sie keine bestimmte Art von Trauern ein. Trauer ist individuell und es gibt keine richtige und falsche Trauer. Erlauben Sie gerade jugendlichen Suizidhinterbliebenen Pausen von der Trauer, d.h. Partys, Filmabende usw.

Wichtig

Sorgen Sie dafür, dass es Erinnerungsstücke an den/die Verstorbene*n im Haus gibt.

Notfalladressen

Notruf: 112
Ruf hier an, wenn du im Augenblick keine Garantie mehr für dein Leben übernehmen kannst oder wenn du dich in großer Gefahr befindest, zu sterben.

Ärztlicher Bereitschaftsdienst: 116 117
Der ärztliche Bereitschaftsdienst ist grundsätzlich außerhalb der regulären Sprechzeiten der niedergelassenen Ärzt*innen im Einsatz, vor allem in den Abend- und Nachtstunden, am Wochenende und an Feiertagen.

Notaufnahme eines kinder- und jugendpsychiatrischen Krankenhauses
Kinder- und Jugendpsychiatrische Kliniken sind rund um die Uhr besetzt und können dich im Notfall aufnehmen und versorgen. Fahre im Notfall direkt dorthin bzw. lass dich hinbringen.

Jugendamt
Beim Jugendamt kannst du dich mit deinen Eltern oder auch alleine melden. Du hast ein grundsätzliches Recht auf Beratung durch das Jugendamt. In Not- und Konfliktlagen besteht dieses Recht auf Beratung auch ohne Kenntnis deiner Eltern. Die meisten Jugendämter haben eine Notfallhotline für Kinder, die 24 Stunden am Tag zu erreichen ist. Diese findest du am schnellsten im Internet.

Kinder- und Jugend-Sozialpsychiatrische Dienste (SPD)
Gibt es in einigen Städten und Kommunen in Deutschland. Aufgabe des SPD ist die Beratung und (Krisen-)Hilfe bei psychischen Erkrankungen. Es gibt keine einheitliche Kontaktmöglichkeit der sozialpsychiatrischen Dienste. Leicht lässt sich der zuständige Dienst aber über das Internet ermitteln.

Nummer gegen Kummer (www.nummergegenkummer.de; 116 111)
Bietet anonyme Telefon- und Onlineberatung. Montags bis samstags kannst du in der Zeit von 14 bis 20 Uhr kostenlos mit Menschen sprechen, die im Umgang mit Krisen geschult und geübt sind. Online kannst du mittwochs und donnerstags in der Zeit von 14 bis 18 Uhr eine Chat-Beratung erhalten.

Apps und Internetseiten

Apps

Krisen-Kompass, Safety Plan (englisch), StayAlive (englisch), ReMinder (englisch), Suicide Prevention App (englisch)

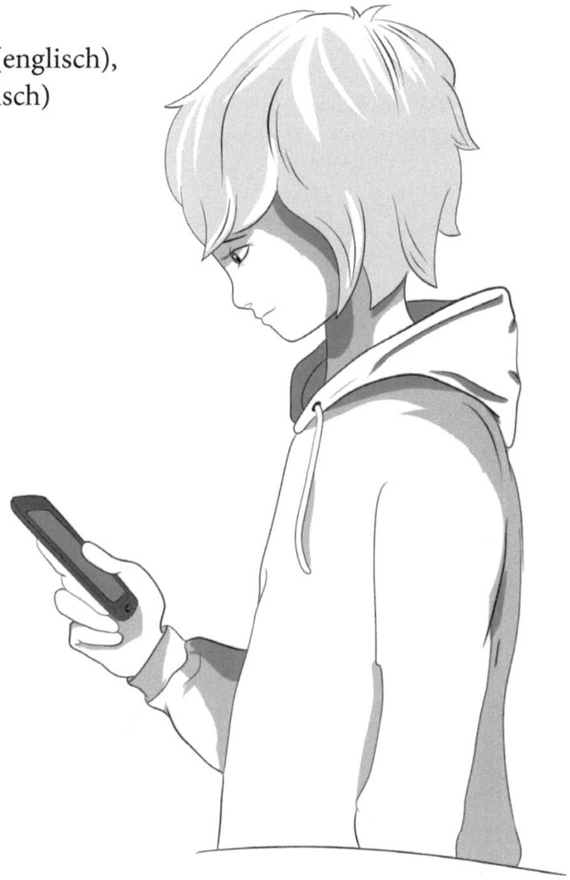

Internetseiten

Informationen

www.frnd.de
www.suizidprophylaxe.de
www.deutsche-depressionshilfe.de
www.gesundheit.gv.at
www.suizidpraevention-zh.ch
www.feel-ok.ch

Interventionen

www.u25-deutschland.de
www.nummergegenkummer.de

Suizidhinterbliebene

www.agus-selbsthilfe.de
www.leuchtturm-on.de

YouTube-Kanäle

Frnd. Freunde fürs Leben e. V.
[U25]:peerTV

Literatur

Andriessen, K., Krysinska, K. & Grad, O. T. (Eds.). (2017). Postvention in action: The international handbook of suicide bereavement support. Göttingen: Hogrefe.

Asarnow, J. R., Hughes, J. L., Babeva, K. N. & Sugar, C. A. (2017). Cognitive-behavioral family treatment for suicide attempt prevention: A randomized controlled trial. Journal of the American Academy of Child and Adolescent Psychiatry, 56, 506–514.

Backhaus, A. S. & Linke, R. (2018). Molly und das große Nichts. Ein Bilderbuch über Leben und Nicht-leben-Wollen. Köln: Balance Buch + Medien.

Beaulieu, D. (2013). Impact-Techniken für die Psychotherapie. Heidelberg: Carl Auer.

Becker, M. & Correll, C. U. (2020). Suizidalität im Kindes- und Jugendalter. Deutsches Ärzteblatt International, 117, 261–267.

Berk, M. (2019). Evidence-based treatment approaches for suicidal adolescents. Washington: APA.

Berk, M. & Clarke, S. (2019). Safety planning and risk management. In M. Berk (Ed.), Evidence-based treatment approaches for suicidal adolescents (pp. 63–84). Washington: APA.

Brent, D. A., Greenhill, L. L., Compton, S., Emslie, G., Wells, K., Walkup, J. T., Vitiello, B., Bukstein, O., Stanley, B., Posner, K., Kennard, B. D., Cwik, M. F., Wagner, A., Coffey, B., March, J. S., Riddle, M., Goldstein, T., Curry, J., Barnett, S., Capasso, L., … Turner, J. B. (2009). The Treatment of Adolescent Suicide Attempters study (TASA): Predictors of suicidal events in an open treatment trial. Journal of the American Academy of Child and Adolescent Psychiatry, 48, 987–996.

Britton, P. C. & Bryan, C. J. (2016). Motivational Interviewing for means restriction counseling with patients at risk for suicide. Cognitive and Behavioral Practice, 23, 51–61.

Britton, P., Patrick, H., Wenzel, A. & Williams, G. (2011). Integrating motivational interviewing and self-determination theory with cognitive behavioral therapy to prevent suicide. Cognitive and Behavioral Practice, 18, 16–27.

Bryan, C. J. & Rudd, M. D. (2018). Brief cognitive-behavioral therapy for suicide prevention. New York: Guilford Press.

Bryan, C. J., Rudd, M. D., Wertenberger, E., Etienne, N., Ray-Sannerud, B. N., Morrow, C. E. et al. (2014). Improving the detection and prediction of suicidal behavior among military personnel by measuring suicidal beliefs: An evaluation of the Suicide Cognitions Scale. Journal of Affective Disorders, 159, 15–22.

Calati, R. & Courtet, P. (2016). Is psychotherapy effective for educing suicide attempt and non-suicidal self-injury rates? Meta-analysis and meta-regression of literature data. Journal of Psychotherapy Research, 79, 8–20.

Carter, G., Milner, A., McGill, K., Pirkis, J., Kapur, N. et al. (2017). Predicting suicidal behaviours using clinical instruments. British Journal of Psychiatry, 210, 387–395.

Chu, C., Buchman-Schmitt, J. M., Stanley, I. C.H., Hom, M. A., Tucker, R. P., Hagan, C. R., Rogers, M. L., Podlogar, M. C., Chiurliza, B., Ringer, F. B., Michaels, M. S., Patros, C. H.G. & Joiner, T. E. (2017). The interpersonal theory of suicide. A systematic review and meta-analysis of a decade of cross-national research. Psychological Bulletin, 143, 1313–1345.

Chu, C., Klein, K. M., Buchman-Schmitt, J. M., Hom, M. A., Hagan, C. R. u. a. (2015). Routinized assessment of suicide risk in clinical practice: An empirically informed update. Journal of Clinical Psychology, 71, 1186–1200.

Cipriani, A., Zhou, X., Del Giovane, C., Hetrick, S. E., Qin, B., Whittington, C. et al. (2016). Comparative efficacy and tolerability of antidepressants for major depressive disorder in children and adolescents: A network meta-analysis. Lancet, 388, 881–890.

Claus, C. & Teismann, T. (2021). Akut suizidal-affektive Störung: ein systematisches Review. Verhaltenstherapie, 31, 200-206.

Conrad, K., Teismann, T., Rath, D. & Forkmann, T. (2021). Ängste im Umgang mit suizidalen Patient*innen: Eine vergleichende Untersuchung von approbierten Psychotherapeut*innen und Psychotherapeut*innen in Ausbildung. Psychotherapie, Psychosomatik und Medizinische Psychologie, 71, 9–17.

Curry, J. F., Wells, K. C., Brent, D. A., Clarke, G. N., Rohde, P., Albano, A. M., Reinecke, M. A., Benazon, N. & March, J. S. (2005). Treatment for Adolescents with Depression (TADS). Cognitive Behavior Therapy Manual. https://tads.dcri.org/tads-manuals.

Cwik, J. C. & Teismann, T. (2017). Misclassification of self-directed violence. Clinical Psychology and Psychotherapy, 24, 677–686.

Czyz, E. K., King, C. A. & Biermann, B. J. (2019). Motivational interviewing-enhanced safety planning for adolescents at high suicide risk: A pilot randomized controlled trial. Journal of Clinical Child & Adolescent Psychology, 48, 250–262.

DeCou C. R. & Schumann, M. E. (2018). On the iatrogenic risk of assessing suicidality. A meta-analysis. Suicide and Life-Threatening Behavior, 48, 531–543.

Deisenhammer, E. A., Kuen, D., Ing, C. M., Kemmler, G., Defranceso, M., von Gleissenthal, G. & Weiss, E. M. (2016). Stability in the choice of method during the period preceding a suicide attempt in attempt repeaters. European Journal of Psychiatry, 30, 205–217.

Deutsche Gesellschaft für Kinder- und Jugendpsychiatrie, Psychosomatik und Psychotherapie (DGKJP) et al. (2016). Leitlinie Suizidalität im Kindes- und Jugendalter, 4. überarb. Version, 31.05.2016, verfügbar unter http://www.awmf.org/leitlinien/detail/ll/028-031.html

Diamond, G. S., Diamond, G. M. & Levy, S. A. (2014). Attachment-based family therapy for depressed adolescents. Washington: APA.

Donath, C., Graessel, E., Baier, D., Bleich, S. & Hillemacher, T. (2014). Is parenting style a predictor of suicide attempts in a representative sample of adolescents? BMC Pediatrics, 14, 113–125.

Dorrmann, W. (2005). Pro und Contra von Verträgen bei Patienten in akuten suizidalen Krisen. Verhaltenstherapie, 15, 39–46.

Dorrmann, W. (2018). Suizid: Therapeutische Interventionen bei Selbsttötungsabsichten. Stuttgart: Klett-Cotta.

Esposito-Smythers, C., Spirito, A., Kahler, C. W., Hunt, J. & Monti, P. (2011). Treatment of co-occurring substance abuse and suicidality among adolescents: A randomized trial. Journal of Consulting and Clinical Psychology, 79, 728–739.

Eigenheer, R., Rhiner, B., Schmid, M. & Schramm, E. (2016). Störung des Sozialverhaltens bei Jugendlichen. Die Multisystemische Therapie in der Praxis (Praxis der Paar- und Familientherapie, Band 10). Göttingen: Hogrefe.

Fischer, G., Ameis, N., Parzer, P., Plener, P. L., Groschwitz, R. u.a. (2014). The German version of the self-injurious thoughts and behaviors interview (SITBI-G). A tool to assess non-suicidal self-injury and suicidal behavior disorder. BMC Psychiatry, 14, 265.

Fleischhaker, C., Sixt, B. & Schulz, E. (2010). DBT-A: Dialektisch-Behavioral Therapie für Jugendliche. Heidelberg: Springer.

Flückiger, C. & Wüsten, G. (2012). Ressourcenaktivierung. Bern: Huber.

Forkmann, T. & Glaesmer, H. (2013). Interpersonal Needs Questionnaire. URL: www.psychometrikon.de.

Forkmann, T., Teismann, T. & Glaesmer, H. (2016). Diagnostik von Suizidalität. Göttingen: Hogrefe.

Franklin, J. C., Ribeiro, J. D., Fox, K. R., Bentley, K. H., Kleiman, E. M., Huang, X., Musacchio, K. M., Jaroszewski, A. C., Chang, B. P. & Nock, M. K. (2017). Risk factors for suicidal thoughts and behaviors. Psychology Bulletin, 143, 187–232.

Freedenthal, S. (2017). Helping the suicidal person. London: Taylor & Francis.

Galynker, I. (2017). The suicidal crisis. New York, NY: Oxford University Press.

Glaesmer, H., Kapusta, N., Teismann, T., Wagner, B., Hallensleben, N., Spangenberg, L. & Forkmann, T. (2018). Psychometrische Eigenschaften der deutschen Version des Suicide Behaviors Questionnaire Revised (SBQ-R). Psychotherapie, Psychosomatik und Medizinische Psychologie, 68, 346–353.

Glenn, C. R., Esposito, E. C., Porter, A. C. & Robinson, D. J. (2019). Evidence Base Update of Psychosocial Treatments for Self-Injurious Thoughts and Behaviors in Youth. Journal of Clinical Child and Adolescent Psychology, 48, 357–392.

Grupp-Phelan, J., Stevens, J., Boyd, S., Cohen, D. M., Ammerman, R. T., Liddy-Hicks, S., Heck, K., Marcus, S. C., Stone, L., Campo, J. V. & Bridge, J. A. (2019). Effect of a motivational interviewing-based intervention on initiation of mental health treatment and mental health after an emergency department visit among suicidal adolescents: A randomized clinical trial. JAMA Open, 2(12), e1917941.

Gysin-Maillart, A. (2021). ASSIP – Kurztherapie nach Suizidversuch. Attempted Suicide Short Intervention Program. Göttingen: Hogrefe.

Hahlweg, K., Dürr, H., Dose, M. & Müller, U. (2015). Familienbetreuung schizophrener Patienten. Göttingen: Hogrefe.

Hallensleben, N., Spangenberg, L., Forkmann, T., Rath, D., Hegerl, U., Kersting, A., Kallert, T. W. & Glaesmer, H. (2018). Investigating the Dynamics of Suicidal Ideation. Crisis, 39(1), 65–69.

Harris, K. M., McLean, J. P., Sheffield, J. & Jobes, D. (2010). The internal suicide debate hypothesis: Exploring the life versus death struggle. Suicide and Life-Threatening Behavior, 40, 181–192.

Hawton, K., Witt, K. G., Taylor Salisbury, T. L., Arensman, E., Gunnell, D., Hazell, P., Townsend, E. & van Heeringen, K. (2016). Psychosocial interventions for self-harm in adults. Cochrane Database of Systematic Reviews, 5, No:CD012189.

Höller, I. & Forkmann, T. (2021). Brief Self-Report Measure of Agitation: A psychometric Investigation in a German Sample. Journal of Personality Assessment. https://doi.org/10.1080/00223891.2021.1912057

Höller, I., Teismann, T., Cwik, J. C., Glaesmer, H., Spangenberg, L.,Hallensleben, N., Paashaus, L., Rath, D., Schönfelder, A., Juckel, G. & Forkmann, T. (2020). Short Defeat and Entrapment Scale: A psychometric investigation in three German samples. Comprehensive Psychiatry, 98, 152–160.

Hom, M. A., Stanley, I. H. & Joiner, T. E. (2015). Evaluating factors and interventions that influence help-seeking and mental health service utilization among suicidal individuals: A review of the literature. Clinical Psychology Review, 40, 28–39.

Hom, M. A., Stanley, I. H., Duffy, M. E., Rogers, M. L., Hanson, J. E., Gutierrez, P. M. & Joiner, T. E. (2019). Investigating the reliability of suicide attempt history reporting across five measures: A study of US military service members at risk of suicide. Journal of Clinical Psychology, 75, 1332–1349.

Hom, M. A., Bauer, B. W., Stanley, I. H., Boffa, J. W., Stage, D. L., Capron, D. W., Schmidt, N. B. & Joiner, T. E. (2020). Suicide attempt survivors' recommendations for improving mental health treatment for attempt survivors. Psychological Services, 10.1037/ser0000415.

Huang, X., Ribeiro, J. D. & Franklin, J. C. (2020). The differences between suicide ideators and suicide attempters: Simple, complicated, or complex? Journal of Consulting and Clinical Psychology, 88, 554–569.
Hughes, J. L., Babeva, K. & Asarnow, J. R. (2019). The SAFETY Program. In M. Berk (Ed.), Evidence-based treatment approaches for suicidal adolescents (pp. 255–292). Washington: APA.
Hüsch, M. & Roth, U. (2009). Da spricht man nicht drüber. Wie Jakob den Suizid seines Vaters erlebt. Aachen: Hüsch & Hüsch.
Illes, F., Jendreyschak, J., Armgart, C. & Juckel, G. (2014). Suizide im beruflichen Kontext. Bewältigungsstrategien für Mitarbeiter im Gesundheitswesen und Rettungsdienst. Stuttgart: Schattauer.
In-Albon, T. & Kraus, L. (2021). Schulbasierte Prävention. In T. Teismann, T. Forkmann & H. Glaesmer (Hrsg.), Suizidales Erleben und Verhalten. Ein Handbuch (S. 253–272.). Köln: Psychiatrie-Verlag.
Iyengar, U., Snowden, N., Asarnow, J. R., Moran, P., Tranah, T. & Ougrin, D. (2018). A further look at therapeutic interventions for suicide attempts and self-harm in adolescents: An updated systematic review of randomized controlled trials. Frontiers in Psychiatry, 9, 583.
Jacobs, D. & Brewer, M. (2004). APA practice guideline provides recommendations for assessing and treating patients with suicidal behaviors. Psychiatric Annals, 34, 373–380.
Joiner, T. E. (2005). Why people die by suicide. Cambridge, Mass: Harvard University Press.
Jürgens, B. & Lübben, K. (2021). Gruppentraining sozialer Kompetenzen für Kinder und Jugendliche GSK-KJ. Theoretische Grundlagen und praktische Handlungsanleitung (2. Aufl.). Weinheim: Beltz.
Kaplan, M. L., Asnis, G. M., Sanderson, W. C., Keswani, L., De Lecuona, J. M. & Joseph, S. (1994). Suicide assessment: Clinical interview vs. self-report. Journal of Clinical Psychology, 50(2), 294–298.
Kennard, B. D., Goldstein, T., Foxwell, A. A., McMakin, D. L., Wolfe, K., Biernesser, C., Moorehead, A., Douaihy, A., Zullo, L., Wentroble, E., Owen, V., Zelazny, J., Iyengar, S., Porta, G. & Brent, D. (2018). As Safe as Possible (ASAP): A brief app-supported inpatient intervention to prevent postdischarge suicidal behavior in hospitalized suicidal adolescents. American Journal of Psychiatry, 175, 864–872.
King, C. A., & Merchant, C. R. (2008). Social and interpersonal factors relating to adolescent suicidality: A review of the literature. Archives of Suicide Research, 12, 181–196.
King, C. A., Kramer, A., Preuss, L., Kerr, D. C.R., Weisse, L. & Venkataraman, S. (2006). Youth-Nominated Support Team for suicidal adolescents (Version 1): A randomized controlled trial. Journal of Consulting and Clinical Psychology, 74, 199–206.
King, C. A., Klaus, N., Kramer, A., Venkataraman, S., Quinlan, P. & Gillespie, B. (2009). The Youth-Nominated Support Team-Version II for suicidal adolescents: A randomized controlled intervention trial. Journal of Consulting and Clinical Psychology, 77, 880–893.
King, C. A., Foster, C. E. & Rogalski, K. M. (2013). Teen suicide risk. New York: Guilford.
King, C. A., Arango, A., Kramer, A., Busby, D., Czyz, E., Foster, C. E., Gillespie, B. W. & YST Study Team (2019). Association of the Youth-Nominated Support Team intervention for suicidal adolescents with 11- to 14-year mortality outcomes: Secondary analysis of a randomized clinical trial. JAMA Psychiatry, 76, 492–498.
Klaus, N. M., Mobilio, A. & King, C. A. (2009). Parent-adolescent agreement concerning adolescents' suicidal thoughts and behaviors. Journal of Clinical Child and Adolescent Psychology, 38, 245–255.
Kliem, S. & Brähler, E. (2015). Beck-Suizidgedanken-Skala (BSS). Frankfurt: Pearson Assessment.
Koban, C. & Teismann, T. (2017). Psychotherapie mit suizidalen Patienten: Verstehen und Verbessern der motivationalen Ausgangslage. Psychotherapie Aktuell, 9, 24–31.
Kokkevi, A., Rotsika, V., Arapaki, A. & Richardson, C. (2012). Adolescents' self-reported suicide attempts, self-harm thoughts and their correlates across 17 European countries. Journal of Child Psychology and Psychiatry, 53, 381–389.
Kothgassner, O. D., Robinson, K., Goreis, A., Ougrin, D. & Plener, P. L. (2020). Does treatment method matter? A meta-analysis of the past 20 years of research on therapeutic interventions for self-harm and suicidal ideation in adolescents. Borderline Personality Disorder and Emotion Dysregulation, 7, 9.
Large, M., Kaneson, M., Myles, N., Myles, H., Gunaratne, P. & Ryan, C. (2016). Meta-analysis of longitudinal cohort studies of suicide risk assessment among psychiatric patients. Heterogenity in results and lack of improvement over time. PLOS One, 11, e0156322.
Lorenzen, T. & Bschor, T. (2021). Medikamentöse Behandlung suizidalen Erlebens und Verhaltens. In T. Teismann, T. Forkmann & H. Glaesmer (Hrsg.), Suizidales Erleben und Verhalten. Ein Handbuch (S. 174–187). Köln: Psychiatrie-Verlag.
Mars, B., Heron, J., Klonsky, E. D., Moran, P., O‹Connor, R. C., Tilling, K., Wilkinson, P. & Gunnell, D. (2019a). What distinguishes adolescents with suicidal thoughts from those who have attempted suicide? A population-based birth cohort study. Journal of Child Psychology and Psychiatry, 60, 91–99.
Mars, B., Heron, J., Klonsky, E. D., Moran, P., O'Connor, R. C., Tilling, K., Wilkinson, P. & Gunnell, D. (2019b). Predictors of future suicide attempt among adolescents with suicidal thoughts or non-suicidal self-harm: A population-based birth cohort study. The Lancet Psychiatry, 6, 327–337.

May, A. M., Pachkowski, M. C. & Klonsky, E. D. (2020). Motivations for suicide: Converging evidence from clinical and community samples. Journal of Psychiatric Research, 123, 171–177.

McCabe, R., Sterno, I., Priebe, S., Barnes, R. & Byng, R. (2017). How do healthcare professionals interview patients to assess suicide risk? BMC Psychiatry, 17(1), 122.

McCauley, E., Berk, M. S., Asarnow, J. R., Adrian, M., Cohen, J., Korslund, K., Avina, C., Hughes, J., Harned, M., Gallop, R. & Linehan, M. M. (2018). Efficacy of Dialectical Behavior Therapy for adolescents at high risk for suicide: A randomized clinical trial. JAMA Psychiatry, 75, 777–785.

Miller, D. N. (2011). Child and adolescent suicidal behavior. New York: Guilford Press.

Miller, A. L., Rathus, J. H. & Linehan, M. L. (2017). Dialectical behavior therapy with suicidal adolescents. New York: Guilford Press.

Millner, A. J., Lee, M. D. & Nock, M. K. (2017). Describing and measuring the pathway to suicide attempts: A preliminary study. Suicide and Life-Threatening Behavior, 47, 353–369.

Millner, A. J., Carter, G., Pirkis, J., Robinson, J. & Spittal., M. J. (2015). Letters, green cards, telephone calls and postcards: Systematic and meta-analytic review of brief contact interventions for reducing self-harm, suicide attempts and suicide. British Journal of Psychiatry, 206, 184–190.

Meerwijk, E. L., Parekh, A., Oquendo, M. A., Allen, I. E., Franck, L. S. & Lee, K. A. (2016). Direct and indirect psychosocial and behavioral interventions to prevent suicide and suicide attempt: A systematic review and meta-analysis. Lancet Psychiatry, 3, 544–554.

Mehlum, L., Ramberg, M., Tørmoen, A. J., Haga, E., Diep, L. M., Stanley, B. H., Miller, A. L., Sund, A. M. & Grøholt, B. (2016). Dialectical Behavior Therapy compared with enhanced usual care for adolescents with repeated suicidal and self-harming behavior: Outcomes over a one-year follow-up. Journal of the American Academy of Child and Adolescent Psychiatry, 55, 295–300.

Molina, N., Viola, M., Rogers, M., Ouyang, D., Gang, J., Derry, H. et al. (2019). Suicidal ideation in bereavement: A systematic review. Behavioral Sciences, 9(5), 53.

Motto, J. & Bostrom, A. (2001). A randomized controlled trial of postcrisis suicide prevention. Psychiatric Services, 52, 828–833.

Nock, M. K., Greif Green, J., Hwang, I., McLaughlin, K. A., Sampson, N. A., Zaslavsky, A. M. & Kessler, R. C. (2013). Prevalence, correlates, and treatment of lifetime suicidal behavior among adolescents. JAMA, 70, 300–310.

Nuij, C., van Ballegooijen, W, de Beurs, D., Juniar, D., Erlangsen, A., Portzky, G., O'Connor, R. C., Smit, J. H., Kerkhof, A. & Riper, H. (2021). Safety planning type interventions for suicide prevention: Meta-analysis. British Journal of Psychiaty.

O'Connor, R. C. & Kirtley, O. (2018). The integrated motivational-volitional model of suicidal behaviour. Philosophical Transactions Of The Royal Society B-Biological Sciences, 373(1754).

Oquendo, M. A., Barrera, A., Ellis, S. P., Li, S., Burke, A. K., Grunebaum, M. et al. (2004). Instability of symptoms in recurrent major depression: A prospective study. American Journal of Psychiatry, 161, 255–261.

Otte, S., Lutz, M., Streb, J., Cohen, L. J., Galynker, I., Dudeck, M. & Büsselmann, M. (2020). Analyzing suicidality in German forensic patients by means of the German version of the suicide crisis inventory (SCI-G). The Journal of Forensic Psychiatry & Psychology, 31(5), 731–746.

Ougrin, D., Zundel, T. & Ng, A. V. (2010). Self-harm in young people: A therapeutic assessment manual. London: Hodder Arnold.

Ougrin, D., Zundel, T., Ng, A., Banarsee, R., Bottle, A. & Taylor, E. (2011). Trial of therapeutic assessment in London: Randomised controlled trial of therapeutic assessment versus standard psychosocial assessment in adolescents presenting with self-harm. Archives of Disease in Childhood, 96, 148–153.

Petermann, F. & Petermann, U. (2017). Training mit Jugendlichen. Aufbau von Arbeits- und Sozialverhalten (10. Aufl.). Göttingen: Hogrefe.

Plener, P. L. (2014). Suizidales Verhalten und nicht-suizidale Selbstverletzungen. Heidelberg: Springer.

Plener, P. L., Libal, G., Keller, F., Fegert, J. M. & Muehlenkamp, J. J. (2009). An international comparison of adolescent non-suicidal self-injury (NSSI) and suicide attempts: Germany and the USA. Psychological Medicine, 39, 1549–1558.

Plöderl, M. (2019). Antidepressiva in der Suizidprävention – eine kritische Bestandsaufnahme. Suizidprophylaxe, 46, 53–65.

Plöderl, M., Fartacek, H. & Fartacek, R. (2010). lebenswert – Ein schulisches Suizidpräventionsprogramm. Suizidprophylaxe, 37, 148–154.

Pompili, M., Belvederi, M., Patti, S., Innamorati, M., Lester, D., Girardi, P. & Amore, M. (2016). The communication of suicidal intentions: A meta-analysis. Psychological Medicine, 46, 2239–2253.

Posner, K., Oquendo, M., Gould, M., Stanley, B. & Davies, M. (2007). Columbia classification algorithm of suicide assessment (C-CASA): Classification of suicidal events in the FDA's pediatric suicidal risk analysis of antidepressants. American Journal of Psychiatry, 164, 1035–1043.

Posner, K., Brodsky, B., Yershova, K., Buchanan, J. & Mann, J. (2014). The classification of suicidal behavior. In M. Nock (Ed.), The Oxford handbook of suicide and self-injury (pp. 7–22). Oxford: Oxford University Press.

Qin, P. & Nordentoft, M. (2005). Suicide risk in relation to psychiatric hospitalization: Evidence based on longitudinal registers. Archives of General Psychiatry, 62, 427–432.

Randell, B.P., Wang, WL., Herting, J.R. & Eggert, L.L. (2006). Family factors predicting categories of suicide risk. Journal of Child and Family Studies, 15, 247–262.

Robinson, J., Yuen, H.P., Gook, S., Hughes, A., Cosgrave, E., Killackey, E., Baker, K., Jorm, A., McGorry, P. & Yung, A. (2012). Can receipt of a regular postcard reduce suicide-related behaviour in young help seekers? A randomized controlled trial. Early Intervention in Psychiatry, 6, 145–152.

Roeder, K.M. & Cole, D.A. (2019). Simultaneous Longitudinal Examination of Hopelessness, Thwarted Belongingness, and Perceived Burdensomeness as Predictors of Suicide Ideation. Suicide & Life-Threatening Behavior, 49, 1058–1071.

Romer D. (2010). Adolescent risk taking, impulsivity, and brain development: Implications for prevention. Developmental Psychobiology, 52, 263–276.

Rudd, M.D., Brown, G.K., Jobes, D.A., Joiner, T., Cukrowicz, K. & Silverman, M. (2009). Informed consent with suicidal patients: Rethinking risks in (and out of) treatment. Psychotherapy: Theory, Research, Practice, Training, 46, 459–468.

Rudd, M.D. (2006). Fluid vulnerability theory: a cognitive approach to understanding the process of acute and chronic suicide risk. In T.E. Ellis & Thomas E. (Eds.), Cognition and suicide: Theory, research, and therapy (pp. 355–368). Washington: APA.

Rudd, M.D., Joiner, T. & Rajab, M. (2001). Treating suicidal behavior: An effective time limited approach. New York: Guilford Press.

Rudd, M.D., Mandrusiak, M. & Joiner, T.E. (2006). The case against no-suicide contracts: The commitment to treatment statement as a practice alternative. Journal of Clinical Psychology, 62, 243–251.

Shea, S. (2011). The practical art of suicide assessment. New York: Wiley.

Spangenberg, L., Glaesmer, H., Hallensleben, N., Schönfelder, A., Rath, D., Forkmann, T. & Teismann, T. (2019). Psychometric properties of the German version of the Suicide Cognitions Scale in two clinical samples. Psychiatry Research, 274, 254–262.

Spirito, A., Wolff, J.C., Seaboyer, L.M., Hunt, J., Esposito-Smythers, C., Nugent, N., Zlotnick, C. & Miller, I. (2015). Concurrent treatment for adolescent and parent depressed mood and suicidality: Feasibility, acceptability, and preliminary findings. Journal of Child and Adolescent Psychopharmacology, 25, 131–139.

Stanley, B. & Brown, G.K. (2012). Safety planning intervention: A brief intervention to mitigate suicide risk. Cognitive and Behavioral Practice, 19 256–264.

Stanley, B., Brown, G., Brent, D.A., Wells, K., Poling, K., Curry, J., Kennard, B.D., Wagner, A., Cwik, M.F., Klomek, A.B., Goldstein, T., Vitiello, B., Barnett, S., Daniel, S. & Hughes, J. (2009). Cognitive-behavioral therapy for suicide prevention (CBT-SP): Treatment model, feasibility, and acceptability. Journal of the American Academy of Child and Adolescent Psychiatry, 48(10), 1005–1013.

Statistisches Bundesamt (2021). Todesursachenstatistik. http://www.destatis.de

Steil, R., Matulis, S., Schreiber, F. & Stangier, U. (2011). Soziale Phobie bei Jugendlichen. Behandlungsmanual für die Kognitive Therapie. Weinheim: Beltz.

Taliaferro, L.A. & Muehlenkamp, J.J. (2014). Risk and protective factors that distinguish adolescents who attempt suicide from those who only consider suicide in the past year. Suicide & Life-Threatening behavior, 44, 6–22.

Teismann, T. & Willutzki, U. (2020). Ressourcenorientierung im Umgang mit suizidalen Patient*innen. Psychotherapie Aktuell, 2, 38–44.

Teismann, T. & Glasow, N. (2021). Means Restriction. In T. Teismann, T. Forkmann & H. Glaesmer (Hrsg.), Suizidales Erleben und Verhalten. Ein Handbuch (S. 212–233). Köln: Psychiatrie-Verlag.

Teismann, T. & Friedrich, S. (2021). Risikoabschätzung und Diagnostik. In T. Teismann, T. Forkmann & H. Glaesmer (Hrsg.), Suizidales Erleben und Verhalten. Ein Handbuch (S. 115–135). Köln: Psychiatrie-Verlag.

Teismann, T. & Friedrich, S. (2022). Therapie-Tools Suizidalität und Krisenintervention. Weinheim: Beltz.

Teismann, T., Koban, C., Illes, F. & Oermann, A. (2016). Psychotherapie suizidaler Patienten. Göttingen: Hogrefe.

Teismann, T., Forkmann, T. & Glaesmer, H. (2019). Risikoabschätzung bei suizidalen Patienten: Geht das überhaupt? Verhaltenstherapie, 29, 80–84.

Teismann, T., Forkmann, T. & Glaesmer, H. (2021). Skala Suizidales Erleben und Verhalten (SSEV). www.psychometrikon.de

Vannoy, S.D. & Robins, L.S. (2011). Suicide-related discussions with depressed primary care patients in the USA: Gender and quality gaps. A mixed methods analysis. BMJ, 1, e000198.

Velting, D.M., Rathus, J.H. & Asnis, G.M. (1998). Asking adolescents to explain discrepancies in self-reported suicidality. Suicide & Life-Threatening Behavior, 28(2), 187–196.

von Auer, A.K. & Bohus, M. (2021). Interaktives Skillstraining für Jugendliche (2. Aufl.). Stuttgart: Schattauer.

von Glischinski, M., Teismann, T., Prinz, S., Gebauer, J. & Hirschfeld, G. (2016). Depressive Symptom Inventory-Suicidality Subscale: Optimal cut points for clinical and non-clinical samples. Clinical Psychology and Psychotherapy, 23, 543–549.

Wachtel, S. & Teismann, T. (2015). German Capability for Suicide Questionnaire. URL: www.psychometrikon.de

Wagner, B. (2019). Psychotherapie mit Trauernden. Weinheim Basel: Beltz.

Wagner, B. (2021). Postvention – Hinterbliebene nach einem Suizid. In T. Teismann, T. Forkmann & H. Glaesmer (Hrsg.), Suizidales Erleben und Verhalten. Ein Handbuch (S. 234–254). Köln: Psychiatrie-Verlag.

Wenzel, A. & Beck, A. (2008). A cognitive model of suicidal behavior: Theory and treatment. Applied and Preventive Psychology, 12, 189–201.
Wenzel, A., Brown, G. & Beck, A. T. (2009). Cognitive therapy for suicidal patients: scientific and clinical applications. Washington, D. C.: American Psychological Association.
Wewetzer, C. & Quaschner, K. (2019). Suizidalität. Göttingen: Hogrefe.
WHO (2014). Preventing suicide. A global imperative. Genf: WHO Press.
Wilken, B. (2018). Methoden der kognitiven Umstrukturierung. Stuttgart: Kohlhammer.
Williams, J. M.G., Crane, C., Barnhofer, T., van der Does, A. J.W. & Segal, Z. V. (2006). Recurrence of suicidal ideation across depressive episodes. Journal of Affective Disorders, 91, 189–194.
Williams, J. M.G., Fennell, M., Barnhofer, T., Crane, R. & Silverton, S. (2017). Mindfulness-based cognitive therapy with people at risk of suicide. New York: Guilford Press.
Willutzki, U. & Teismann, T. (2013). Ressourcenorientierung in der Psychotherapie. Göttingen: Hogrefe.
Wolfersdorf, M. (2000). Der suizidale Patient in Klinik und Praxis. Suizidalität und Suizidprävention. Stuttgart: Wiss. Verlagsgesellschaft.
Woodford, R., Spittal, M. J., Milner, A., McGill, K., Kapur, N. et al. (2019). Accuracy of clinician predictions of future self-harm. A systematic review and meta-analysis of predictive studies. Suicide and Life-Threatening Behavior, 49, 23–40.